KB054229

질병의 뿌리를 찾는 통합기능의학

만성난치질환, 아는 만큼 이긴다

질병의 뿌리를 찾는 통합기능의학

만성난치질환,
아는 만큼 이긴다

박중욱 지음

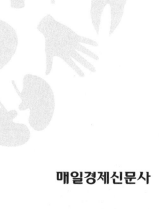

매일경제신문사

독자에게 구하는 양해 말씀

- 모든 예를 지면 관계상 다 쓸 수는 없었기 때문에 기존 언론이나 출판물에 언급이 안 된 사례로 한정하였다는 점에 양해 바랍니다.

- 통합기능의학 세미나와 학회, 행사가 연 12회 이상 주기적으로 개최되고 있습니다. 일정은 학회 홈페이지(www.ksifm. com)를 통해 공지하고 있습니다.

- 질문에 대한 답변은 한정된 정보에 근거하여 드리는 답변으로, 의사와 고객 간의 어떠한 법적인 관계가 성립되지 않고 아무런 법적인 책임도 없음을 사전에 알려 드립니다. 정확한 의료 상담을 위해서는 반드시 통합기능의학을 연구한 의사와 직접 상담하시기 바랍니다.

- 의문 사항이 있거나 보다 자세히 알고 싶은 경우 대한통합기능의학연구회 홈페이지에 질의를 남기시면 답변해 드릴 것입니다.

　　요즘엔 의학의 발전과 SNS의 상용으로 많은 사람들이 의학적 지식을 쉽게 접할 수 있다. 어느 병에 대해 알고 싶으면 인터넷을 통해 그 병의 원인이나 치료 방법을 상세히 알 수 있다. 또한 서점에 가 보면 제목도 각양각색인 의학 서적들이 줄지어 진열되어 있다. '아파야 산다', '아프면 낫는다' 등 질병을 피하지 못한다면 당당히 맞서라는 내용의 책도 있고, 질병 치료를 소홀히 하는 의사들을 나무라는 책도 있다. 이러한 책들과 달리《만성난치질환, 아는 만큼 이긴다》는, 의사가 의사들에게 질병에 대한 새로운 접근을 소개하고 있다. 또한 질병을 앓고 있는 환자에게 딱 맞는 치료법을 제시하며 환자들을 고통에서 해방시키는 치료법을 소개하는 책이다.

　　사랑으로 환자를 치료하는 의사는 많겠지만, 원인을 잘 모르는 만성난치성질환을 가진 환자를 위해 열정적이고 체계적으로 연구하고 치료하는 의사는 드물다. 의사 박중욱 선생님은 이미 알려진 방법으로 치료하는 것에 만족하지 않고, 병의 근본적인 원인을 찾아 치료하기 위해 심도 깊은 연구로 인생의 많은 시간을 바쳤다. 오랫동안 여러 학회 활동을 함께한 동료 의사로서 그는 존경심이 우러나는 후배이다.

　　현대의학의 한계성을 극복하기 위해 다양한 치료 방법에 대해 연구하고 있는 가운데 그 결실의 첫 단추로 수십 년 동안 모아 온 연구 자료와 결과를 책으로 발간함을 축하하며, 이 책을 기반으로 현대의학이 만성난치성질환을 해결할 수 있는 방향으로 나아가길 바란다.

울산대학교 생명과학부 학부장 의학박사 **정헌택**

의사의 존재 이유는 첫째도, 둘째도 환자

1984년 4월, 나는 의사로서 또 다른 인생을 위한 시작점에 서 있었다. 전남대 병원에서 5년의 수련 과정을 끝내고, 남광병원에 신경외과를 개설하여 전문의로서 첫 진료를 시작하였다. 전문의 시험을 막 치르고 나의 텍스트적 지식은 가장 날 선 채 빛나고 있었고 한 생명도 놓치지 않고 살려 내겠다는 강한 소명 의식이 내 가슴 속에 불타고 있었다. 나는 좀 더 진일보한 진료를 제공하고자 1986년에 한강 이남 최초로 대형병원에도 없던 MRI를 설치하였다. 독일 에를랑겐(Erlangen)에서 당시 최고 화질의 영상을 자랑하던 지멘스 MRI를 대한민국 최초로 수입하여 우리 병원 환자들은 물론, 각 대학병원에 제공해 대뇌혈관 촬영 치료의 길을 열었다. 그렇게 진료에 적극적으로 뛰어들고 보람도 느끼며 개원의로서 비교적 순탄한 길을 걷고 있었지만, 시간이 지나면서 나의 마음속에는 답답한 무언가가 조금씩 움트고 있었다.

어느 날, 한 54세 주부가 지팡이를 짚고 뒤뚱뒤뚱 오리걸음을 하며 내 진료실을 찾았다. 지팡이에 온몸을 지탱하며 힘들게 걸음을 옮기는 모습이 무척 안쓰러워 보였다. 그뿐만이 아니었다. 얼굴과 무릎은 심하게 부어 있었고, 컵을 들기 힘들 정도로 손에 힘이 없었다. 그녀는 몇 년 전부터 다리, 무릎, 고관절, 허리, 어깨 통증과 피로로 류머티즘내과, 정형외과 등 여러 병원을 전전하고 있다고 했다. 몇 년 전에는 두 차례 무릎 수술도 받았고, 약물 치료를 꾸준히 해 왔지만 큰 차도가 없다며 지친 목소리로 제발 자신의 병을 고쳐 달라고 힘없이 애원했다.

이 환자는 자가면역질환에 시달리고 있었다. 시간이 지날수록 증상이 점점 더 악화되고 만성피로, 우울, 불면, 소화불량, 불안 증상에 시달린다면 대부분 자가면역질환 환자일 가능성이 많다. 이는 면역체계 혼선으로 자신의 세포를 공격해 비정상적인 반응을 일으키는 만성난치성질환으로 알려져 있다. 환자는 이토록 오랜 시간 고통을 받고 있었지만, 현대의학은 그녀의 병을 치료해 주지 못했다.

그녀뿐이 아니었다. 많은 환자는 쾌차했지만 일부는 힘든 투병을 계속해야 했다. 쾌유를 약속하지 못하는 상황이 거듭될수록 답답함은 점점 커져 현대의학에 대한 회의감마저 들게 되었다. 생리통, 두통, 아토피, 건선 등과 같은 수많은 만성난치성 질환 환자들이 나를 찾아왔다. 그들은 신음 속에 힘든 삶을 살아가고 있었다. 이러한 질병들은 현대의료에서는 사소하고 뾰족한 수 없다고 보는 질병이지만, 그로 인한 불편은 환자들의 생활 전반에 켜켜이 파고들어 그들의 삶의 질을 현저하게 떨어뜨리고 있었다. 오랜 시간 수많은 병원을 전전해도 아무런 효과가 없자, 그들은 더 이상 현대의학 의사들에게 기대하는 것이 없어 보였다. 나는 그들에게 희망을 주고 싶었다. 그들의 병을 치료할 수 있는 방법이 분명 있을 거라는 확신이 있었지만, 나는 그것을 지금 내가 몸담고 있는 제도와 체제 내에서 찾을 수 없었다. 그때부터 나의 방황과 도전이 시작되었다.

칠전팔기, 정답은 멀리 있지 않다

이후 나는 한의학, 음양오행, 관상, 수상 등을 비롯하여 마인드 컨트롤, 아로마, 기 치료에 대한 공부를 하였다. 영혼의 세계에서 답을 찾는, '빛과 소리 명상법'을 수행하는 단체에 입문하였고, 3년 정도 순수 채식을 하면서 몰두해 보았다. 하지만 중간중간 납득하기 어려운 점이 많았고 환자한테 조금씩 적용도 해 보았지만 별 효과를 보지 못했다. 2003년에는 카이로프랙틱, 요가, 보완대체요법에 조예가 깊은 선생님과 함께 본격적인 연구와 더불어 진료까지 스펙트럼을 넓혀 보았다. 그러나 유감스럽게도 효과는 고사하고, 그런 대체요법이 환자 측에 비용 부담만 가중시킬 뿐, 과학적 근거를 기반으로 한 일관된 체계가 결여되어 있음을 알게 되었다.

나의 가장 큰 목표는 만성난치성질환 치료 방법을 찾는 것이었다. 이런저런 시행착오 끝에 10여 년에 걸친 시간 동안, 나는 전국 각지로 수많은 학회를 다니고 연구회에 참여하며 온갖 자료를 모으고 공부했다. 오랜 연구 끝에 내린 결론은 그렇게 헤집고 다녔던 보완대체요법이 아닌, 지금의 현대의학을 지탱해 오고 있는 현대과학에 답이 있다는 것이었다. 나는 현대과학을 토대로 우리 몸의 균형, 중도, 중용을 지키는 법을 고민하기 시작했다. 처음에는 내가 찾는 방법, 시도하고 있는 치료들이 기능의학이라는 이름으로 존재하는지조차 모르고 있었다. 해외 채널을 통해 우연히 접하게 된 통합기능의학의 개념과 방법에서 나와 같은 의문과 고민을 거쳐 온 의사들의 공감대와 열의가 느껴졌다. 나는 경직된 의료의 현실에서 드디어 통합기능의학이라는 숨구멍을 발견하였다.

일부분이 아닌 전체를 보고 진료한다

2006년 가을, 그 첫 시작은 대규모 프로젝트였다. 건강에 문제가 있을 것으로 판단되는 50여 명을 무작위로 선정하여 기존의 의학 검사 외에 통합기능의학 검사를 추가해 환자들의 증상을 파악한 뒤, 각각의 증상에 맞춰 자연물, 비타민, 미네랄, 식이요법, 생활환경 개선, 명상 등의 치료를 시행하였다. 당시 환자에게 적용된 검사 방법은 생화학적 대사를 기반으로 하였고, 증상 변화에 따른 검사 데이터의 변화가 일치하는지를 파악하는 것이었다. 또 치료 방법 역시 합성약물보다는 영양소 복용, 생활 습관 및 환경 개선 등을 우선시하여 교정을 도모하였다.

현대의학적 최신 검사법을 적용하여 진단한 후 환자 각자에 맞추어 치료를 하자 놀라운 결과가 나타났다. 수년간 여러 병원을 돌아다녀도 별다른 차도가 없던 몸에 경이로운 변화가 찾아온 것이다. 그들은 다시 예전의 건강한 모습으로 되돌아가고 있었다.

통합기능의학은 환자의 질병과 대사를 과학적으로 분석하여 데이터에 의거한 맞춤 의료 처방을 내리는 학문이다. 기존 주류의학에서 그러하듯 진료 과목 중심의 지엽적 관찰과 처방이 아닌 신체 전반의 기능적 불균형을 찾는 방식으로 질환에 접근하는 것이다. 전혀 상관없어 보이는 질환과 증상이 기저에서부터 서로 어떤 연관성을 가지고 있는지에 대한 내용은 의학교과서에 서술된 정도 외에는 찾아보기 어렵다. 주류의학의 임상은 생리학적 기능이나 생화학적 연관성보다는 진단명 중심으로 돌아가기 때문에 교과서도 이런 시각 위주로 편성될 수밖에 없고, 따라서 그 이상의 자세한 인과 관계나 병태 생리는 개인이 주먹구구식으로 알아보는 수밖에 없다. 하지만 난치성질환을 치료하기 위해서는 동반 질환들이 가져오는 증상의 양면성을 이해하고, 그 증상을 있게 한 연쇄적인 대사작용과 관련 요인을 분석하고 정상화시키는 것이 중요하다.

2007년 여름, 한 50세 남성이 필자를 찾아왔다. 1년 전부터 몸이 점점 붓고, 피로가 몰려오며 숨이 차 온다고 했다. 여러 병원을 전전하며 각종 치료를 받아 보았지만 호전되지 않았다. 한 병원에서는 그에게 심장 이식까지 권유했다. 하지만 그는 심장 이식을 거부하고 마지막 지푸라기라도 잡는 심정으로 병원도 아닌 시술업소에서 3,000cc 이상 사혈까지 시행했다. 그러나 몸은 더 부어올랐고, 고환까지 물이 차올랐다. 첫눈에도 상태는 심각했다. 전신부종, 심한 호흡곤란, 전신피로와 보행 불능… 문제는 여기저기서 동시다발로 터져 나왔다. 지인으로부터 통합기능의학 치료를 권유 받고 나를 찾아온 그는 삶의 희망을 잃은 듯 보였다. 기존의 의학 검사 외에 통합기능의학 검사를 추가해 그의 증상을 파악한 결과, 병의 근원은 심장 자체가 아니라 스트레스와 미세 영양소의 문제로 나타났다. 원인에 맞춰 치료를 한 결과, 환자는 극적으로 호전되었다.

효과를 본 사람들이 늘어나자 자궁근종, 불인성두통, 아토피, 정체불명의 심장

부전 등 다양한 질병의 환자들이 입소문으로 나를 찾아왔다. 드디어 길을 찾았다는 확신이 생겼다. 하지만 다른 의료인들을 설득할 수 있을 만큼 체계를 세운 다음 공론화하고 싶었다. 이후 나는 약 3년간 증례를 쌓고 자료를 모은 다음, 2008년 4월 다른 의료인들과 본격적인 공부를 해 보고자 '대한통합기능의학연구회'를 창립하였다.

통합기능의학, 의학의 패러다임을 바꾼다

현대의학은 외상 및 응급 환자, 전염성질환에 대해서는 그 당시 쓰이던 어떠한 치료법보다 탁월한 치료 결과를 보이며 20세기 등장 당시 '마술의학'으로 불리기도 했다. 하지만 상대적으로 음식 및 영양소, 생활 습관, 환경의 역할에 관해서는 소홀하여 만성난치성질환 분야에서는 성과가 미흡했다. 이후, 뉴에이지가 등장하면서 침잠되어 있던 자연의학이 전인의학(Holistic medicine), 심신의학(Mind body medicine)이라는 이름으로 부활하는 계기가 되었고, 이에 편승해 메타의학(Metamedicine) 등 여러 아류가 끼어들었다. 하지만 이것들은 결코 만성질환 해결의 열쇠가 될 수 없다.

각각의 균형과 조화를 이룰 수 있는 맞춤 치료가 이상적임을 누구나 알고 있지만, 이를 구현하는 방법론을 제시하는 것은 쉽지 않다. 하지만 통합기능의학은 질병과 건강, 우리 신체 기능 전반에 관한 구체적인 접근 프레임을 구축하였고, 예전에는 경험적으로 하였던 의료행위를 근거중심주의 의학으로 가능하게 하였다.

첨단 기술과 정보의 활용은 실험실에서 임상까지의 적용시간을 단축시키기 때문에 통합기능의학은 중개의학(Translational medicine)적 정체성을 가진다. 나노 단위로 인체의 신비를 규명하고 있는 최신 지견에 둔감하다면 섬세하게 조절되어야 할 개인별 맞춤 의학은 실현되기 어렵다.

　향후 보완대체요법이니 자연의학이니 통합의학이니 하는 다양한 군상들은 의학사의 흔적으로만 남고 결국 융합되어 하나의 의학으로 발전하게 될 것이다. 최근 의학의 방향은 다음과 같다.

- 인간이 가진 고유의 치유 능력을 이끌어 내자.

- 환자에게 해가 없는 전인적 치유를 한다.

- 진정한 예방은 조기 발견이 아니라 병의 근원을 확인하여 치료하는 것이다.

- 암, 대사성증후군, 치매 예방 및 노화 방지 등의 목표를 동시에 달성할 수 있는 개인별 맞춤 치료를 한다.

- 환자 스스로 정확한 의료 정보를 찾을 수 있는 '똑똑한 환자(Smart patient)'가 되도록 노력해야 한다.

- 훌륭한 의학은 반드시 과학에 기반을 두어야만 한다.

　10여 년 전부터 통합기능의학을 한다고 하면 의아해 하는 사람들이 대부분이었다. 친구들, 심지어 의사들까지도 대체의학을 왜 하느냐고 엉뚱한 소리를 하며 안타깝다는 눈초리로 바라보곤 했다. 시간을 내어 한 번씩 통합기능의학에 대해 자세히 설명하려 하면 머리가 아프다고 고개를 흔들며 나이도 들었는데 무슨 공부를 계속 하려고 하냐며 잔소리하기 일쑤였다.

　하지만 지금은 나로 인해 통합기능의학을 시작하게 된 의사들이, 예전 주류의학만 하던 시절에는 건강과 인체에는 무지한 채 병만 파고들었다며, 지금의 기회와 새로운 배움에 대해 고맙다는 인사를 심심찮게 건넨다. 점점 학회의 멤버가 늘어가고, 의미 있는 질문이 오가고, 여기저기서 먼저 강의와 설명을 부탁해 오는 것을 보면, 힘들었지만 우리 학회의 수준과 정통성을 올바르게 다져 왔다는 자부심도 적지 않다. 의사생활 35년을 돌이켜 보건데, 통합기능의학을 만나지 못했다면 인간과 질병에 대해 피상적인 지식만 가진 기술자로 저물지 않았을까 싶다.

　이제는 풍요와 발달로 연장된 삶을 어떻게 건강하게 유지할 것인지에 대한 진지한 통찰이 누구에게나 필요하다. 식단, 취미, 버릇, 생활 환경 등 건강과 질병의 굴곡에서 이 중 어느 하나 조연인 것은 없다. 나에게 최적화된 치료는 알약 몇 알로 만들 수 있는 것이 아니기에 당사자인 대중의 의식 변화와 협조가 동반되어야 한다.

　나는 이 책을 통해 정부나 지방자치단체를 비롯해 의료계에서 유행처럼 떠들고 있는 통합의학의 실체가 제각각인 현실에서 진정한 통합의학의 목표와 범세계적인 구심점을 공유하고, 현대의학의 난제인 만성난치성질환의 실질적인 접근법을 제시하고자 한다. 더불어, 통합기능의학과 미래의료에 대한 독자의 지각과 확신이 대한민국 의료정책의 긍정적인 변혁을 일궈 낼 명료한 목소리로, 그리고 온전한 건강을 향한 합리적인 노력으로 결실을 맺길 바란다.

박중욱

C O N T E N T S

01

의료의
패러다임을
바꾸다

"

모든 것에는 존재 이유가 있다.
따라서 존재하는 원인을 모른다면
그것에 대해 온전히 파악할 수 없다.
의학 역시 질병과 건강의 기전을 알아야만 한다.

아비센나 Avicenna

"

01 근원적 치료에 무지한 현대의학

장님 코끼리 만지기

　현대의학이 급성질환에 대한 관리와 위독한 응급 환자 처치에 있어서 여느 의학보다 독보적인 우월성을 가지고 있음은 재론의 여지가 없다. 약물이나 수술에 의한 선택과 집중이 가장 효율적이고 극적으로 작용하는 예인 것이다. 하지만 만성질환은 급속으로 발생하는 것이 아니기 때문에 현대의학의 위기가 거론된다. 제롬 그루프먼(Jerome Groopman) 박사는 이런 문제의식을 바탕으로, 저서 《*How Doctors Think*》에서 "모든 환자는 움직이는 과녁이다. 따라서 어떤 진단도 완벽하지 않다"고 하며 "지나가는 기차의 차창에서 누군가의 얼굴을 찾는 것과 비슷한 것이 현재 1차 진료의 현실이다"라고 지적했다. '어떤 의사를 만나 무슨 진료법으로 치료 받게 되느냐' 하는, 극히 불확실한 변수에 의해 환자의 앞날이 좌우되는 도박판 같은 상황에 대해 우려하고 있는 것이다.

　세상에는 통상적인 검사와 방법만으로 치료하기 어려운 질병이 여전히 많다. 때로는 진단조차 쉽지 않은 그 목록에 암, 대사성증후군, 자가면역질환, 아토피, 알레르기부터 불안신경증 및 우울증 같은 정신질환까지도 포함된다.

　직장생활 10년 차인 양진형 씨(가명·38)는 얼마 전부터 회사에 가는 것이 꺼려질 만큼 피부에 이상 증상이 나타나기 시작했다. 처음 시작은 발이었다. 물집이 잡히더니 고름이 생겼다. 며칠이 지나자 손으로 번졌고, 머리까지 증상이 나타났다. 병원에서 내린 진단은 알레르기성피부염. 하지만 의사는 뾰족한 치료법을 내놓지 못했다. 그는 다른 병원을 찾아갔다. 그곳에서는 대상포진이라며 약을 주었다. 하지만 시간이 지나도 증상이 사라지기는커녕 점점 더 심해졌고 염증은 속수무책으로 퍼져 관절에까지 나타났다. 대인기피증까지 생긴 양 씨는 대학병원을 찾아 조직검사를 받았다. 그제야 자신이 앓고 있는 정확한 질환명이 '건선'이라는 것을 알았다. 의사가 지시한 대로 한 달간 열심히 약을 발랐다. 하지만 차도는 없었고, 통증까지 심해졌다. 양 씨는 다시 다른 대학병원의 류머티즘내과를 찾았다. 그곳에서 처방해준 면역억제제를 먹자 증상이 서서히 완화되기 시작했다. 하지만 부작용이 나타났다. 머리가 점점 빠지기 시작했고, 체중은 약 10㎏ 정도 줄었다. 약을 끊어 보았더니 손과 발에 다시 물집과 고름이 생겼는데 붕대를 감고 있어야 할 정도로 악화되었다.

이미 심각해질 대로 심각해진 상태로 필자를 찾아온 양 씨와의 상담을 통해 가능한 기여 요인들을 찾아보았다. 건선은 혈중 중금속 농도가 높거나, 영양 불균형이 심할 때 나타날 수 있다. 일반적인 혈액검사를 통해서는 혈중 중금속 농도나 미네랄, 오메가-3 등의 균형 상태를 알기 어렵지만, 통합기능의학 분석 방법을 이용하면 적혈구 수치 등으로 파악이 가능하다.

혈중 중금속 농도와 영양 상태를 파악하는 검사를 실시한 결과, 역시 중금속 농도는 매우 높게 나타났고, 영양 불균형 상태는 심각했다. 진단에 따라 영양소 투여와 함께 식생활을 완전히 바꾸게 했다. 3개월이 지나자 증상은 눈에 띄게 좋아졌다.

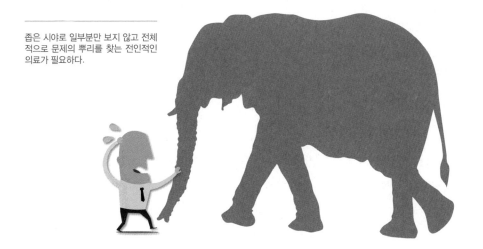

좁은 시야로 일부분만 보지 않고 전체적으로 문제의 뿌리를 찾는 전인적인 의료가 필요하다.

다른 사람과 악수도 할 수 없을 정도로 진물이 가득했던 그의 손은 매끈한 피부로 바뀌어 가고 있었다.

사람들은 대개 코끼리를 만진 장님처럼 자신이 경험한 현상이 그 실체의 전부라고 믿고 살아간다. 현재 지배적인 현대의료도 마찬가지다. 분과별로 나눠져서 단편적인 면만 보고 질병을 규정짓고 서로 다른 말을 한다. 그 말들은 분명 사실이지만 진실은 아니며, 때문에 환자들은 '나는 아프고 힘든데, 의사들은 내 병을 잘 모른다'는 불만이 생긴다.

병의 증상만 억제하는 치료

주류의학의 국소적인 시각은 병의 근원적인 탐색을 제한하고 가시적인 증상 해결에 급급하게 만든다. 요즘 범람하는 TV 의학프로그램이나 수많은 건강 관련 서적 역시 참신한 비방을 공개할 듯 요란하지만, 결국 내용은 이런 한계의 자기복제인 경우가 많다. 어디가 아프면 '무엇이 문제다. 무엇을 먹어라' 하는 식의 단정적인 설명은 무책임하고 위험하다.

필자 역시 예전에 그런 방식으로 진료를 하고 그런 방식으로 살아왔다. 하지만 겉으로 드러나는 증상이 전부가 아니며 증상은 같아도 사람마다 치료법이 다르다. 천장에 물이 새는데 벽지만 새로 한다고 해결되는 것이 아니다. 또 다시 누수를 겪고 싶지 않다면, 물이 새는 기점을 찾아야 하며 이것은 집집마다 다를 수 있다. 표면적인 증상을 가라앉혀 당장의 불편을 덜어 주는 것도 의미 있지만, 기저의 원인으로 이어지는 병태생리와 병태기전을 유추해서 과학적 검사를 통해 증명하여 본질적인 개선을 시도하는 것이 진정한 치료라고 할 수 있다.

사람들은 흔히 '아토피를 치료한다', '자폐증을 치료한다', '당뇨, 고혈압을 치료한다'고 생각한다. 이러한 개념은 전형적인 현대의학의 사고방식을 대표한다. 이것을 바로 역종의학이라고 하는데, 역종의학이란 어떤 증상이 나타났을 때 그 증상을 억제하는 약을 처방하는 것이다. 사람들은 현대의학이 약물과 수술에 의존하다 보니 드러나는 증상만 억제할 뿐 내적인 건강 기능을 도와주지 못한다고 이야기한다. 의료인은 이런 한계에 대해 과학적인 설명과 해결책을 내놓아야 한다.

만성난치성질환 치료의 한계

전쟁과 전염병을 극복하며 단명의 위협으로부터 벗어난 빈자리를 풍요와 번영의 쓸쓸한 부산물들이 대신하며, 인류는 여전히 질병과의 투쟁을 지속하고 있다. 고칼로리 정제식품, 운동 부족, 환경오염, 각종 스트레스는 현대인의 건강을 좀먹고 이로 인한 대사성질환은 개인적, 사회적 노력과 비용을 소모시키고 있다.

현대의학의 획일화된 진료 프로토콜은 생활 습관병인 만성질환의 타개책으로 적절하지 않다. 만성질환은 잘못된 음식 섭취, 생활 습관, 타고난 유전자에 의해 발병하므로 약물과 수술만으로는 해결할 수 없다. 하지만 병원과 자본을 장악한 현대 다국적 제약회사와의 이해관계는 약물 위주로 진료 시스템을 왜곡시키는 경향이 있으며, 상대적으로 음식, 환경, 생활 습관의 중요성은 충분히 강조되지 못하고 있다. 또한, 만성질환은 어쩔 수 없다는 체념적 시각도 타성에 물든 진료 현실을 방치하게 만든다.

종합검진에서 원인이 나타나지 않는 만성피로증후군, 섬유근육통 등에 대한 해결책은 어떻게 제시할 것인가? 고혈압, 고지혈증, 당뇨병 등 대사성증후군에서 약물 반응이 없다면 차선책은 무엇인가? 여성의 자궁근종, 갑상선결절, 유방섬유낭종, 다발성난소난종에 대한 제대로 된 치료 방법이 제공되고 있는가? 만성소화불량, 과민성대장증후군 환자가 지속적인 치료에도 호전이 없을 때 어떻게 할 것인가? 기존 치료로 해결되지 않는 비만에 대한 대안은 무엇인가? 환경호르몬, 중금속을 어떻게 찾아내고 해결할 것인가?

원인이 불명확한 질병은 대부분 신경계, 내분비계, 면역계 이상 때문에 온다. 정상적인 대사기능을 방해하는 인자들을 제거해 주고 건강회복에 적합한 조치들을 취해 줌으로써 인체 본연의 생리학적 균형을 지켜 나가는 것이 최고의 치료법이다. 하지만 대부분의 의사들은 약과 수술에는 친숙하지만 복잡한 만성질환의 기저 원인을 평가하는 요령과 만성질환을 예방하고 치료하기 위한 영양·식이·운동 요법에 대해서는 충분한 수련을 받지 못하였다. 현대의학은 만성질환의 증가에 직접적으로 영향을 미치는 것들, 즉 개인 고유의 유전자 구성이나 생활양식, 환경공해의 노출이 환자마다 다른 것을 고려하지 않고 평균적인 치료를 하고 있다. 정부의 의료보험제도는 이런 경직된 치료 방식을 고수할 수밖에 없게 하는 큰 요인 중 하나이다. 현재 주류의학의 세분화된 진료 형태는, 전체적인 통찰이 미흡한 상태에서 중복되는 질환에 대해서 영역별로 약물 처방이 이루어져, 결국 환자는 불필요한 약들만 과다 복용하게 된다.

그렇다면 만성난치질환에 대한 돌파구를 어디서 어떻게 찾아야 할까. 해답은 통합적 시각에 있다. 질병의 원인은 개인별로 다양하며 여기에는 유전적 문제와 더불어 후생학적 소인이 복합적으로 관여한다. 따라서 만성난치질환을 치료하기 위해서는 이 소인들을 그저 나열하는 것이 아니라 유기적인 상호작용의 네트워크를 구성할 수 있어야 한다. 이 밑그림을 바탕으로 문제가 되는 각 지점에서 이에 관여하는 음식, 생활 습관, 환경 등을 개선하고 교정해 주어야 난치로 여겨지는 많은 병을 치료할 수 있다.

"발견을 향한 진정한 항해는
새로운 땅을 찾는 것이 아니고
새로운 시각으로 바라보는 것에 있다."

마르셀 프루스트 Marcel Proust

02 병의 뿌리를 찾는다

몸의 불균형을 바로잡는다

직장인 김관수 씨(가명·43)가 필자를 찾아왔을 때 그는 꽤 심각한 우울증을 앓고 있었다. 그 시작은 두통이었다. 3년 전부터 시작된 두통이 시간이 지날수록 심해지자, 직장생활에도 많은 영향을 미치기 시작했다. 책상 앞에 멍하니 있는 시간이 많아졌고, 담배를 피우는 시간은 점점 길어졌다. 건물 밖으로 나가 담배를 피우면 순간적으로 두통이 사라지는 기분이었다. 그의 달라진 모습을 단순히 나태해진 것으로 판단한 상사는 틈만 나면 그에게 잔소리를 했다. 하지만 예민해진 김 씨는 상사에게 대드는 일이 잦아졌고, 급기야 팀원들과 심각한 불화까지 생겼다. 그때부터 김 씨의 우울증이 생겨났다.

하지만 증상은 우울증뿐이 아니었다. 밥을 먹어도 늘 더부룩하고 소화가 되지 않아, 소화제가 없으면 불안해서 식사를 못 할 정도였다. 그에 더해 알레르기비염도 생겨 시도 때도 없이 재채기가 나왔다. 젊은 시절 누구보다 건강을 자부했던 김 씨였지만, 이제 그 활기찬 모습은 어디에서도 찾아볼 수 없었다. 그는 3년 넘게 병·의원, 한의원 등을 전전하며 치료를 받았다. 신경외과, 이비인후과, 어지럼증 클리닉, 피부과, 신경정신과 등 수많은 과를 방문했지만 어디에서도 이렇다 할 효과를 보지 못했다.

김관수 씨의 여러 가지 증상은 각각 우연히 겹쳐서 발병한 것일까? 두통의 원인이 따로 있고, 우울증의 원인이 따로 있고, 알레르기비염의 원인이 따로 있는 것일까? 두통, 우울증, 알레르기비염이 있으니 타이레놀, 프로작, 알레그라를 처방해야 할까?

인체는 여러 인자가 거미줄처럼 유기·복합적으로 연결되어 있다. 정신, 영혼부터 면역체계, 소화기, 호르몬 등 인체 내적인 부분뿐 아니라 식이·영양·운동 등 생활 습관 그리고 사회와 자연 등 외부적 요인까지 복잡하게 얽혀 균형을 이루고 있는 것이다. 따라서 인체를 연속적인 존재로 파악하고, 부분이 아닌 전체를 봐야 한다.

여러 인자가 거미줄처럼 유기·복합적으로 연결되어 있는 인체

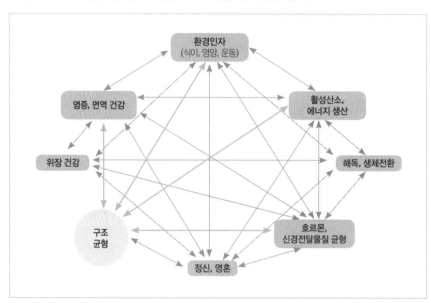

제9차 국제질병분류에 의하면 질병의 종류는 1만 4,000여 가지 이상이다. 하지만 이 수많은 진단명을 근저에서 들여다보면 기전이 동일한 질병들이 무수히 많은 것을 알 수 있다. 그것들을 기능학적 키워드를 중심으로 연결 지으면 위의 모식도처럼 7가지로 압축하여 정리할 수 있다. 만성난치병은 이런 요소들이 서로 연관되어 나타나는 병이다. 그렇다면 이 요소들을 어떻게 연결할 것인가? 이것은 미래학을 연구하는 학자들의 방식과 같다. 문제점, 증상, 검사 자료 등을 연결하고 특정한 양식이나 패턴을 찾아서 퍼즐조각을 맞추게 되면 원인이 밝혀지고 치료 방법이 나타나게 된다.

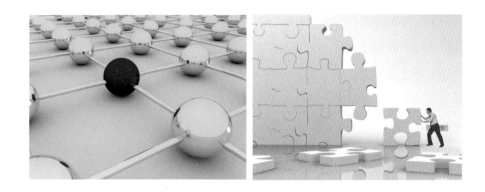

건강의 핵심은 임상적 균형 상태(Clinical equipoise)다. 마치 서커스에서 큰 코끼리가 조그마한 공 위에 넘어지지 않고 서 있는 것처럼, 각 요소 간의 평형은 아슬아슬하지만 섬세하고 치밀하게 이루어진다. 어느 하나라도 과도하거나 부족하거나 문제가 생기면 균형은 틀어진다. 인체가 치유 능력을 회복할 수 있도록 임상 불균형을 나타내는 수치들을 정상화시키면 전체의 균형이 잡힌다. 이것이 바로 만성난치질환을 풀어 가는 방법이다.

만성난치질환 치료의 새로운 접근

기존 의학의 패러다임에서 만성난치질환은 용어 그대로 골치 아픈 고질병이지만, 통합기능의학에서는 충분히 바로잡을 수 있는 불균형 상태로 인식된다.

내분비계, 신경계, 면역계의 기능적인 변화와 불균형

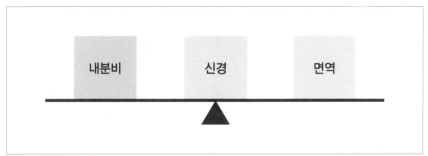

유년기 이후의 질환은 유전자와 환경의 상호작용에 의해 영향을 받는다는 주장이 설득력을 얻고 있으며, 만성질환은 식사와 영양요법, 생활 습관, 주변 환경과 관련성이 높다는 사실이 논문들을 통해 계속 밝혀지고 있다. 이런 점에서 의학 발달의 구심점은 치료의학에서 예방의학으로 점차 이동하고 있다. 미래의학은 인체가 미생물, 지구 환경, 크게는 우주와 모든 것이 연결돼 있다는 관점에서 접근해야 한다. 인체는 행위자의 편의에 의해 나누어진 기관의 집합체가 아니며 하나의 통합된 시스템이다.

만성질환의 추적은 기능성신체증후군의 예고에서부터 시작된다. 기능성신체증후군은 20여 년 전까지만 해도 특정 원인이나 기전을 제대로 설명하지 못하는 MMUS라 지칭되던 현상이었다.

MMUS(Multiple Medically Unexplained Symptoms, 의학적으로 설명할 수 없는 증상)

- 피로(Fatigue)
- 허리 통증(Low back pain)
- 복부 불편감(Abdominal upset)
- 두통(Headache)
- 어지럼증(Ddizziness)
- 기력 소진(Feelings of weakness)

참고: Kroenke K. Am J Med 1989;86 : 262-6.

환자의 호소는 있으나 검사상 특별한 문제가 나타나지 않아 특별히 질병으로 규정되지 못하였지만, 지금은 심각한 질환의 위험한 경고일 수 있음이 밝혀졌다. 특히 암, 치매, 당뇨, 고혈압, 뇌졸중, 자가면역질환에서 사전에 나타나는 기능성신체증후군의 신호를 포착하고 잘 다스려 나간다면 훨씬 긍정적인 예후를 기대할 수 있다.

그렇다면 우리 몸에서 왜 이런 증상들이 나타나는 것일까? 기능성신체증후군부터 만성질환까지, 조직에 특성화된 염증과 연관되어 있다는 것이 최근 학계에 자리 잡아 가는 정설이다. 결국은 이 염증을 일으키는 근본적인 원인이 무엇인지 평가하고 해결하는 과정이 동반되어야 하는데, 현재의 주류의료 체계에서는 사실상 이런 일련의 프로토콜을 진행하기 어려우며, 통합기능의학적 시각과 방법으로만 해결 가능하다. 만성난치질환의 치료를 위해서는 다음과 같은 사고가 필요하다.

- 병을 일으킨, 가능한 원인을 찾아야 한다.
- 문제의 원인은 가까이에 있다.
- 단순히 원인을 나열하는 것이 아니라, 유기적인 상호작용의 밑그림을 그려야 한다.
- 유전적인 문제와 더불어 후생학적인 원인을 찾아내면 교정이 가능하다.
- 후생학적 문제 요인은 음식, 생활 습관, 환경에서 대부분 찾을 수 있기 때문에 난치질환 환자의 90% 이상 치유가 가능하다.

통합기능의학 검사는 개인별로 질병 위험도를 예측하는 '맞춤 의학'의 모델을 제공할 수 있다. 예측 모델을 통해 질병이 발생하기 전의 변화를 평가해서 생활 습관 개선, 음식, 운동, 비타민, 미네랄, 약물을 통해 질환 가능성을 낮추거나 교정할 수 있다. 통합기능의학은 약물 유전체학보다 영양 유전체학 연구에 더욱 집중하고 있는데, 이것이 인체 친화적이며 국민 건강에 좀 더 유익하다고 판단하기 때문이다.

최근 통합기능의학의 융·복합적 패러다임은 난치성만성질환뿐 아니라 21세기의 범분야적 가치로서 시사하는 바가 크다. 통합기능의학을 연구하면서 환자를 대하면 이런 경구가 저절로 떠오르게 된다.

> "사랑하면 알게 되고, 알게 되면 보이나니
> 그때 보이는 것은 전과 같지 않으리라!"

병의 뿌리를 찾는 통합기능의학

주부 김정임 씨(가명·52)는 몇 달 전부터 피곤하면 눈이 빠질 것 같은 통증이 시작됐다. 특히 운동을 하면 무력감이 들 정도로 힘이 빠지고, 무리하면 손이 떨리고 입이 오그라드는 증상이 함께 나타난다. 심지어 피부괴사 증상도 발생했다. 김 씨는 몇 년 전 과로로 입원 치료를 받았으며 2년간 신경안정제를 복용한 경험이 있었다. 병원을 찾을 당시에 그녀는 혈압약도 복용하고 있었다. 김 씨에게 나타나는 증상의 정확한 원인을 파악하기 위해 통합기능의학 검사를 실시해 신체 전반적인 생화학적 대사 불균형 상태를 파악했다. 검사 결과에 따라 문제가 되는 신신대사 기능을 원활하게 하도록 약물과 주사 치료, 항염 식이요법을 시행했다. 얼마 후, 김 씨를 괴롭히던 피부조직괴사와 무기력증, 손 떨림 증상은 서서히 사라졌고, 김 씨는 다시 예전과 같은 정상적인 생활을 할 수 있었다.

통합기능의학이란 생리학적 물질대사의 불균형의 패턴을 찾아내어 개인 고유의 역동적 항상성을 유지하도록 모든 생활 습관 변수를 최적화하고 인체 자연치유력

질병 나무

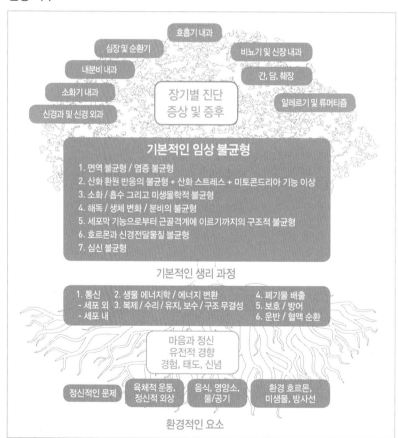

기존 의학은 나무의 가지 부분 (Leaf doctor)에 치우치는 경향이 있고 기능의학은 나무의 뿌리 부분(Root doctor)에서 원인을 찾아 해결하려 하는 것을 보여주고 있다.

출처: 21st century medicine, IFM 자료

을 강화하는 의학이다. 환자의 상태를 진단하기 위해 통상적 기본 검사부터 유전체 검사 같은 최첨단 검사까지 현대의학적 검사법을 이용하여 객관적 자료를 도출한 후, 진단 결과를 바탕으로 합성 화학 약물보다는 필요한 영양소와 미네랄 등의 공급을 통해 건강한 균형 상태를 만드는 것이다.

이처럼 환자에게 해가 없는 치료, 근원적 문제를 해결하는 치료, 나아가 발병 이전의 건강 상태를 유지하게 해주는 예방 의학적 치료가 통합기능의학의 목표다.

지금까지의 의학은 단편적이고 부분적인 분석방식으로 문제를 다루었다. 하지만 질병의 온전한 극복을 위해서는 종합적이고 전인적인 접근방식이 필요하다. 통합기능의학에서는 아토피 환자에게 스테로이드 연고를 바르는 것을 치료라고 하지 않는다. 합당한 검사를 거쳐 아토피를 일으키는 음식이나 물질 등 환경적인 요인을 찾아내 제거하는 것이 통합기능의학의 방식이다. 갑상선기능저하증을 유발하는 하시모토갑상선염의 경우 중금속 독성, 여성호르몬 과잉, 임신, 위장관감염, 인슐린 과잉, 글루텐 감수성, 비타민 D 수용체의 유전적 이상 등을 체크할 뿐만 아니라 갑상선 자가항체를 낮추는 원인까지 찾아 치료하는 학문이 바로 통합기능의학이다.

통합기능의학이 다루는 질환

통합기능의학의 주요 진료 영역은 대사성질환, 자가면역질환, 자폐, 과잉행동장애 등의 정신질환, 아토피, 건선 등 난치성피부질환, 암 같은 만성난치질환이다. 명칭에서 알 수 있는 것처럼 현재 의료 시스템 하에서 완치에 난항을 겪고 있으면서도 이환율은 증가 추세에 있는 질병들이다. 미국, 유럽 등 선진국에서도 치매, 파킨슨병, 만성질환, 난치희귀병 치료에 통합기능의학이 활발하게 적용되고 있다.

통합기능의학의 적응증
- 두통, 현훈, 만성피로, 심한 피로감, 섬유근육통, CRPS

- 만성소화불량, 재발성궤양, 역류성식도염, 과민성장증후군
- 크론병, 궤양성대장염, 베체트병, 소화기계자가면역질환
- 월경불순, 수족냉증, 갱년기, 골다공증, 폐경기 천연 호르몬 요법
- 자궁근종, 다낭성난소증후군(PCOS), 유방섬유선종, 습관성 유산, 난임, 불임
- 자폐, ADHD, 틱증후군
- 불안, 공황 및 우울증 등 기분장애와 인지기능장애, 치매 초기, 파킨슨병
- 대사증후군의 관리(고혈압, 고지혈증, 당뇨 등)
- 아토피, 건선(소아, 성인), 알레르기(음식, 환경), 백반증 등 난치성피부질환
- 성장발육부진, 조기 초경
- 류머티즘관절염, 건선, 루푸스, 강직성척추염, 다발성경화증 등 자가면역질환
- 중금속 해독(수은, 납, 비소)
- 탈모, 피부미용, 비만, 발기부전, 노화 방지
- 수술 전후 암 환자에 대한 통합종양학 관리
- 스트레스와 관련된 증상 및 질환, 부신피로, 잠재성 갑상선 기능저하증
- 스테로이드, 항히스타민, 면역억제제 등 기존 약물 치료 부작용 또는 치료 효과가 없을 때
- 특이한 증상으로 통상적 방법으로는 진단과 치료가 적절히 이루어지지 않는 경우
- 명백히 질병이 있다고 생각되는데 뚜렷한 진단이 나오지 않는 경우
- 검사상 이상소견이 없어 신경성질환으로 진단 받거나 혹은 정신과로 전원된 경우

의료 분야 간 장벽을 허물어라

한 번이라도 대학병원을 방문한 사람이라면, 현재 대학병원의 진료체계에 대해 실감했을 것이다. 내과 하나만 해도 감염내과, 내분비내과, 노년내과, 류머티즘내과, 소화기내과, 신장내과, 심장내과, 알레르기내과, 종양내과, 혈액내과, 호흡기내과 등 10여 개 이상 분리돼 있고, 다른 과도 깊이와 전문을 내세우며 여러 갈래로 가지를 치고 있다. 몸이 아파 병원에 갔는데 도무지 어떤 과를 방문해야 할지 판단

하기 어렵고, 때로는 여러 과를 돌아다니며 심신은 지쳐 간다.

알레르기내과와 류머티즘내과, 신경과와 정신과 사이에는 틈새가 있다. 대개 이러한 공백은 상호 간에 이해관계가 얽혀 있는 경우이거나, 진단과 치료가 애매한 경우다. 어떤 경우에는 서로 자기 영역이라고 주장하기도 하고, 또 어떤 경우에는 환자를 서로 미루기도 한다.

융합의 첫 번째 목표는 이렇게 복잡하게 나눠진 전공 칸막이를 없애는 것이다. 병은 머리면 머리, 복부면 복부, 이렇게 독립적으로 발생하는 것이 아니다. 특정 인자, 영양소, 효소, 사소하지만 심오한 그 어떤 것의 문제가 각 대사 단계 단계를 거쳐 도미노처럼 번져 나가 시스템의 이상을 만드는 것이다. 진정한 통합은 단순히 여러 가지 치료법을 줄줄이 열거하는 것이 아니다. 다른 두 개가 합쳐져 완전한 하나가 되어 인체에서 일어나는 현상을 과학적으로 설명할 수 있도록 융합이 되어야 하는 것이다.

기존의 의료인들도 다학제적이면서 다중접근법이 최선의 해결책이라는 것을 인정하면서도 구체적인 방안에 대해서는 속수무책이었다. 하지만 통합기능의학은 그것이 '무엇'인가에 이어서 '어떻게'의 방법론까지 제시하고 있다. 진정한 융합의학의 실천은 통합기능의학의 임상에서 찾을 수 있다.

통합기능의학의 7가지 임상 불균형

현재 국제통계분류에 등재된 질병은 1만 4,000여 가지로 개정을 거듭할수록 항목은 늘어나고 복잡해지고 있다. 기존 의료 체계는 우선 진단명을 정하고 그에 해당하는 약물이나 수술을 찾아내는 데 중점을 두고 있다. 효율적이고 신속할 수 있을 것이다. 하지만 바꿔 말하면 입력어 없이는 아무것도 검색하지 못하는 자판기식 진료 시스템이다. 통합기능의학은 진단명을 고집하며 획일화된 진료틀에 환자의 병을 구겨 넣지 않는다. 환자가 호소하는 증상, 특징, 작아 보이는 어느 하나 간과하지 않도록 연속적이고 전체적인 시각에서 열린 치료를 추구한다.

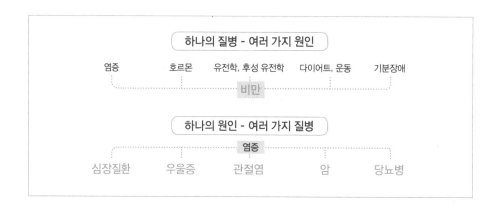

특정 질병의 발생에 여러 요인이 기여하듯, 일부의 문제가 광범위한 증상을 야기할 수 있다. 최근 연구들을 보면, 서로 전혀 달라 보이던 질환에서 공통된 기전들이 있다는 사실이 조금씩 밝혀지고 있다. 통합기능의학에서는 이런 공통기전을 7가지 그룹으로 나누어, 이 틀 안에서 환자가 가진 문제를 파악한 후, 그에 따른 치료법을 모색한다. 1만 4,000여 가지 이상의 질병명을 아우르는 7가지 임상 불균형은 다음과 같다.

7가지 임상 불균형

① 호르몬과 신경전달물질 불균형(Hormonal and neurotransmitter imbalances)

② 에너지 불균형과 사립체 병변(Energy imbalance and mitochondropathy)

③ 해독과 생체변환 불균형(Detoxification and biotransformation imbalances)

④ 면역과 염증의 불균형(Immune and inflammatory imbalances)

⑤ 소화, 흡수 그리고 미생물학적 불균형(Digestive, absorptive and microbiological imbalance)

⑥ 세포막 기능으로부터 근골격계에 이르기까지의 구조적 불균형(Structural imbalances from cellular membrane function to the musculoskeletal system)

⑦ 마음-신체-영성 통합의 불균형(Imbalance in mind-body-spirit integration)

7가지 임상 불균형은 어떤 질환으로 인해 증상과 징후가 나타나기 전, 이미 시작된다. 따라서 환경적 요인들과 신체의 주요한 생리 과정 사이의 균형을 유지하는 것이 건강을 회복하기 위한 선행조건이다. 이것은 단순히 질환의 증상을 치료하는 것보다 중요하다. 통합기능의학적 치료는 다음과 같은 '7가지 기본 원리(7 Basic Principles)'를 준거하여 이루어진다.

7가지 치료 원칙

① 개개인의 유전적 차이와 환경적 차이로부터 유래되는 생화학적 대사기능성 또는 독창성(Biochemical individuality)

② 환자를 위한 환자중심 치료(Patient centered)

사람마다 처한 환경, 심리와 유전적인 소인이 다양하므로 각 개인의 상태를 평가하고 진단하는 것은 환자를 이해하는 것으로부터 출발한다. 즉 환자중심 치료(Patient centered)를 실천하기 위해서는 현 상태를 제대로 파악하여 그것이 유발될 수밖에 없었던 유전적 소인이나 환경, 스트레스, 생활 습관 등을 인지하고 치료에도 환자의 협조와 믿음을 반영해야 한다.

③ 내부적 요소와 외부적 요소의 역동적 균형(Dynamic balance)

④ 생리적 요소들이 연결되고 각각의 기관계통들이 조화를 이루면서 기능을 유지하게끔 하는 인체의 상호연결성(Web like interconnection)

⑤ 단순히 질환이 없는 상태가 아닌 적극적인 생명력을 포괄하는 건강(Health as a positive vitality not merely absence of disease)

질병의 부재를 넘어서 적극적인 삶의 질 향상과 활기 넘치는 생활에 목표를 두는 것이다. 우리는 하루 24시간 끊임없이 생리, 생화학적 기능에 영향을 주는 선택의 기로에 놓여 있다.

⑥ 신체기관의 예비력 증강으로 건강 유지 기간의 연장(Promotion of organ reserve)

⑦ 기능의학은 과학적 정신을 근간으로 하는 전문 분야(Science-using profession)이다.

7가지 임상 불균형을 정의한 제프리 블랜드(Jeffrey Bland) 박사는 다음과 같이 의미 있는 발언을 하였다.

"5,000편 이상의 많은 논문들에서, 만성질환의 예방과 치료에 식사와 영양요법, 생활 습관과 환경의 중요성이 꾸준히 강조되고 있다는 것이 놀라웠으며, 나이와 관련한 만성질환의 원인과 치료에 대해 토마스 쿤(Thomas Kuhn)이 주장한 '패러다임 전환(Paradigm Shift)'에 깊이 공감했다. 유년기 이후의 건강과 질환은 단지 유전자의 배선(Hardwire)으로만 결정되는 것이 아니라, 유전자와 환경의 상호작용에 의해서도 영향을 받는다. 질병이란 유전자만의 영역이 아니며, 시간이 지남에 따라 우리가 어떻게 보고 행동하고 느끼는지와 같은 환경의 추이를 따른다. 이것은 질병의 원인에 대한 명백한 사고의 전환이며, 마찬가지로 우리가 질병을 어떻게 치료해야 하는지에 대한 생각의 변화를 필요로 한다."

또한 의학 박사 자콥 콘버그(Jacob Kornberg)는 특정 기관의 질병 치료에 초점을 맞추는 것이 아니라 그 질병을 가진 환자 전신의 생리학적 물질대사의 불균형 패턴을 찾아내어 부족한 것은 채워주고, 장애를 일으키는 것은 제거하여 인체 본연의 치유능력을 갖도록 하는 것이 통합기능의학의 역할이라고 하였다.

"오늘날 동맥경화증, 국소빈혈성심장질병 그리고 암과 같은 만성질환은 단순한 결핍 질병이 아닌 다양한 인과관계에 의한 복잡한 질병임이 밝혀졌다."

미국 임상영양학 저널 2003년 증보판 David R. Jacobs Jr, Lyn M. Steffen

ZOOM IN | 7가지 임상 불균형

① 호르몬과 신경전달물질 불균형(Hormonal and neurotransmitter imbalances)

스트레스에 의해 코티솔이 과량 분비되면 효소(Choline acetyltransferase)를 억제해서 대뇌의 아세틸콜린을 감소시키고(BrainResearch1994;24,665), 해마신경세포의 손상과 위축을 야기하는 것으로 알려져 있다. 요 중 코티솔 배설이 증가되면 일시적인 인지장애를 보일 수 있으며(Seeman;Neurobiology of Aging 2005 suppl 1;80-4) 갑상샘기능저하 또한 우울증, 노인성인지장애의 유발원이 될 수 있으므로 발생 시 적극적으로 교정해 주어야 한다. 이 밖에도 DHEA, 프로게스테론, 멜라토닌과 염증 반응 사이의 관련성도 보고되고 있다. 예전에는 신경전달물질이 신경계에서 생산되어 신경계로부터 전달자 역할을 하는 것으로 알려졌는데, 현재는 면역계에서도 만들어지며 신경계와 면역계의 메신저 역할뿐 아니라 신경계와 면역기능을 조절하는 데도 관여한다고 알려졌고 인지장애와 관련해서는 글루타메이트와 신경수용체(NMDA receptor)가 주목 받고 있다. 치매 발병 빈도의 성별 차 역시 호르몬의 영향으로 보는 시각이 있다(American Academy of

Neurology 2008).

② 에너지 불균형과 사립체 병변(Energy imbalance and mitochondropathy)

▪ 사립체 병변에 의한 치매는 MELAS, MERRF, LHON, CPEO, KSS, MNGIE, NARP, Leigh syndrome과 Alpers-Huttenlocher disease 등이 보고되고 있으며 stroke-like episodes, epilepsy, migraine, ataxia, spasticity, movement disorders, psychiatric disorders, cognitive decline 같은 respiratory chain diseases의 중추신경계 증상을 나타낸다. 이런 사립체치매의 원인은 사립체 게놈의 돌연변이뿐만 아니라 POLG, thymidine kinase 2, 또는 DDP1 같은 nuclear genes의 돌연변이로 나타난다.

▪ 사립체 호흡연쇄이상증에서 보이는 인지저하는 neuropsychological testing, MRI, PET, 또는 MR-spectroscopy 같은 imaging studies, CSF 검사, electroencephalography 등으로 검사할 수 있으며 multi-system disease로 간주해서 진단 및 치료하여야 한다.

③ 해독과 생체변환 불균형(Detoxification and biotransformation imbalances)

치매가 의심된 노인의 12% 정도를 차지한다고 보고되고 있으며 실제적으로 고혈압, 당뇨, 심혈관계 및 뇌졸중, 퇴행성질환 등으로 많은 약을 복용하고 있어서 여러 문제를 야기하는 것을 흔히 볼 수가 있다. 중금속은 지방과 친화성이 있고 특히 뇌신경계는 인체 내 장기 중 지방함량이 높아 일단 축적되면 제거하기 어려우므로 예방에 주의를 기울여야 한다. 중금속을 비롯해서 살충제, 환경호르몬 등은 염증, 면역, 산화스트레스와 해독에 관여하는 글루타치온 부족을 야기하여 신경계퇴행성질환을 유발한다.

④ 면역과 염증의 불균형(Immune and inflammatory imbalances)

염증질환을 다룰 때 신경계, 내분비, 면역계를 아우르는 일련선상에서 생각해야 하는데 최근에는 분자 면역학의 발달로 싸이토카인(Cytokines)이 세포 간의 기본적인 교차전달자(Cross talk messengers) 역할을 하고 있다는 것을 알게 되었다. 싸이토카인은 염증과 관련된 우울증, 피로, 통증, 행동 및 일부 정신질환의 발생에 중요한 보조인자로 작용하여 결과적으로 국소적 혹은 전신적 염증이 치매를 촉진시킬 수 있다(Danzer R., E. Wollman & R. Yirmiya. 1999. Cytokines, stress and depression. In Advances in Experimental Medicineand Biology, Vol. 461. Kluwer Academic / Plenum Publishers, NewYork.). 그 예로 IL-6가 간에 작용하여 염증요소인 CRP를 생산하고 시상하부, 뇌하수체, 부신 등에 작용하여 시상하부-뇌하수체-부신축(HPA-axis)에 영향을 미친다. 또한 난치성질환의 많은 부분을 자가면역질환이 차지하고 있음을 염두에 두어야 한다.

⑤ 소화, 흡수 그리고 미생물학적 불균형(Digestive, absorptive and microbiological imbalance)

소화기계와 중추신경계 역시 깊은 상관관계를 가지고 있다. 기능의학적인 관심 대상이 되는 소화기계질환에는 염증성장질환, 역류성질환(Reflux), 소화장애 및 흡수장애(저위산증, 췌장기능부전, 담낭기능정체), 장내미생물불균형, 술폰화결손(Sulphonation defect), 영양소 문제(부적절한 단백질 부패와 흡수장애), Food opioids 문제(글루텐, 카제인을 함유하지 않은 식이요법이 필요), 위염, 새는장증후군(Leaky gut syndrome) 등이 있으며 이는 국소적 혹은 전신적 면역문제, 유독성 물질 체내과잉축적(Toxic overload) 등을 초래하여 염증반응 및 면역불균형, 영양불균형 등을 초래할 수 있다. 특히 잠재되어 있는 음식 알레르기(IgE, IgG 등)가 21세기에 인지하지 못하는 유행병이 될 수 있다. 그리고 실리악병에 의해 대뇌위축과 인지장애, 치매 등을 일으킬 수 있어서 의심이 가면 검사해서 확인하는 것을 권장한다(Colin, P, et al. Neurology41:372-375. March 1991, Cognitive Impairment in Celiac Disease Hu WT, et al. Archives of Neurology 63:1440-1446, October. 2004).

⑥ 세포막 기능으로부터 근골격계에 이르기까지의 구조적 불균형(Structural imbalances from cellular membrane function to the musculoskeletal system)

신경전달물질, 호르몬, 면역, 염증의 불균형, 중금속, 산화스트레스 등이 뇌혈액관문(BBB)의 integrity를 깨뜨려 해로운 대사물질, 전신의 독소, 중금속 등이 뇌세포로 유입되어 신경세포의 기능저하, 뇌세포괴사 등을 일으킬 수 있다.

⑦ 마음-신체-영성 통합의 불균형(Imbalance in mind-body-spirit integration)

마지막으로 필요 이상 저하된 콜레스테롤과 치매의 연관성에 대해서 주의를 기울일 필요가 있다. 몇몇 연구가들은 75~79세 노인에서 콜레스테롤이 참고치보다 약간 높은 게 치매위험도가 낮다고 보고하고 있다(M. M. Mielke, P. P. Zandi, M. Sjoren, D. Gustafson, B. Steen, and I. Skoog High total cholesterol levels in late life associated with a reduced risk of dementia Neurology 2005 64: 1689-1695).

03 통합기능의학의 검사

    통합기능의학의 핵심은 과학적 근거를 가진 검사와 생체지표에 의존하고 있다. 그래서 질환뿐 아니라 기능부전의 조기 발견이 가능하고 건강을 유지하는 데 굉장히 중요한 도구로 이용되고 있다. 따라서 통합기능의학을 임상에 적용하기 위해서는 반드시 숙달되어야 하고 첨단 검사기법에 대한 정보를 접해야 한다.

사람이 아프기만을 기다리는 검사

    몇 년에 한 번씩 우리는 건강검진을 예약하고 새삼스럽게 자신의 건강을 돌아보게 된다. 검진을 받고 며칠 후 도착한 결과지의 '특이 소견 없음'이라는 코멘트를 확인하면 왠지 모를 긴장은 가라앉고, 다음 검진까지 예전과 같은 생활로 돌아간다. 일부는 뜻밖의 질병을 발견하고 낙담하기도 하고, 그중 몇몇은 몇 달 전의 검사에서는 이상이 없었다며 분노하기도 한다.

    지금까지의 검진은 이미 발생한 병을 찾기 위한 검사였다. 심장·간·콩팥 기능 등의 검사, 암에 대한 생체지표검사, 고지혈증·콜레스테롤·고혈당 등 특정 질환의 특징적인 지표검사, 일반 혈액검사, 생화학검사, 미생물·혈청학 시험 등 모든 검사들은 병을 진단하기 위한 것들이다. 결과는 주로 양성 혹은 음성으로 나오며, 명백한 양성이 아니면 다 건강한 것으로 간주한다. 뚜렷한 질환이 감지되어야 돌아가는 시스템이, 어떻게 보면 사람이 아프기만을 기다리는 듯 씁쓸하다.

    정상이라는 소견이 진정 완벽한 건강함을 의미하는 것일까? 건강이 갑자기 급속도로 나빠져 몇 달 간격을 두고 상반된 결과가 나올 수 있는 것일까? CT, MRI, PET

등 비싸고 좋다는 온갖 방법을 동원해도 걸리는 것이 없는데, 환자는 지속적으로 불편함을 호소하는 경우가 종종 있다. 그런 환자에게 이 검사들을 수백 번 반복해 봐야 의미가 없다. 이럴 경우 대부분의 의사들은 신경성, 긴장성이라고 임의로 진단하고 환자를 사실상 방치한다.

미래 의학의 목표

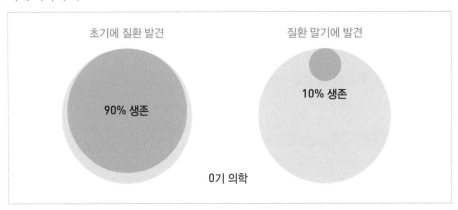

건강검진의 진정한 가치는 질병을 조기 진단하여 질병을 방어하는 데 있다. 암의 병기는 1~4기로 나눠지고 숫자가 커질수록 예후가 급속도로 불량해지기 때문에 초기에 질환을 발견해 제거하는 것이 건강한 삶과 생명의 보존을 위한 결정적이고도 현저한 차이를 만들어낸다. 질환의 씨앗, 그 조그마한 위험이 가능성이 될 수 있음을 판단하는 그 시점에서부터 병의 진행을 차단하고 건강으로의 균형을 도모하는 예방적이고 생산적인 의료를 구현하는 것이 바로 '0기 의학'이며 앞으로의 청사진이 될 것이다. 하지만 설령 몇 천만 원짜리 고가의 검사를 한다 해도 구태의 건강검진으로는 0기 의학을 달성할 수 없다. 온전한 질병과 온전한 건강 사이의 잠재적 문제를 섬세하게 추적해내는 기술과 콘텐츠가 필요하다.

정상 범위에 들어가면 무조건 안전할까?

1980년 아이데니어(Eidenier) 박사는 암을 조기에 적은 비용으로 발견할 수 있는 검사에 대해 연구했다. 그 결과 혈액성분의 변화로 암적 변성을 감지할 수 있다는 것을 알아내고, 이를 '생화학적 조직검사(Biochemical Biopsy)'라고 이름 붙였다. 그리고 일반 혈액검사, 전기 영동법, 플라스마 분광법, 호르몬 분석 등의 분석방법을 통해 알아낸 정보와 환자의 신체 이학적 검사, 소변검사, 모발검사, 대변검사 등을 통합하였다. 이후, 1만 명 이상의 대규모 연구를 통해 각 검사 결과의 '최적범위, 최상범위(Optimal range)'를 알아냈다. 현재 이 지표는 통합기능의학의 진료에 사용되고 있다. 환자의 병력과 이학적 검사, 그리고 기능적 혈액학적 평가를 통해 최적범위를 알아내면 환자는 간편하고 경제적으로 조기에 병을 예방할 수 있다.

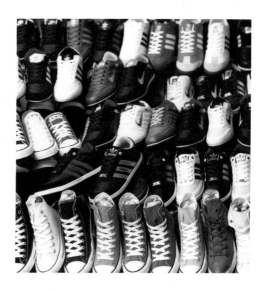

여러 가지 크기의 신발이 진열되어 있어도 본인한테 딱 맞는 신발은 맞춤화된 한 켤레뿐이듯이, 개개인마다 다른 생리학적 최적치의 독창성이 있기에 각자의 대사적 고유성을 고려한 맞춤 치료를 해야 한다.

현대의학에서는 통합기능의학에서 쓰는 '최적치(Optimal range)'라는 용어 대신에 '정상 참고치(Normal reference ranges)'라는 용어를 쓴다. 기성 신발은 일정 범위를 두고 사이즈를 달리한다. 우리는 대충 엇비슷한 구간에 해당하는 제품을 고르지만 내 발에 꼭 맞지는 않을 것이다. 나에게 딱 맞는 신발은 이 많은 신발 중에 딱 하나, 바로 최적치다. 참고치와 최적치는 진열된 신발들처럼 개인에 따라 분명한 차이가 있다. 지표의 범위 역시 마찬가지다. 평균 범위에 해당되었다고 인체가 건강하다거나 최적의 몸 상태를 유지한다는 뜻은 아니다. 때문에 '참고치'나 '평균치'만으로는 환자 개개인의 몸 상태를 정확하게 반영하지 못한다.

예를 들어 갑상선 수치와 갑상선자극호르몬의 경우, 정상범위는 시간이 지나면서 변하고 있다. 고혈압의 범위도 마찬가지다. 1962년에는 정상 수치를 160/95mmHg로 보았지만, 현재는 120/80mmHg를 정상 수치로 보고 있다. 정상 호르몬 수치는 또 어떤가? 참고범위는 나이에 따라 조성되어 있다. 나이가 들면 호르몬이 감소되는 것을 단순히 노화의 과정으로 생각해야 하는가? 부신피로, 불현성 잠재적갑상선기능저하증, 에스트로겐우세증에 대해서 내분비내과에서는 존재 자체를 부인하려 한다. 환자는 계속해서 고통을 호소하는데 말이다. 현재 발표되고 있는 혈중 정상치에 대해 한 번쯤 짚고 넘어갈 일이다.

다음 그림과 같이 기존의 정상 참고치보다 더 좁혀서 설정하고 해석해야 한다.

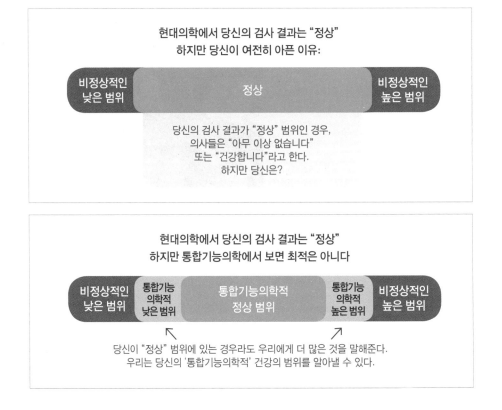

진정한 의미의 조기 진단

기존 암 추적검사로는 이상이 없다고 지켜보자고 한 환자에게 막상 통합기능의학적 검사를 실시하면 많은 문제가 발견되는 경우가 있다. 이 문제들이 방치되면 나중에 암으로 발전될 수 있지만 조기에 발견된다면 약이 아닌 음식, 생활 습관, 생활환경 개선으로 충분히 대처할 수 있는 경우가 많다.

검사와 진단은 인체를 파악하는 첫 단계다. 정확한 분석과 과학적 치료를 위해서 환자의 증상을 병태기전에 따라 생체지표로 수치화할 수 있어야 한다. 이런 시도를 하지 않고 밑도 끝도 없이 "기가 허하다", "장에 문제가 있다", "간이 약하다", "피로하다"라고 떠드는 것은 무책임하며 치료의 시작부터 막연해지는 것이다. 주관적인 증상이나 호소를 계측화된 생체지표 없이는 객관적으로 평가하기 힘들다. 측정할 수 없는 것은 조절할 수도 없다. 즉, 과학적인 기준을 가진 검사 없이 질병을 관리한다는 것은 어불성설이다.

다음은 통합기능의학의 기본 건강진단을 위해 제공된 항목들이다. 발병 전 진단과 세밀한 초기 변화 감지에 독창적이면서도 실질적으로 도움이 되는 내용들이다.

- 영양학적으로 비타민, 미네랄, 아미노산, 지방산 등
- 면역학적으로 음식항체, 염증반응물질 등
- 독성학적으로 중금속, 암모니아, 생체이물질 및 환경호르몬 등
- 미생물학적으로 미생물과 미생물대사 산물
- 노화 방지 목적으로 산화스트레스, 호르몬, 말단소체복원효소(텔로머라아제) 등
- 첨단 검사기법을 이용해 생리적인 범위(참고 범위) 내에서 인체 내의 대사과정을 해석해서 원인을 알아내고 치료법을 찾아낸다.

당신은 어떤 패러다임에 적응하여 따라가고 있는가? 예방을 위한 검사와 철저한 검진 후 관리라는 건강검진 본래의 생산적인 가치를 통합기능의학적 실천으로 바로잡을 수 있을 것이다.

검사 결과는 정상, 하지만 당신이 여전히 아픈 이유

몸은 아픈데 검사에서는 아무 이상이 없고, 의사들은 명쾌한 답변을 주지 못하는 것만큼 답답한 일도 없을 것이다. 이런 환자들 가운데 실제로 별 이상이 없는 꾀병인 경우도 있겠지만, 환자가 정말 아프다고 느낀다면 그 이면에 어떤 문제가 숨어 있는 것이 분명하다. 환자가 거부 반응을 보이거나 통증, 그리고 표현하기도 어려운 불편을 호소한다면 어딘가 이상이 있다는 신호로 받아들여 다른 접근법은 없는지 진지한 고민이 필요하다. 의사는 예리한 탐정이 되어야 한다. 통합기능의학 검사를 적용하면 이런 경우에도 문제를 잡아낼 수 있다. 다른 의사가 간과하고 지나쳐 버린 고질병의 진짜 원인에 다가갈 수 있다.

예전에는 기능성질환이란 신체적인 기관에는 이상이 없고, 정신적인 원인에 의해 생기는 병으로 심신증, 신경증 등이 이에 속했다. 물론 해부학적, 조직학적으로는 병변이 관찰되지 않을 것이다. 지난 90년 이상 조직병리에 기반을 둔 의료체제가 유지되어 온 현대의학에서는 조직이나 기관 내에 형태학적 변화가 있어야 진단의 의미를 부여하고 질환으로 인정하고 있다. 그런데 가시적인 손상이 없는 기능성질환을 호소하는 환자가 1차 의료의 70% 이상을 차지하는 것으로 보고되고 있다. 그러나 주류의학에서는 기능성 질환을 규명하는 데 필요한 근본적인 원리나 진단방법에 대한 이해도와 활용도가 낮기 때문에 진단명을 내리지 못한다. 병명을 모르면 신경증으로 보고 정신과로 보내는 것이 현실이다. 하지만 통합기능의학적으로 좀 더 면밀히 분석해보면, 이들 중 많은 수가 신경내분비 면역계통에 문제를 가지고 있다.

통합기능의학에서는, 기능성질환이 단순히 심리적 소인 탓이 아니며 기능에 장애가 있음을 증명하여 치료하는 분야를 '기능의학'이라고 명명하고, 생화학적 변화를 통해 질환 초기에 원인을 발견해 내고 있다. 어떤 장애가 지속되어 시간이 흐른 후에 형태학적인 변화를 가져와 질환으로 나타나는 것이기 때문이다. 어느 날 갑자기 병이 되는 것이 아니라, 장애가 해결되지 않아 서서히 병으로 진행되는 것이다.

1991년 독일에서 출간된 헬무트 쉼멜(Helmut W. Schimmel)의 《*Functional Medicine*》이라는 책에는 이러한 난제를 해결하기 위한 내용이 담겼다. 이 책에서는 생체에너지 관점에서 접근하여 영양, 생활 습관, 기후를 치료수단으로 보았다. 당시로서는 나름 혁신적인 발상으로 이런저런 근거를 제시하려고 했지만 수학, 화학, 물리학에 기반을 둔 현대의학과는 상당한 의견 차가 있다. 하지만 치료 지향점만큼은 전체를 중요시하는 통찰력 있는 제안이라고 판단된다. 그 이후 2005년, 기능의학의 아버지로 불리는 생화학자 제프리 블랜드 박사와 데이비드 존스 의학자에 의해 《*Textbook of Functional Medicine*》이 출간되면서 난립하던 관련 내용들이 확실하게 정리되었다.

통합기능의학 검사의 종류

기존 현대의학의 진단 및 영상의학 검사방법과 기능의학적 검사방법은 어느 한쪽을 선택하고 배제해야 하는 상극의 관계가 아니다. 진단검사의학과 현대의학의 기초에서 시작하되 기존의 방법만으로 보이지 않는 기능 이상이 있다면 교량 역할을 하는 통합기능의학적 검사를 시도하는 것이 바람직하다. 현재 국내에서 가능한 통합기능의학 검사는 다음과 같다.

통합기능의학 검사

- 기본 검사
- 생체 임피던스 분석(BIA)
- 타액 호르몬 검사
- 중금속 및 미네랄 검사
- 유기산 검사(Organic acid test)
- 포괄적 장 기능 균형 검사(CDSA, comprehensive digestive stool analysis)
- 포르피린 검사
- 암 메틸화 DNA 검사(Epigenetic) 및 종양표지자 검사
- 음식 알레르기(IgG Food Allergy) 검사
- 순환기 염증 검사(ADMA)

- 지방산 균형 검사
- 아미노산 분석
- 고해상도 유전체 검사
- 아포지단백 E 유전자 검사와 말단소립유전자(텔로미어)
- 갑상선에 대한 포괄적 검사
- 소변 에스트로넥스 프로필(Urine estronex profile)
- 신경전달물질 검사
- 자폐아, 임산부에 대한 산전검진을 위한 단일탄소 메틸레이션검사(단일 염기 다형성)

위에 언급한 검사 외에도 많은 검사들이 이용되고 있으며 최신의 새로운 검사법들도 꾸준히 추가되고 있다.

다시 한 번 강조하지만, 통합기능의학적인 접근과 진단은 기존 현대의학의 분석 및 검사 방법의 충분한 이해와 적용을 전제로 할 때 적절히 활용할 수 있다. 이 근거 위에서 진단검사의학과 현대의학의 기초를 견고히 하고, 기존의 방법만으로 해결할 수 없는 기능 이상에 대해 통합기능의학적인 안목을 단련하는 것이 중요하다. 기능의학의 핵심은 불균형의 패턴을 인식하고 가장 효율적인 접근법을 찾아내는 것이라고 할 수 있다. 통합기능의학을 도구로 이용하여 진료를 하기 위해서는 환자의 상태가 건강과 질병의 연속선상에서 어디에 해당하는지, 환경, 신체, 생활 습관 등 어느 부분이 문제인지를 파악해야 하는데, 이 과정에서 문진으로 파악할 수 없는 문제들은 그에 합당한 검사로 풀어가야 한다. 검사에서 나온 문제점, 즉 인체의 균형과 리듬을 깨뜨린 원인을 찾아 해결해 주면 환자가 호소하는 특정 증상뿐 아니라, 예기치 않았던 다른 불편함도 같이 호전되는 것을 볼 수 있다. 이처럼 과학적인 검사의 적절한 선택은 건강 지도를 완성하고 질병의 종착역을 찾기 위한 아주 위력적인 내비게이션이 될 수 있다.

"통합기능의학은 보완요법도, 대체의학도 아니다.
그것은 질환의 기저 원인을 규명하고 개선하고자 하는 의학을 향한 접근방식이다."

■ 기본 검사(Balancing Body Chemistry, Functional Blood Chemistry)

기능적대사이상을 검사하기 전에 먼저 질병의 발생여부를 감별하기 위한 혈액검사, 소변검사, 심전도검사, 초음파검사 등 현대의학적 기본 검사가 선행되어야 한다. 기능의학과 이것을 별개로 생각하며, 현대의학을 소홀히 해서는 낭패를 본다는 사실을 유념해야 한다. 시간이 부족한 임상 현장에서 간편하게 이용할 수 있는 조사 형태로는, 별도로 321문항을 가진 영양평가 설문지, 해독 설문지, 새는장증후군(Leaky gut syndrome) 설문지 등이 있다. 대부분의 환자들이 종합검진을 받은 경험이 있으므로, 최근의 검사결과가 있다면 그 부분을 참고하고 1년 이상 검사하지 않은 경우에는 우선적으로 기존 병원에서 하는 검사를 일차적으로 시행하여야 한다. 이러한 기존의 검사를 통해서도 대사이상 정도를 추정할 수 있다. 예를 들어 MCV, MCH, RDW 수치를 참고하면 비타민 B군에 대한 대사이상, 위축성위염에 의한 저위산증, 부신기능장애 등을 추정할 수 있으며, 알칼리포스파타아제(ALP)수치를 보면 아연과 비타민 C의 대사이상을 감지할 수 있다. 요 pH측정은 인체의 산 알칼리 평형을 보고 해독기능이 제대로 이루어지는지에 대한 판단을 도와준다.

■ 생체 임피던스 분석 BIA(Bio Impedance Analysis), VLA(Vitality and Longevity Assessment)

세포 내 발전소인 미토콘드리아 기능이상과 필수지방산(W3 & W6 balance) 결핍에 의한 염증 유무, 생체 나이를 추정할 수 있다. BIA는 환자가 일차적으로 내원했을 때, 영양 상태를 쉽게 알아낼 수 있는 스냅샷과 같은 역할을 할 수 있다.

■ 타액 호르몬 검사

타액으로 결합단백질(Binding protein)과 결합되지 않은 상태의 활동형 유리호르몬을 측정하는 방법이다. 현재 국내에서는 코티솔, DHEA, 에스트로겐, 프로게스테론, 테스토스테론이 측정 가능하다. 이 밖에도 타액 호르몬 측정은 프레그네놀론 스틸, 에스트로겐 우세, 부신 피로에 대한 개념을 임상에 적용 가능하게 한다.

■ 중금속 및 미량 미네랄 검사

독성 원소인 수은, 납, 알루미늄, 비소, 카드뮴 등의 중금속 오염 정도를 소변이나 혈액, 모발을 이용해 측정할 수 있다. 그중 모발을 이용한 중금속 검사는 모발을 채취하여 중금속 농도를 측정하는 방법으로, 검체 채취가 용이하고 통증이 없으므로 소아에게도 적용하기 간편하고, 검체의 보관과 이동이 편리하여 검사하기가 용이하다는 것이 장점이다. 미네랄은 생명활동에 필수적인 역할(뼈 구성, 신경전달 기능, 세포 내 조효소)을 하는 영양소로, 이 검사를 통해 균형 여부를 알아볼 수 있다. 미량 미네랄은 만성난치질환과 밀접한 관계를 가지고 있어서 잘 이해해서 임상에 적용하면 많은 도움이 된다.

■ 유기산 검사(Organic acid test)

소변유기산 검사는 미네랄이 아닌 탄수화물, 지방, 단백질과 같은 유기화합물의 대사상태를 분석하는 것으로 통상적으로 소아과에서 미토콘드리아 장애를 포함하여 선천성 대사이상 검사 방법으로 많이 이용하고 있다. 특히 소변은 혈액보다 농축된 체액이기 때문에 미량의 유기산도 더 잘 추적할 수 있어 기능의학 검사 목적인 경우 유기산 검사는 대부분 소변샘플을 이용하는 게 편리하다. 효소 구조 내에서 유전자 변이가 1% 이상으로 나타날 때를 염기다형성이라 하며 1% 이하로 나타날 경우를 돌연변이라 하는데 이러한 유전자 변이가 조효소에 대한 결합력을 감소시켜 효소 활성도를 방해할 수 있다. 이런 경우 조효소 영양소를 증가시킴으로써 적절히 효소 활성도를 올리고 효소기능을 유지시킬 수 있다. 잘못된 효소의 결합이 존재하는 개인에서는 혈중 비타민 농도와 관계없이 영양보충의 필요성이 증대되고 있다. 스트레스가 증가하고 효소기능을 방해할 정도로 영양상태가 불충분하더라도 임상적으로 세포기능장애가 보이지 않는 경우가 있으므로 환자를 볼 때마다 CBC 또는 Metabolic Panel과 함께 유기산 평가를 권유하는 것이 도움이 될 것이다. 미네랄은 그 자체로 변하지 않지만 유기화합물은 효소에 의해 몸에 필요한 다른 물질로 전환되거나 몸속에 침범한 진균, 세균들에 의해 비정상적인 대사물(유기산)을 생성하기도 하는데 소변에서 74가지 이상의 유기산 화합물을 측정하여 신체에서 일어나는 수많은 화학 반응 중 어느 부분이 원활하지 않은지를 찾아내고 비정상적인 유기산의 유무를 알아내어 정상적인 대사로 교정하는 데 유용하게 이용되고 있다.

■ 포괄적 장 기능 균형 검사(CDSA, Comprehensive digestive stool analysis)

새는장증후군 정도와 자가면역질환을 알기 위한 표지자로 엔도톡신을 검사하여 장 건강과 면역상태를 알아낼 수 있으며, 체중 조절에 관여하는 것으로 알려진 미생물 균총의 분석과 약제 내성을 보이는 유전자 검출도 가능하다.

장은 우리 몸 면역 기능의 70% 이상을 담당하고 해독 기능 등 전반적인 건강 유지를 위해서 중요한 역할을 하며 수많은 균이 정착하여 장내 균총을 형성하고 있다. 형성된 균총은 소화, 영양분 흡수와 이용, 노폐물과 병원균 제거를 돕고, 유해균의 증식을 막고 면역 기능을 향상시키며, 항 종양 효과, 독소 중화 등 중요한 기능을 한다. 장의 기능이 제대로 이루어지지 않으면 소화 및 흡수 작용이 떨어지게 되어 면역기능이 감소하고, 불충분한 영양분 흡수로 인한 여러 가지 질병을 일으킬 수 있으며, 음식 알레르기와 다른 독성을 유발할 수 있다. 장 기능 균형 검사는 각 균의 DNA를 분자생물학적 기법으로 증폭하여 측정하므로 민감한 검출이 가능하며, 장내 균총의 균형 정도, 염증 유무, 면역 기능, 소화와 흡수 기능 등을 단 한 번의 검체 채취로 측정이 가능하여 위장간 건강 상태를 평가할 수 있는 유용한 검사다.

■ 포르피린 검사

소변에서 검출되는 포르피린을 가지고 환경 독소와 중금속 오염을 알아낼 수 있다.

■ 암 메틸화 DNA 검사

유전자 메틸화 변화 정도를 측정하여 암의 발생 가능성을 알 수 있다.

■ 음식 알레르기 검사(IgG Food Allergy test)

우리가 먹는 음식물은 가끔 과민반응을 일으키는데, 음식물이 인체의 면역계를 자극하여 생성된 항체에 의한 과민반응 여부를 알 수 있다.

■ 순환기 염증 검사(ADMA)

산화질소와 혈액순환 기능을 알아보는 검사로, 산화질소는 인체 신경계에서 신호전달 물질의 역할을 하여 감염에 대한 저항력 증진, 혈압조절 그리고 각 장기로 유입되는 혈류를 조절하는 중요한 기능을 한다.

■ 지방산 균형 검사

지방산은 우리가 매일 기름이나 여러 음식에서 섭취하는 지방의 기본단위로 세포막·신경·호르몬 생성, 비타민 흡수 등 여러 대사에서 필요로 하는 지방의 균형을 알 수 있다.

■ 아미노산 검사

혈장 아미노산을 확인하여 비타민 B6, B12, 엽산을 포함하는 비정상적인 대사 장애에 대하여 알아볼 수 있다. 메티오닌, 시스테인 같은 아미노산 함량을 측정하면 메틸화나 황화(Sulfation)작용에 대해 알 수 있다.

■ 고해상도 유전체 검사

기존 검사로는 진단이 불가능한 유전질환, 발달장애, 정신지체, 선천성기형 등 다양한 유전자 이상을 알 수 있다.

■ 아포지단백 E 유전자 검사

아포지단백은 혈액 내 지질대사에 중요한 역할을 담당한다. 고지혈증, 축상경화증, 허혈성심장질환의 위험인자가 될 수 있는 지단백의 유전적 변이를 알 수 있다. 치매에 대한 검진 목적으로도 이용한다.

■ 갑상샘에 대한 포괄적 검사 (*2장의 '국민병으로 떠오른 갑상선질환' 참고 바람)

단순히 호르몬 문제로 생각하면 임상에서 호전되지 않는 환자가 너무 많다.

■ 소변 에스트로넥스 프로필(Urine estronex profile)

에스트로겐에 민감한 종양의 위험도를 감지하는 데 유용한 검사다. 체내 에스트로겐 대사를 측정하여 여성에서 유방암 예방, 또는 재발 위험성과 그에 대한 치료법을 제시할 수 있게 해 준다. 남성들에서도 유방암과 전립선암 위험도를 평가하는 데 도움을 줄 수 있다.

■ 이 밖에도 신경정신질환에 유용한 신경전달물질 검사와 Genomind라는 회사의 약물 및 영양소 적합성과 관련한 유전체 검사, Ridge Diagnostics의 혈액검사 등 여러 회사의 유용한 검사들이 있다.

02

만성난치성질환의 치료

통합기능의학 치료의 기본 원칙

하나, 환자에게 해가 되지 않게 한다.

둘, 원인을 찾아 원인을 해결한다.

셋, 모든 것은 연결되어 있다.

넷, 균형과 리듬을 유지한다.

다섯, 환경친화적인 개인별 맞춤치료를 한다.

여섯, 예방이 최선이다.

일곱, 훌륭한 의학은 과학에 기반을 두어야 한다.

01 내 아이를 병들게 하는 난치성피부질환, 아토피

이 책에서 언급하는 모든 환자는 최소한 6개월에서 10년 정도 기존 현대의학 또는 한의학, 민간요법 등을 시행했음에도 호전이 없어 필자를 찾아온 환자들에 한해 통합기능의학적 접근을 했다는 것을 독자들에게 미리 알린다.

피부 자체의 문제가 아니다

어느 청명한 가을날, 수척한 얼굴의 엄마가 2살 난 여자 아이를 데리고 찾아왔다. 아이는 상상할 수 없을 정도로 심각한 피부질환으로 고생하고 있었다. 작고 여린 아이가 고통스러워하는 모습은 차마 눈 뜨고 볼 수 없을 정도였다. 한 번 열이 나기 시작하면 두드러기가 생기다가 수포로 변했다. 악화의 주기가 반복하면서 색소 침착이 생겨났고, 손으로 눈 주위를 비비기만 해도 피부가 붉게 변하고 짓물렀다. 전신에 걸친 수포성아토피였다.

엄마는 딸을 치료하기 위해 백방으로 알아봤다. 아이가 태어났을 때부터 지금까지 아이의 치료에만 매달렸다. 병원에서는 비만세포증이라고 진단했다고 하였다. 병원 치료에도 차도를 보이지 않자, 부모는 가족 전체 식단을 전면 유기농으로 바꿨다. 하지만 어떤 것도 아이의 고통을 덜어주진 못했다.

아이에게 통합기능의학 검사를 실시하고 검사 결과에 따라 치료를 시작했다. 아이의 아토피피부염 유발원은 으레 아토피에 좋을 것이라고 믿고 먹인 유기농 자연물인 콩이었다. 음식물 알레르기 검사 결과에서 콩에 대한 알레르기가 증상 악화 원인으로 나타난 것이었다. 검사 후, 콩 종류에 대해 제한식이를 하자 3주 만에 눈에 띄게 좋아지기 시작하더니, 2달 만에 치료될 수 있었다.

일반적으로 아토피 치료에 도움이 될 것이라고 생각하는 음식이나 자연식 식이요법이 누구에게나 들어맞는 해결책은 아니다. 아토피에 좋은 치료는 개인마다 달라 정답이 없다. 유기농이나 삼림욕 등이 좋다는 주장은 구체적이지 못하고 막연하다. 물론 환경을 개선하고 적절한 음식을 공급한다면 증상의 호전과 예방을 기대할 수 있을 것이다. 하지만 그에 앞서 환자 상태를 분석하고 파악해 정확한 처방을 내리는 것이 가장 중요하다.

이 환아의 치료에 결정적인 기여 요인은 바로 음식에 대한 알레르기원을 찾은 것이다. 통합기능의학 검사로 면역글로블린 G4(IgG4)반응검사를 시행해 콩이 알레르기원으로 작용한다는 것을 밝혀낼 수 있었다. 하지만 기존 방식인 면역글로블린 E(IgE)반응검사로는 한계가 있다. 면역글로블린에 대한 연구는 많이 되어 있으나, 의사들의 관심이 일부에 편중되어 있기 때문에 정확한 진단을 기대하기 힘들다. 면역계에 관한 방대한 연구와 주옥 같은 자료들은 현대의학의 위대한 결과물로 수많은 텍스트에 빼곡히 잘 설명되어 있다. 하지만 대부분의 의료인들은 제약회사만 쳐다보며 깊게 고민할 필요가 없는 약물에 관한 내용만 들여다본다. 보물 같은 지식들이 임상으로 이어지지 못하고 유물처럼 책 속에만 잠들어 있는 현실이 안타까울 뿐이다.

난치성피부질환의 또 다른 원인, 코티솔

알레르기란 주변에 있는 물질에 대한 과잉반응으로 면역과 연관되어 있다. 그런 과잉반응을 조절할 수 있는 요인 중에 으뜸이 부신에서 생산되는 코티솔이다. 코티솔은 스트레스에 반응하여 생산되는데, 그 영향은 스트레스호르몬의 역할 그 이상이다. 코티솔은 혈당을 조절하는 것이 1차 역할이지만 면역계를 제어하는 중요한 기능도 하고 있다. 우리 인체가 코티솔을 적당하게 만들어 낼 때는 면역계가 기름을 잘 친 기계처럼 원활하게 돌아가지만, 코티솔을 너무 많이 생산하거나 또는 너무 적게 생산하면 문제가 발생한다. 코티솔이 필요 이상으로 많이 생성되면 면역이 약화되어 스트레스를 받으면 쉽게 감기 등에 걸릴 수 있다. 반면 코티솔이 적게 생성되면 면역계를 과잉 반응시켜 히스타민과 다른 염증물질들이 유리되어 통증, 열감, 가려움, 재채기 같은 알레르기 증상을 일으키게 된다.

앞에서 이야기했듯이 부신이 강할 때는 충분한 코티솔을 생산하지만, 스트레스에 과다하게 노출되면 부신이 지치게 되고 코티솔 생산이 급격히 저하된다. 불행하게도 이런 상태가 오늘날 흔히 겪는 우리의 일상이다. 대부분의 현대인들은 하루 24시간 매일매일 만성적으로 스트레스를 받고 있으며, 부신은 그에 대응해 꾸역꾸역 스트레스호르몬을 생산하다가 마침내 지치게 된다. 현대 사람들이 과거 인류보다 더 많이 알레르기에 시달리는 것은 이상한 일이 아니다. 불행 중 다행은, 90% 이상의 알레르기 환자에서 부신피로가 영구적인 것은 아니라는 것이다. 실제 부신기능과 상태를 검사하는 방법, 또 강화시키는 치료법 등이 있어서 대부분 환자에서는 최소한 90일 이내에 부신상태를 회복시킬 수 있다.

방황하는 난치성피부질환 치료

알레르기는 일상에서 노출되는 물질에 대한 '이상 반응'을 말한다. 알레르기 환자의 대부분은 항원에 반응하는 IgE 항체를 만들고 이로 인해 증상이 나타난다. 그러므로 알레르기는 IgE 매개 질환이라고 할 수 있다.

알레르기 환자는 알레르기 가족력을 가지고 있으며 폐, 피부, 코 같은 다양한 기관에서 증상이 나타난다. 식습관과 환경의 변화에 따라 몇 십 년 전부터 알레르기 질환은 꾸준히 증가하고 있다. 유전자, 면역, 염증 반응과 환경이 알레르기를 다스리는 데 핵심적인 사항인 것이다. 하지만 일부 한방이나 대체요법에서는 근거도 없는 가설들과 정보들을 허황된 부풀리기와 매스 미디어의 자극성으로 포장하여 대중을 현혹시키고 있다.

구글에서 검색창에 '아토피'를 입력하면 290만 개 이상의 관련 사이트가 나타난다. 그만큼 아토피피부염은 발병률이 증가하며 관심은 많아졌지만, 해결하기는 까다롭고 근거 없는 낭설만 난무하고 있는 이슈가 되었다. 기존 의료에서 효과를 보지 못한 환자들은 정보의 홍수 속에서 혼란을 겪다가 보완대체요법 같은 차선책에 혹하게 된다. 하지만 그런 선택은 오히려 치료법과는 더욱 멀어지게 한다.

과거 20~30년간 자가면역질환의 치료를 목표로 하는 값진 노력들이 있어왔지만 정확한 생성 기작, 자가 항원의 정체, 조절 유전인자 등은 여전히 불명확하다. 어떤 의료인들은 수용, 인내, 사랑, 희망 등의 용어를 쓰면서 애매한 플라세보효과를 기대하는 듯한 인상을 주는데, 안쓰럽지만 당연하게도 이것은 해결책이 될 수 없다. 속 열을 내리고 오장육부의 균형을 바로잡아 면역력을 강화시켜 준다는 그럴싸한 설명을 하는 의료인도 있고, 폐를 건강하게 하면 아토피가 좋아진다고 홍보하는 병원도 있다. 버섯추출물, 발효제품, 홍삼, 천연물 등 민간요법을 만병통치약처럼 소개하기도 하는데, 이것들이 그 호언장담만큼 탁월하다면, 어째서 아직도 난치성피부질환으로 고통 받고 고민하는 환자와 의료진이 넘쳐나는 걸까? 유기농이니, 삼림욕이니, 아토피클러스터의 혁신적인 결과라느니 하는 홍보는 넘쳐나지만, 대부분 구체적인 알맹이 없는 막연한 주장들이다.

현재 통용되는 아토피 치료 가이드라인도 통합기능의학 입장에서 보면 충분하진 않다는 사실을 지적하고 싶다. 대부분 난치성피부질환의 원인은 인체 내부에 있으며 피부 자체만의 문제인 경우는 드물다. 단순히 한 장기의 이상이 아니라 여러 가지 문제가 겹쳐 있기 때문에 체계적으로 하나씩 해결해야 호전될 수 있다. 기존 의학에서는 피부병변만 보고 아토피, 습진, 건선 등을 각각으로 분류해 접근하는데, 기저 원인을 살펴보면 서로 별개가 아닌 사촌지간이나 다름없는 것을 알 수 있다. 난치성피부질환이라 판단될 때는 정확하게 원인과 경로를 규명하고 인체의 면역과 어떤 관련성이 있는지 찾아 치료법을 선택해야 한다.

아직까지 아토피피부염의 정확한 원인을 규명하지 못하고 있으나 유전적인 요소와 환경적 요인, 면역 기능의 불균형 및 피부 보호막의 이상 등 복합적인 요인들이 관련되어 있는 것으로 추정된다. 특히 유전적 소인은 천식과 알레르기성비염에서보다 기여도가 더 큰 것으로 생각되기 때문에 유전적인 요소는 아토피 진단의 기준이 되기도 한다. 최근 연구에 의하면 부모 중 한 사람이 아토피피부염, 기관지천식 또는 알레르기성비염이 있는 경우에 자녀의 약 40%에서 아토피피부염이 나타날 수 있으며 부모 모두가 질환을 가졌을 경우에는 자녀의 약 80%에서 아토피피부염이 발생할 수 있다고 알려졌다.

난치성피부질환, 어떻게 접근할 것인가?

난치성피부질환은 의사의 진단과 처방을 통하여 기존의 약물요법과 병행하되 6개월 이내에 반응이 없거나 약물에 의한 부작용이 발생할 때에는 통합기능의학적인 방법을 시행하는 것이 바람직하다. 난치성피부질환은 다양한 기저 원인을 가지고 있다. 따라서 진단과 치료는 전인적으로 접근하여야 한다. 통합기능의학은 모든 질병의 원인을 앞서 언급한 '7가지 임상 불균형'에서 파악한다. 아토피피부염 역시 마찬가지다. 환자가 갖고 있는 문제를 '7가지 임상 불균형' 안에서 파악한 후, 문제가 있는 부분의 불균형을 균형으로 맞추는 치료를 시행한다.

병원에 근무하는 간호사 정현심 씨(가명·42)는 심각한 주부습진을 호소하고 있었다. 1년 이상 피부과, 내과, 한의원 등에서 치료를 받았지만 전혀 나아질 기미가 보이지 않았다. 양손의 상태도 심각해 근무하면서 손을 내놓기 민망할 정도였다. 이로 인한 스트레스까지 더해져 만성스트레스증후군까지 얻은 상태였다. 하지만 고통은 이뿐만이 아니었다. 일주일은 기본, 심하면 열흘에 한 번 화장실을 갈 정도로 변비는 심했고, 여기에 과민성장증후군, 요통도 동반했다. 업무량이 많아 체력을 요하지만 건강이 따라주지 않자 정 씨의 심적인 부담은 점점 커지고 불안감까지 생겨났다. 병원을 다니며 열심히 치료하고, 연고도 바르고, 약도 먹었지만 가지고 있는 어느 증상 하나 나아지지 않았다.

정 씨와 오랜 상담을 한 결과, 그녀가 음식을 가리지 않고 섭취하고 있다는 것을 알았다. 그래서 일반 혈액검사와 통합의학 검사를 시행해 음식민감도(IgG4 food sensitivity)를 알아봤다. 그 결과, 환자가 우유 단백질, 달걀 흰자와 노른자, 대구, 가자미, 광어, 연어, 송어, 참치 등 여러 종류 음식에 대해 민감한 반응을 보이는 것으로 나타났다. 음식민감도에서 결과가 +4 이상 나오면 최소한 3개월 이상 최대 6개월까지 제한식이를 해야 한다. 이렇게 여러 가지 음식이 동시에 반응을 보이는 경우는 보통 '새는장증후군'이 원인이다. '새는장증후군'으로 인해 장의 소화력, 영양소 흡수 능력, 장내 세균이 불균형을 이루고 있는 것이다. 정 씨는 이미 과민성장증후군이라고 진단을 받고 치료를 받아왔었는데, 이 역시 효과가 없었던 이유는 바로 근본적인 원인을 해결하지 못했기 때문이다. 이런 환자는 위내시경, 대장내시경을 수십 번 한다 해도 원인을 집어내기가 힘들다.

음식민감도 검사(IgG4 Food sensitivity test)

0075 IgG4 Food Antibodies (90 Antigens)							
	Results ng/mL	Response	Class		Results ng/mL	Response	Class
Dairy/Meat/Poultry				Cantaloupe	17		
Beef	86	Mild	+2	Cranberry	<10		
Casein	54	Mild	+1	Grape	<10		
Chicken	122	Mild	+2	Grapefruit	11		
Egg, White	298	Mod	+3	Honeydew	<10		
Egg, Yolk	179	Mod	+3	Lemon	18		
Lamb	40			Orange	<10		
Milk	290	Mod	+3	Peach	<10		
Pork	<10			Pear	<10		
Turkey	18			Pineapple	<10		
Fish/Shellfish				Strawberry	<10		
Clam	<10			Watermelon	<10		
Codfish	152	Mod	+3	**Grains**			
Crab	<10			Barley	<10		
Flounder	233	Mod	+3	Corn	<10		
Halibut	254	Mod	+3	Oat	<10		
Lobster	<10			Rice	<10		
Mackerel	<10			Rye	<10		
Oyster	<10			Wheat	<10		
Salmon	153	Mod	+3	**Legumes**			
Shrimp	<10			Bean, String	<10		
Trout	188	Mod	+3	Lentil	16		
Tuna	241	Mod	+3	Lima Bean	<10		
Fruits				Navy Bean	<10		
Apple	<10			Pea, Green	<10		
Apricot	<10			Peanut	<10		
Banana	<10			Pinto Bean	<10		
Blueberry	43	Mild	+1	Soybean	<10		

정 씨의 대변검사 결과, 곰팡이는 손가락에만 있는 게 아니라 장내에도 존재하는 것으로 나타났다. 대부분 캔디다 종류인데 이러한 경우 쌀밥, 밀가루, 설탕, 과자, 피자 등 탄수화물을 절제해야 한다. 통상적인 방법으로 해결되지 않으면, 항진균제를 1~2개월 정도 복용시키는 경우도 있다. 췌장의 효소 분비도 적어 음식을 소화시키는 기능이 떨어질 수밖에 없다. 정 씨에게서 곰팡이만큼이나 문제로 나타난 것은 장내 균주 불균형이었다. 장내 균주의 균형이 깨지면 인체대사를 억제하는 물질을 많이 만들어내기 때문에 몸이 피곤할 뿐만 아니라 장운동도 불규칙해지고 변비, 혹은 설사를 유발하기도 한다. 실제로 정 씨의 대변 검사에서 부패된 단쇄 지방산이 검출되었다.

포괄적 장기능 균형검사(Gastrointestinal Function Profile)

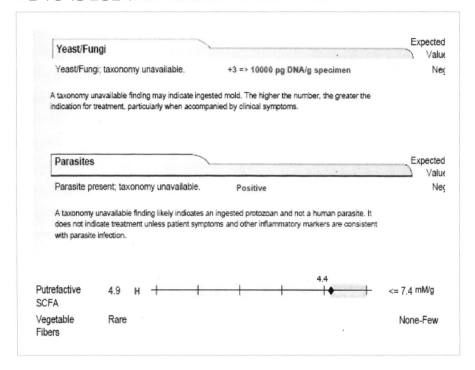

정 씨에게 곰팡이에 대한 제균 치료를 시작했다. 2개월 정도 지나자 손은 정상적인 상태로 돌아왔다. 6개월이 지나자 거의 완치에 가까운 모습을 보였다. 이번 경과에서 주목할 것은 기존 치료에서 통상적으로 사용하는 바르는 연고, 항히스타민제, 스테로이드 등을 전혀 처방하지 않았다는 것이다. 정 씨는 주부습진이 치료되면서 피로, 소화불량 등도 동시에 호전되었다.

이처럼 과민성대장증후군, 만성피로증후군과 함께 주부습진이 동반된 경우가 적지 않게 관찰되는데, 피부 증상과 함께 동반질환까지 같이 좋아지는 경우가 많다. 만약 이런 환자들에서 피부 병변에만 집중하여 증상 억제에만 치우쳤다면 피부 치료는커녕, 전신 상태까지 악화시켜 고통과 불편만 가중시킬 것이다.

장내 곰팡이는 피부 곰팡이와 마찬가지로 항진균제만으로는 완치되지 못한다. 대장내시경이나 통상적인 대변검사로 문제점을 찾을 수 없을 때는 종합적인 대변

환자 치료 전과 치료 후

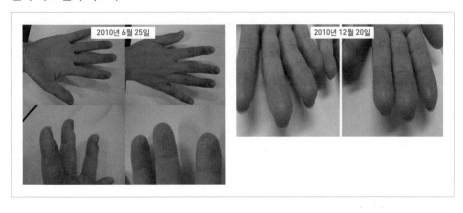

분석을 통해 장내 미생물 검사를 시행하면 난치성피부질환 치료에 많은 도움이 된다. 또한 CT 가상내시경을 이용해 장의 전체적인 패턴도 잘 살펴봐야 한다. 다음 그림에서 좌측 대장은 대칭적으로 정상이고 깨끗해 보이는 반면, 염증이 있는 우측의 대장은 연축(Spastic colon)되어 있는 양상을 보이고 있다.

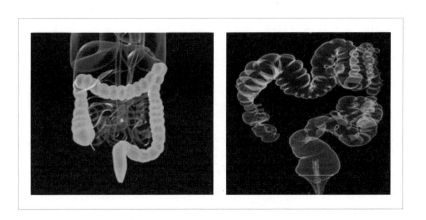

난치성질환과 음식 알레르기의 관계

앞의 사례에서 볼 수 있듯이 난치성피부질환이 있을 때는 음식물 문제를 꼭 체크해 봐야 한다. 아토피 발병에 음식물의 역할과 그 밀접한 연관성을 입증하는 연구 발표가 증가하고 있으나 아직도 기존의학에서는 피부질환에서 음식물 섭취로 인한 기여도를 과소평가하는 경향이 있다. 통합기능의학에서는 기존 치료에 반응하지 않은 환자들에게 검사 방법과 평가 항목에 있어서 좀 더 다각적인 시도를 많이 하고 있지만 기존 피부과나 소아과에서는 음식 알레르기의 단편적인 일부만 보는 경우가 흔한 듯하다.

갑자기 전신가려움을 동반하는 두드러기로 응급실을 찾는 사람들이 종종 있다. 병력을 물어보면 그중 몇몇은 저녁 식사로 '옻닭'을 먹었다고 한다. 그러면 앞으로 옻닭을 먹지 말라고 주의를 주면서 항히스타민제나 스테로이드 주사와 약물을 처방한다. 인턴을 뛰고 응급실을 도는 것이 관례인 의사들에게는 낯선 광경이 아니다. 그렇지만 '옻닭'과 같은 특별한 음식을 먹은 기억이 전혀 없는 환자들도 있다. 평상시와 다를 바 없는 생활을 하며 평범한 음식을 먹었는데도 불구하고 증상이 발생한 것이다. 과거력 조사를 해보면 아토피나 천식과 같은 알레르기질환도 전혀 없다. 이럴 경우 대부분의 의사들은 '증상이 왜 생겼냐?'는 환자의 질문에 속 시원하게 대답을 해주지 못한다. 결국 과민반응으로 인해 나타난 증상을 가라앉히는 주사와 약물을 처방하고 치료를 종결한다.

음식물 알레르기라고 하면 앞에서 언급한 것처럼 두드러기가 나고, 전신가려움증이나 심하면 호흡곤란이나 심정지가 생기는 급성 알레르기 반응들만 생각한다. 따라서 급성 알레르기 반응이 없는 대부분의 사람들은 본인이 음식물 알레르기가 없다고 믿는다. 또, 우유를 먹으면 상복부 불쾌감이나 설사가 동반되는 증상을 가지고 있어서 우유에 알레르기가 있다고 말하는 사람도 있다. 이처럼 많은 환자, 그리고 의사들까지도 음식물 알레르기에 대한 오해와 편견을 갖고 있다.

음식물 알레르기에 대해 이해하기 위해 외부 항원에 대응하는 우리 몸의 면역 반응에 대해서 먼저 살펴보자.

항원이 들어오면 항원표출세포(APC)라는 세포가 먼저 반응하여 포식 작용을 한다. 항원을 파악한 항원표출세포(APC)는 다른 세포에 신호를 전달하고, 이 세포는 항원이 자가 항원인지 외부에서 들어온 것인지 파악한 후, 외부에서 들어온 것이 확인되면 여러 가지 사이토카인들을 분비하여 이 외부 항원에 대항하게 된다. 항원에 대한 과민반응은 타입1부터 타입4까지 분류하고 있다. 이 중에서 '타입1 과민반응'이 흔히 알고 있는 '음식물 알레르기(Food Allergy)반응'이다. 음식을 항원으로 인식하고 이에 대해 면역 세포들이 반응을 하는 것이다. 주 증상은 두드러기, 알레르기성비염, 천식 등으로 나타나며 심한 경우 쇼크로 인해 사망할 수도 있다. 타입1 알레르기 반응은 항원에 노출된 뒤 수분에서 수시간 내에 주로 나타나므로 쉽게 원인 감별을 할 수가 있다. 예를 들면 '옻닭'과 같은 것들이다. 이런 급성기 증상의 경우 환자들도 문제를 일으킨 항원에 대해 쉽게 인식하며 발병했을 경우의 치료 프로토콜도 잘 정립되어 있다.

이에 반해 타입 2·3·4는 수시간에서 수일에 걸쳐 진행되기 때문에 반응이 빠르게 나타나지 않는다. 이것을 '음식물 민감성'이라고 정의한다. 또, 섭취한 음식물에 대한 비정상적인 생리 반응을 보이지만 면역 반응은 동반하지 않은 경우를 '음식물 불내성'이라고 한다. 음식물 불내성은 유당불내성과 같은 선천성 대사 이상에 의한 경우, 식품 첨가물 등과 같은 화학물질에 민감한 약물학적 대사 이상에 의한 경우 등이 있다. 따라서 환자가 우유를 마시고 설사를 하지만 두드러기 등이 없으면 유당 불내성일 수 있지만 아직 나타나지 않은 음식물 알레르기, 음식물 민감성의 가능성도 배제해서는 안 된다.

기능의학적으로 중요한 것은 바로 IgG반응에 의해 나타나는 음식물 민감성이다. 면역 반응에 의해 생성된 IgG는 최대 21일간 우리 몸속을 순환하며 영향을 미칠 수 있다. 면역 반응이 처음 일어난 후부터 수시간에서 수일에 걸쳐 영향을 주기 때문에 현재 나타나는 증상들과 이전에 섭취한 음식물과의 반응성을 정확하게 감별하기가 어렵다. 따라서 별다른 의식 없이 문제 유발 식품을 지속적으로 섭취하게 되면 이로 인해 만성적인 증상들이 따라다니게 된다. 이런 '숨겨진 음식물 민감성'으로 인하여 나타날 수 있는 만성 증상으로는 설사, 변비, 복통, 복부불쾌감, 소화불량 등의 소화기 증상 외에도 두통, 안구통증, 집중력저하, 만성피로, 어지럼증 등의 신경학적 증상 그리고 식은땀, 근육통, 가슴 두근거림 등의 증상까지 다양하게 나타날 수가 있다. 이런 증상들은 특별히 원인을 규명하기 힘들지만, 의학적으로 설명이 잘 되지 않던 증상들의 숨은 이유가 될 수 있다. 따라서 환자가 위와 같은 증상들을 호소하며 기존 검사에서 특별한 이상소견이 없다면 '숨겨진 음식물 민감성'을 고려해볼 수 있다.

면역 반응을 일으키는 흔한 음식들로는 조개나 꽃게 등의 갑각류, 콩, 밀, 계란, 우유, 땅콩, 돼지고기, 닭고기, 소고기 등이 있다. 이런 음식물 민감성을 진단하기 위해 과거에는 제거 식이 방법을 사용하였다. 이는 위와 같이 흔하게 음식물 알레르기를 일으키는 음식을 식단에서 제거한 후에 환자의 증상을 살펴 진단하는 것이다. 특별한 비용이 들지 않고 간단하게 시행할 수 있지만 특정 음식물을 식이에서 완전히 제거하는 것이 어렵고 장기간 많은 노력이 필요하다는 단점이 있다. 게다가 흔한 알레르기 음식물들 외의 다른 음식물들을 다 확인할 수가 없다. 이런 단점을 해결하고자 통합기능의학에서는 혈청에서 특정 음식물에 대한 IgG 항체 수치를 측정한다. 간단한 혈액 검사로 90종류의 다양한 음식물에 대한 IgG 항체를 검사하여 음식물 민감성을 확인할 수가 있다. 때로는 검사회사에 따라서 180여 개의 검사를 시행할 수도 있다. 혈액 검사에서 특정 음식물의 IgG 항체가 상승한다면 환자는 그 음식에 대한 지연성 면역 반응이 있다는 것을 의미한다.

'새는장증후군'을 의심하라

우리가 섭취하는 음식물들은 분해과정을 거쳐 장에서 흡수가 된다. 분해가 덜 된 음식물이나 해로운 박테리아들은 장 밖으로 나가지 못하도록 장 상피세포는 촘촘하게 짜여 있다. 하지만 여러 이유로 장 상피세포가 느슨해지면, 음식물이나 각종 바이러스가 장을 통과해 혈류로 유입되고 이로 인해 다양한 면역 반응이 일어난다. 이를 '새는장증후군(Leaky gut syndrome)'이라고 하는데, 장 상피세포를 느슨하게 만드는 데 영향을 주는 요소로는 정신적, 신체적 스트레스나 장내 미생물 불균형, 곰팡이 균이나 기생충 감염, 영양소 결핍, 장으로 가는 혈류의 장애 등이 있다. 이로 인해서 문제를 일으키지 않았던 음식물들도 장을 통과하면서 혈류로 유입되어 염증 반응을 일으킬 수 있다. 당연한 이야기지만 이 모든 과정에서 특별한 유전적 민감성을 가지고 있거나 나쁜 생활 습관을 가지고 있다면 음식물 민감성이 발생할 가능성은 매우 높게 나타날 것이다.

음식물 민감성이 있다면 식단에서 그 음식을 제거하는 것은 당연하다. 그리고 악순환의 고리를 끊기 위해 장 상피세포를 회복시켜주는 조치들을 차례로 시행해야 한다. 감염원 제거, 장내 미생물 불균형 교정, 소화 기능의 교정, 스트레스 관리, 불균형적인 영양 상태의 회복, 혈액순환 회복, 만성염증 상태 교정, 중금속 해독, 생활 습관의 교정 등이 동반되어야 할 것이다. 결국 통합기능의학에서 말하는 '7가지 임상 불균형', 이 모든 것을 올바르게 회복시켜야 음식물 민감성과 그로 인해 발생하는 많은 증상들을 치료할 수 있다.

난치성피부질환 환자들을 검사해 보면, 일반적으로 건강에 유익하다고 생각하는 음식들이 음식물 알레르기 및 민감도 검사결과에서 양성 반응을 보이는 것을 종종 볼 수 있다. 경험이나 사상체질 등 애매한 근거를 가지고 음식을 단언하면 안 되는 이유이다. 시중에 발매되는 건강 서적의 일률적인 식이를 따르는 것 역시 난치성피부질환 환자에게는 위험한 행위가 될 수 있다. 마찬가지로 민간요법이나 자연요법, 니시요법 등을 막연하게 적용하는 것도 만성난치성질환자한테는 적절하지 않다.

아토피에 대한 정부의 답답한 의료 정책

2014년 1월 부산에서, 아토피 환아를 돌보던 엄마가 그 힘겨움과 절망감에 스스로 목숨을 끊은 사건이 있었다. 육아, 출산 카페에는 혹시 내 아이에게 아토피가 생길까, 올바른 먹거리와 육아 용품에 대한 문의와 고민이 언제나 가득하다. 이렇게 아토피에 대한 경각심과 예방 노력은, 실제 아토피 환자의 실수요를 훨씬 넘어서 그 어느 질병에 못지않게 압도적이다. 그만큼 정부에서 적절한 진료 지침을 마련해야 할 정도로 아토피는 범사회적인 이슈이지만, 안타깝게도 정책 입법자들은 방향 감각을 상실한 듯하다. 정부와 의료계 모두 기본적으로 편견을 갖고 있으며, 부처간 손발이 맞지 않아 의미 없는 예산 낭비만 하고 있다.

다음은 대표적으로 잘못 분류된 자료다. '2009년 한의약정책백서'로 보건복지부 산하 한국보건사회연구원에서 발표한 자료다. 아토피피부염이 '한방의료 우선치료 질병'으로 포함돼 있는 것을 볼 수 있는데, 이것은 말도 안 되는 소리다. 이렇게 치열한 고민과 전문성이 결여된 정책 하에서 올바른 치료법이 나올 수 없다.

한·양방의료 병용치료 질병	한방의료 우선치료 질병	양방의료 우선치료 질병
간질	고관절동통	허혈성심장질환
고지혈증	슬관절동통	급·만성신증후군
기침	족근동통	특발성혈소판감소성자반증
당뇨	부정맥	알레르기성피부염(급성)
고혈압	갱년기증후군	지루성피부염
발열	알레르기성자반증	진균성피부염
변비	건선	직장성농양
복통	백반	치루
급성사구체신염	아토피성피부염	치핵
상기도감염(감기)	안면신경마비	토혈
설사	알레르기성천식	폐결핵
소양증	알레르기성비염	홍역

또한, 환경부가 실시 중인 아토피 예방·관리 사업이 실효성은 거두지 못한 채 막대한 예산만 낭비하고 있다는 지적이 제기되고 있다. 친환경에만 기댄 환경부의 아토피 예방 관리 사업은 막대한 예산 투입을 하고 있지만 비용 대비 효과의 검증은 미비하다. 특히 아토피질환의 발병을 환경적 요인에만 초점을 맞춘 정책이 추진되면서 의학적 근거가 부족한 치료가 남발되고 있다는 우려도 만만치 않다. 환경부 관계자는 아토피피부염 등 환경성 질환의 극복을 돕고자 지자체에 수십 억의 예산을 지원하여 곳곳에 치유센터를 조성 중이라고 하였다. 하지만 의료 전문가들은 이렇게 환경부가 지원하는 아토피 센터의 자연치유나 한방치유 등은 검증이 안 된 치

유법이라 지적하며 예산 규모에 비해 현장에서 느끼는 효과는 미미하다고 비판하였다. 또한 부처별로 난립한 정책은 책임 소재는 불분명하고 실효적인 접근은 제한된다며, 아토피는 엄연한 질병인 만큼 책임과 관리를 복지부로 일원화하는 것이 바람직하다고 하였다.

대한통합기능의학연구회 입장 역시 다르지 않다. 피톤치드가 풍부한 편백나무 길을 걷고 유기농음식을 먹는다고 해서 난치성아토피가 해결되는 것은 아니다. 이 음식이 나한테 좋다고 누구한테나 좋은 것은 아니다. 모든 진단과 처방은 과학적 검사방법으로 검증되고 객관적 자료로써 설명되어야 한다.

정부는 첨단 의료, 통합의료를 미래의 비전으로 외치면서도, 정작 이에 대한 정의도, 개념도, 방향도 없다. 이상향은 그럴듯하나, 실질적인 정책은 의료 현실을 갈수록 경직시키는 억압일변도의 의료사회주의정책을 고수하다 보니 통합의료로 가는 길은 아직까지는 꽉 막혀 있다. 통합의료적 지원이 원활해지면 인체친화적 치료, 맞춤형 만성질환 치료, 녹색 의료가 충분히 실현될 수 있다. 이것은 의사와 아픈 사람, 의료 서비스에 한정된 시나리오가 아니다. 통합의료적 인프라가 구축되는 것이 곧 창조 경제로 가는 길이다.

02 일상생활을 파괴하는 류머티즘관절염

류머티즘관절염에 약만 먹고 계신가요?

7년째 류머티즘관절염을 앓아왔다는 홍옥심 씨(가명·49)가 내원했다. 그녀가 필자를 찾아왔을 때에는 우측 무릎 부종, 통증, 작열감이 심해 휠체어를 탄 채였다. 또한 장기간 약물 복용으로 당뇨와 고지혈증이라는 합병증이 생겨났다. 당뇨는 벌써 5년째였다. 홍 씨는 그동안 전국에서 유명하다는 의사들을 찾아다니며 수많은 치료를 받았다. 관절경 수술을 두 차례 받았지만 차도는 없었다. 필자를 찾아오기 바로 전에는 지인들 권유로 15일간 단식을 하고 4개월간 생식하는 민간요법과 보완대체요법을 시행했다고 했다. 그로 인해 기력까지 쇠약해져 홍 씨의 상태는 나빠질 대로 나빠져 있었다.

치료 전과 후의 임상 사진

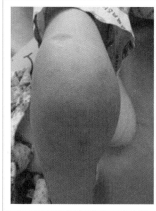 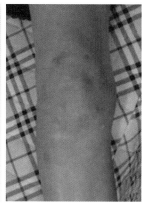 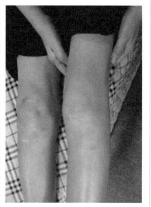

2010년 4월 30일 내원 당시 무릎 관절이 부어 있고, 통증 때문에 걸을 수가 없었다.

수술 흉터가 보인다. 류머티즘관절염도 초기부터 치료하면 약물에 의한 부작용과 불필요한 수술을 피할 수 있다.

2010년 10월 8일 부종이 가라앉아 무릎의 윤곽이 나타나고, 스스로 보행이 가능하게 되었다. 불필요하게 수술했던 관절경 수술 자국이 보인다.

홍 씨의 모발 중금속 미네랄 검사 결과, 수은이 2.87ug/g으로 증가되어 있었다. 굉장히 미미한 수준처럼 느껴질 수 있지만 미량이라고 해서 중금속을 간과해서는 안 된다. 중금속 자체가 인체 내 대사를 억제하기도 하지만 자가면역질환을 촉발시키기도 하기 때문이다. 또한 미량 미네랄의 전체적인 패턴으로 볼 때 장내 불균형이 의심되었다. 소변 유기산 검사에서는 지방대사장애, 당대사장애, 미토콘드리아의 에너지대사장애 등 다양한 문제점이 발견되었다. 비타민 B군 결핍과 신경전달물질대사에서의 과량의 염증유발물질 소견도 관찰되었는데, 내원 전 시행했다는 단식 때문인 것으로 예상된다. 이것은 통증, 불안, 우울증 등을 초래하는 원인이 된다. 또한, 해독작용을 원활하게 하는 글루타치온이 부족했고, 장내 미생물 역시 불균형으로 나타났다. 대변을 이용한 포괄적 장기능 검사에서 특징적인 것은 장내 면역글로불린 A가 과다 증가한 것, 항글리아딘항체가 증가한 것, 췌장 효소가 감소한 것 등이었다. 이와 같이 총체적인 문제들을 안고 있는 그녀는 적극적인 통합기능의학적 치료가 필요한 상황이었다.

검사에서 나타난 생화학대사 문제는 약물로 교정이 가능한 것이 아니라, 적절한 식이요법과 대사에 필요한 조효소, 즉 영양소 공급으로 해결하여야 한다. 일차적인 검사소견에 따라 부족한 것만 영양소를 보충해 줘도 에너지 대사가 좋아지기 때문에 얼마 지나지 않아 전신상태가 호전되는 것을 볼 수 있다.

우선 홍 씨에게 밀가루 음식을 절대 금하게 했다. 그리고 장내 유익균과 소화제,

모발 중금속 미네랄 검사(Hair toxic mineral test)

중금속 원소		결과수치(ug/g)	허용범위(ug/g)	허용범위	과다
Hg	수은	2,87	< 1.3		
Pb	납	0,552	< 1.5		
Cd	카드뮴	0,019	< 0.045		
Al	알루미늄	1,867	< 12.9		
As	비소	0,0116	< 0.105		
U	우라늄	0,092	< 0.88		
Bi	비스무스	0,09	< 2.8		
Sb	안티몬	0,0	< 0.103		
Ba	바륨	0,128	< 14.4		
Be	베릴륨	0,0	< 0.005		
Sn	주석	0,0	< 0.5		

소변 유기산 검사(Urine Organic acid test)

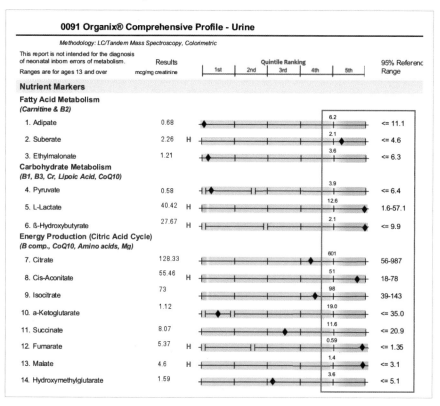

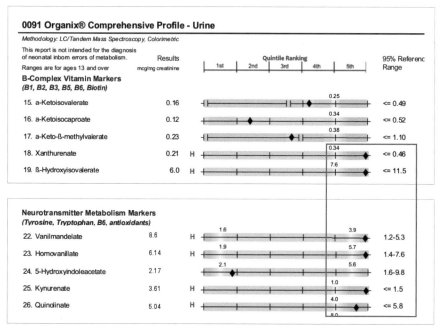

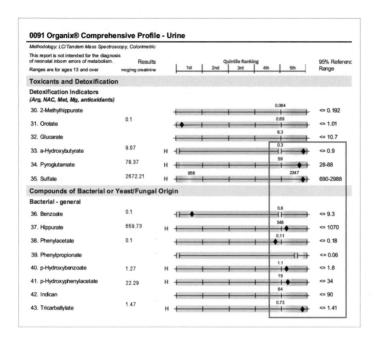

0091 Organix® Comprehensive Profile - Urine

Methodology: LC/Tandem Mass Spectroscopy, Colorimetric

This report is not intended for the diagnosis of neonatal inborn errors of metabolism.
Ranges are for ages 13 and over

	Results (mcg/mg creatinine)	Quintile Ranking	95% Reference Range

Toxicants and Detoxification

Detoxification Indicators
(Arg, NAC, Met, Mg, antioxidants)

	Results		Value	Range
30. 2-Methylhippurate			0.084	<= 0.192
31. Orotate	0.1		0.69	<= 1.01
32. Glucarate			6.3	<= 10.7
33. a-Hydroxybutyrate	9.07	H	0.3	<= 0.9
34. Pyroglutamate	78.37	H	59	28-88
35. Sulfate	2672.21	H	958 ... 2347	690-2988

Compounds of Bacterial or Yeast/Fungal Origin

Bacterial - general

	Results		Value	Range
36. Benzoate	0.1		0.6	<= 9.3
37. Hippurate	659.73	H	548	<= 1070
38. Phenylacetate	0.1		0.11	<= 0.18
39. Phenylpropionate				<= 0.06
40. p-Hydroxybenzoate	1.27	H	1.1	<= 1.8
41. p-Hydroxyphenylacetate	22.29	H	19	<= 34
42. Indican			64	<= 90
43. Tricarballylate	1.47	H	0.73	<= 1.41

포괄적 장기능 균형검사(Gastrointestinal Function Profile)

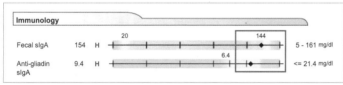

Immunology

	Results			95% Reference Range
Fecal sIgA	154	H	20 ... 144	5 - 161 mg/dl
Anti-gliadin sIgA	9.4	H	6.4	<= 21.4 mg/dl

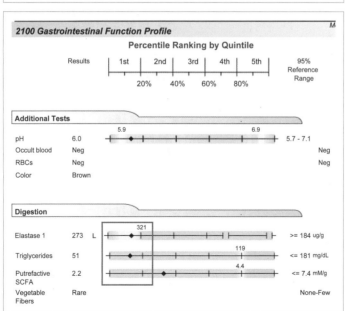

2100 Gastrointestinal Function Profile

Percentile Ranking by Quintile

	Results	1st	2nd	3rd	4th	5th	95% Reference Range
		20%	40%	60%	80%		

Additional Tests

	Results		95% Reference Range
pH	6.0	5.9 ... 6.9	5.7 - 7.1
Occult blood	Neg		Neg
RBCs	Neg		Neg
Color	Brown		

Digestion

	Results		Value	95% Reference Range
Elastase 1	273	L	321	>= 184 ug/g
Triglycerides	51		119	<= 181 mg/dL
Putrefactive SCFA	2.2		4.4	<= 7.4 mM/g
Vegetable Fibers	Rare			None-Few

장내상피세포 회복을 도와주는 아연, 오메가-3, 글루타민 등을 투여했다. 또한 기존에 복용하던 약은 점차 줄여갔다. 치료를 시작한 지 한 달 반 정도 지나자 홍 씨는 휠체어 없이 보행이 가능해졌다. 통증과 부종도 감소하고, 불안, 우울증까지 호전되었다. 그녀는 이제 스테로이드, 면역억제제, 진통제의 도움 없이도 생활이 가능하다.

자가면역질환, 스테로이드 끊을 수 있다

자가면역질환에는 류머티즘관절염, 루푸스, 쇼그렌증후군, 난치성갑상선질환, 궤양성대장염, 크론병 등 100여 가지 질병이 있다. 이는 면역체계 혼선으로 자신의 세포를 공격해 비정상적인 반응을 일으키는 만성난치성질환으로 알려져 있다. 최근 3년 동안 상위 15개 약물군 중 '자가면역질환 치료제' 시장은 매년 20% 이상 커져 성장률 1위에 이르고 있지만 환자 만족도는 성장률을 따라가지 못하고 있다. 이제 자가면역질환의 접근에 새로운 패러다임을 적용해야 한다. 질환을 유발하는 원인은 사람마다 제각각 다르고, 치료 방법도 환자 상황에 따라 달라질 수 있다.

자가면역질환에서 회복하려면 염증 원인을 찾아 해결해야 한다. 기존 치료법은 증상만 억제하고 원인이 되는 불씨는 진화되지 않아, 여건이 되면 다시 급속으로 번져간다. 결국 손, 발, 척추, 혈관, 뇌신경 등 조직 변형을 가져와 환자는 고통과 불편을 호소한다. 또한 치료제인 합성소염진통제, 스테로이드, 면역억제제, 생물학적 제제를 장기간 복용하기 때문에 많은 부작용이 찾아온다. 그렇다고 과학적 근거도 없는 보완대체요법과 민간요법을 무작정 시도하는 것은 더욱 위험한 발상이다. 하지만 통합기능의학에서는 스테로이드, 면역억제제, 생물학적 제제를 줄이거나 끊어도 부작용 발생 없이 환자를 치료하는 길을 열어가고 있다.

자가면역질환을 치료하려면 9가지 사항을 고려해야 한다. 먼저 곰팡이, 바이러스, 세균 등의 숨어 있는 감염원을 찾아내서 제거해야 한다. 둘째, IgG 검사로 음식 알레르기원을 찾아 제대로 된 식이요법을 시행해야 한다. 셋째, 글루텐에 대한 소화 장애로 발생하는 셀리악병을 주목해야 한다. 글루텐을 장기간 섭취하면 음식물이 완전히 소화되지 않은 채로 흡수돼 간에 대한 독성 부하가 발생한다. 또 면역반응을 일으키고 장내 세균총 변화를 일으켜 결국은 자가면역질환을 유발하는 것을 적지 않게 볼 수 있다. 넷째, 환자가 복용하고 있는 한약을 포함해 모든 약물을 자세히 검토하고, 흔하지만 놓치기 쉬운 중금속, 환경호르몬 문제까지 기능의학검사를 통해 짚고 넘어가야 한다. 다섯째, 본격적인 치료 전에 과민성장증후군과 같은 장 자체의 문제를 먼저 해결해야 한다. 여섯째, 면역반응 조절을 위해서는 각자에게 적합한 영양소들을 찾아 처방해야 한다. 일곱째, 적절한 운동이 필요하다. 운동은 천연 항염증 치료와 같다. 여덟째, 면역 반응을 교란시키는 주범인 스트레스를 풀어줘야 한다. 마지막으로 기존 의료로 효과가 없으면 통합기능의학을 연구한 의사를 찾아라.

결국 인체에 부담을 적게 주면서 병을 예방하는 것, 그것이 바로 미래적 가치에 어울리는 의료를 구현하는 것이다.

03 우울증 치료의 불편한 진실

전형적인 증상 중심의 의료

우울증, 불안, 공황 등의 진단은 주로 상담이나 설문지에 의존하고 있다. 도대체 과학적 근거는 교과서에만 있고, 왜 임상진료현장에서는 적용하지 않는지 필자는 궁금하다. 신경과, 정신과의 인지기능 및 치매진단은 주로 인지기능 위주로 먼저 검사하고, 거기에 해당되는 혈액검사, 영상진단 등을 병행하고 있다. 치료방법을 보면 통합기능의학을 연구하는 필자가 보기에 설득력이 없다. 이런 진단의 미흡함이 치료에 반응하지 않는 우울증 환자가 많은 이유 중 하나일 수 있다. 교과서와 진료실에서 의사들의 태도는 전혀 다르다. 같은 현대의학의 범주일지라도 일반 치료와 정신과적 치료의 방법 간의 차이는 다음 표와 같이 표현할 수 있다.

정신과 진단과 치료에는 객관적인 검사가 대부분 생략되어 있다.

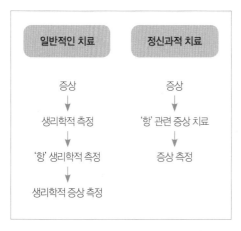

다음 글은 한 정신과 의사의 홈페이지에 올라온 치료방법을 그대로 옮긴 것이다.

"정신과에서의 면담과 검사의 의미를 이해하는 것이 중요합니다. 정신과를 가면 무슨 검사를 하는지를 묻는 질문이 많습니다. 의사를 만나는 것 자체가 중요하다는 점을 이해시켜야 하는 상황입니다. 정신과 검사 중에 가장 중요한 것이 정신상태 검사입니다. 그런데 이 검사는 검사지가 없습니다. 전문적으로 훈련 받은 정신과 의사와 이야기를 하는 동안 이미 머릿속에서는 검사지가 기록되고 있습니다. 정신과 의사는 어려움에 대한 상담사 역할을 하는 동시에 자신 스스로가 진단의 도구입니다. 머릿속에서 검사지가 기록됨과 동시에 치료가 수행되기도 하는 것입니다. 상담치료를 어떻게 하느냐는 질문에도 동일한 답이 적용되겠지요. 여러 가지 검사지를 동원한 지필 검사나 기계적 검사가 가지는 의미는 그리 크지 않습니다. 정신과 의사의 뇌에서 자동적으로 진행되고 있는 정신상태 검사라는 과정이 없으면 그 외의 것은 아무 의미를 가질 수 없습니다. 행위별 수가제와 기계적 검사에 익숙한 일반인에게 정신과적 면담의 의미가 정확히 이해되기 어려운 것은 충분히 이해됩니다. 하지만, 이런 정신과 의사와의 만남의 의미를 정확히 이해하는 것이 정신과를 통하여 자신의 어려움을 해결하고자 할 때 아주 중요한 부분이 됩니다."

차분하고 간곡한 설명에 그럴 법하다는 생각이 들 수 있지만, 사실 꽁장히 구시대적인 방식을 얘기하는 것이다. 어떤 근거로 진단명을 붙이는지, 자기 임의로 판단한다면 보완대체요법의 평가 방식과 오십보백보다. 전형적인 진단 중심 의료라고 할 수 있다. 이는 응급환자나 급성기 질환에서는 매우 효과적인 치료 모델이지만 정신질환의 치료에는 적합하지 못하다. 결과적으로 환자 병력과 이야기에는 관심이 멀어지고, 환자의 전체적인 이야기를 잘 이해하지 못하게 된다. 환자의 호소나 불평은 길어지는 수다일 뿐이라 생각을 하게 되고 다른 문제와 별개로 취급하게 된다.

인지기능과 치매 진단에 있어서도 통합기능의학에서는 발병 전 진단을 더 중요하게 여기고 있다. 기존의 영상(MRI, CT 등)진단법으로 발견하게 되면 이미 병이 돌이키기 힘들 만큼 진행된 경우가 대부분이어서 예방 측면에서 환자에게 도움이 되지 않는 경우가 많다. 그러므로 증상이 희미한 초기에 문제점을 찾아서 해결해 주어야 실질적인 치료가 될 수 있다.

가장 합리적이고 상징적인 생체지표를 찾는 게 중요하다. 치매의 발병 전 진단방법을 "인지기준에서 생체지표에 근거한 방식으로 전환하자"는 여러 논문이 발표되고 있다. 생체지표검사로 이용할 수 있는 방법은 본 저서에서 언급된 통합기능의학 검사와 아포지단백 E 유전자 등이 있다. 치매 조기진단에 이런 생체지표를 이용함으로써 예방 관리가 가능하고 원인을 찾아 표적치료까지 할 수 있다. 치매뿐 아니라 우울증, 만성중독, 공황장애, 파킨슨병 등 신경정신영역의 질환에는 유사하게 적용할 수 있다. 생체지표의 측정은 질병의 가능성을 예측하는 일이다. 다양한 생체지표의 개발은 고질병 치료의 근본적인 개혁을 주도할 수 있다.

다시 한 번 강조하건대 통합기능의학적인 접근과 진단은 기존 현대의학의 분석 및 검사방법의 충분한 이해와 적용을 전제로 할 때 적절히 활용할 수 있다. 진단검사의학과 현대의학의 기초를 견고히 하며 기존의 방법만으로 해결할 수 없는 기능이상에 대해 통합기능의학적인 안목을 단련하는 것이 필요하다.

- 결정적 문제만 찾으면 나머지는 저절로 해결된다.
- 문제를 발견하지 못하는 것이 가장 큰 문제다.
- 검사를 통한 맞춤치료를 해야 한다.
- 검사가 없으면 장님 코끼리 만지기 식에 불과할 것이고 내비게이터 없이 비행하는 것과 다름없다. 그렇다고 검사가 모든 것을 다 해결해 주는 것은 아니다.

정신과 병명을 결정하는 것에 대해 예전부터 지속적으로 문제 제기가 있어 왔다. 《정신질환 진단 및 통계 편람》은 미국 정신의학 협회가 출판하는 서적으로, 정신질환의 진단에 있어 가장 널리 사용되고 있다. '정신질환 진단 및 통계 편람'을 결정하는 과정에 대하여 2006년 코스글로브(Cosgrove) 등이 다음과 같이 발표하였다(Cosgrove, L et al, Financial Ties between DSM and Pharmaceutical Industry Psychotherapy and Psychosomatics 2006; 75:154-160).

- 위원회의 투표에 의해 병명이 만들어진다.
- 의학계 진단체계가 조직병리에 근거를 두지 않고 있다.
- 진단을 검증할 방법이 없다.
- 진단의 근거는 의사의 관찰, 환자 병력과 개인적인 판단에 근거하고 있다.

- 문화적 선입견이 너무 강하게 반영되고 있다.
- 정신질환 진단 및 통계 편람을 결정하는 정신과 전문의 대부분(56%)이 다국적 제약회사와 재정적 연관이 있다.

"편람의 진단은 객관적 검사(실험)에 의한 측정치를 전혀 포함하고 있지 않다. 이를 의학의 다른 영역에 비유하자면 가슴통증의 성격이나 열의 속성을 기반으로 진단체계를 만드는 꼴이다. 환자들은 이보다 나은 대접을 받을 권리가 있다."

미 국립정신보건원(NIMH)의 토머스 인셀(Thomas Insel) 원장이 보건원 공식 블로그에 올린 글이다. 그는 미 정신의학회가 발간 예정인《정신질환 진단과 통계 편람 5차 개정판(DSM-5)》을 정면으로 비판했다. 실제로는 병이라고 할 수 없는 불평불만들을 의학적 질병으로 바꾸어 놓았으며 약품의 새로운 시장을 원하는 제약회사들에 과도하게 휘둘려 왔다는 것이다. 장애의 정의가 넓어지는 바람에 양극성장애(조울병)나 주의력결핍과잉행동장애(ADHD) 등이 과잉 진단되는 결과를 낳았다는 비판도 있다.

이처럼 가시화된 객관적 자료를 근거로 한 진단이란 굳이 통합기능의학의 입장을 내세우지 않더라도, 과학적 사고와 체제로 설계된 현대의학을 공부한 의사라면 누구에게나 당연하고 필수적인 과정이다. 다만 우리가 임상의 효율성, 현장의 요령에 물들어 번거롭지만 근본적인 대원칙을 종종 무시해도 된다는 착각에 빠진 건 아닌지 반성이 필요하다.

약물치료의 한계를 해결하라

항우울제를 복용했더니 약효도 떨어지고 오히려 자살률이 올라갔다는 연구 결과가 있다. 이외에도 약물 투여에 따른 크고 작은 부작용은 지속적으로 보고되고 있다. 우리는 이제 부작용이란 것이 늘상 있어왔고 동전의 양면처럼 어쩔 수 없는 것이려니 여기지만 실은 당연한 것이 아니다. 조현병을 연구한 생화학자인 칼 파이퍼 박사는 "환자에게 도움이 되는 정신약제가 있으면 유사한 치료효과를 얻을 수 있는 자연물이 있다"고 주장하였다.

정신질환은 만성난치성으로 간주되는 대표적인 질환인데 약물치료의 한계가 있음에도 불구하고 예전 방식으로 어물쩍 지나가려고 하다가는 의사, 환자 모두 다 만족하지 못할 것이고, 단지 제약회사만 웃고 있을지 모른다.

약물에 대한 한 가지 예만 들어 보고자 한다. 우울증은 프로작(항우울증제제)이 부족해서 온 것인가? 세로토닌 재흡수 억제제, 우울증 치료제에 효과가 없는 환자는 어떻게 설명할 것인가? 우울증은 프로작이 부족해서 일어나는 것이 아니다. 그러다 보니 시중에 《가짜 우울》이라는 책자도 발간되었다. "우울증 치료? 사기 한번 제대로 당하셨군요"라는 비아냥에도 누구 하나 해명하는 사람이 없다. 통합기능의학으로 흔하게 찾을 수 있는 우울증의 원인은 다음과 같다.

우울증의 원인

- 염증과 우울증, 면역 불균형
- 호르몬과 우울증(특히 갑상선 문제는 꼭 짚고 넘어 가야 한다.)
- 영양소 결핍, 또는 영양 불균형과 우울증
- 위장관 불균형과 우울증
- 신경전달물질 불균형과 우울증
- 음식 알레르기, 밀 등에 의한 우울증
- 스트레스와 우울증
- 메틸화대사와 우울증
- 비만과 우울증(이 문제는 비만이 먼저인지, 우울증이 먼저인지 따져봐야 한다.)

여기까지만 보아도 약물로 해결되지 않는 원인이 너무 많다. 신경정신질환 전체를 새로운 시각으로 다시 살펴봐야할 때이다.

04 치매에 대한 새로운 접근

노인성질환이 2004년을 기점으로 가파른 증가세를 보이며 이에 대한 진료비는 6년 전과 비교하여 3.78배로 많아졌다. 이 중 치매는 65세 이상 노인 인구에서 약 5%의 유병률을 보이며 늘어난 노인 의료 관련 서비스의 상당 지분을 차지하고 있다. 2008년도 우리나라 노인의 치매 유병률은 65~69세 3.64%, 80~84세 17.08%, 85세 이상은 30.49%로 연령이 증가함에 따라 급격한 오름세를 보이고 있다.

치매에 걸리면 인지기능저하와 혼란이 오며, 환각 증상이 나타난다. 때로는 운동성장애를 동반하기도 한다. 본인과 주변 사람 모두에게 매우 힘든 일이다. 개인적으로는 건강한 노후를 보장하고, 크게는 사회적 비용의 절감과 생산성 증가를 위해 치매의 치료와 예방은 범사회적으로 추진되어야 할 부분이다. 기존의 치매 치료가 효과적이라면 이렇게 걱정이 요란하지 않았을 것이다. 이제까지 해왔던 방법에 대한 반성과 대책을 위한 냉철한 판단이 필요하다.

약물로 치매를 예방한다?

영국의학저널(BMJ)에 의하면 약물이 필요 없는 흔한 질환 7가지에 인지기능저하가 포함되어 있다. 2007년 이탈리아 국립역학센터의 연구팀은 통상적으로 사용해 온 약물 요법으로 치매를 예방하지 못한다는 결과를 발표했다. 〈공중과학도서관-의학〉지에 발표한 연구 결과에 따르면, 치매의 중간 정도 단계인 경도인지장애를 가진 사람에 있어서 '콜린에스터레이즈 차단제' 계열의 약물 효과를 테스트한 임상시험 결과, 조사된 6개의 임상시험 중 어느 임상시험에서도 이 같은 약물이 경도인지장애가 치매로 진행하는 것을 막지 못하는 것으로 나타났다. 연구팀은 경도인지장애라고 확진을 할 수 있는 기준이 모호하기 때문에 분명한 경도인지장애로 확증된 사람을 대상으로 추가 임상시험이 필요하다고 밝히며, 그 전까지는 경도인지장애에 치매 예방약을 사용하는 것은 정당화될 수 없다고 말했다. 유감스러운 상황은 의료계가 이런 씁쓸한 결과에 대해 '플랜 B'를 가지고 있는지가 불분명하다는 점이다.

다들 치매의 조기 진단과 치료의 중요성에 대해 인지하고 있으며, 이런 초기 대응이 실제적으로 환자에게 얼마나 도움이 되고 있는지, 또 그 한계는 어디까지인지 다양한 연구가 이루어지고 있다. 치매의 전단계라고 생각되는 경도인지장애의 치료는 어느 수준까지 도달해 있을까.

현재의 치매 치료 목표 중 하나는 치매라고 진단 받기 전, 인지기능의 문제를 초기에 발견해 적절한 치료를 통해 더 이상의 기능 저하를 막거나 진행을 늦추자는 것이다. 하지만 정상과 경도인지장애, 경도인지장애와 치매의 경계를 결정하는 것은 어려운 문제다. 임상적 진단 기준에 의하면, 경도인지장애 진단에 일부 정상적인 인지기능의 저하와 또 일부 초기 치매 환자들이 포함되어 부분적으로 서로 겹칠 수밖에 없다.

발상의 전환이 필요하다

인지장애를 진단 받은 환자가 약물을 복용하는 것만으로는 치매로의 진행을 중지시키는 것도 어렵고 치료에도 한계가 있다. 따라서 다른 시각에서 예방차원으로 접근해야 한다.

기능의학에서는 치매를 하나의 질환으로 보지 않고, 질병의 증상으로 보고 있다. 하이먼(Hyman)은 《*The Ultramind Solution*》에서 "네 몸을 먼저 치유함으로써 고장난 뇌를 고쳐라(Fix your broken brain by healing your body first)"라고 언급하였다. 염증, 우울증과 치매의 연관성을 다룬 논문(Neurochem Res. 2007 Oct;32(10):1749-56. Epub 2007 Aug 20.)에 따르면, 우울증이 노년기 치매로의 전구 단계일 수 있다고 하였으며, 만성우울증이 치매로 발전하는 데 염증이 일정 역할을 한다고 발표하였다. 우울증과 치매에서 면역계 변화와의 인과관계 여부를 연구한 논문(Changes in the immune system in depression and dementia: causal or coincidental Effects? Clin Neurosci. 2006;8(2):163-74.)에서도 역시 둘 사이의 유의한 연관성을 규명함으로써 기능의학적 시각에 무게를 보태고 있다. 미국 NIA(national institute of aging)에서도 대사성증후군이 노인들의 인지장애에 영향을 미치는데, 특히 염증인자가 높은 사람에게서 일차적 연관성이 있는 것으로 잠정적인 결론을 내렸다.

이처럼 원래 가지고 있던 대사성질환, 생활 습관병, 염증, 면역, 호르몬과 신경전달물질, 영양불균형 등이 우울, 인지장애, 치매에 관여한다는 사실을 밝혀냈으나, 실질적인 치료에 어떻게 적용해야 하는지는 또 다른 과제로 남아있었다. 약물을 고집하여 지엽적인 요소에만 치중하며 인체를 분리하는 논점에는 한계가 있다. 그래서 이런 의미 있는 연구결과들도 충분히 활용하지 못한다. 결국 전체적이고도 유기적인 흐름을 따라갈 수 있는 통합기능의학적인 검사방법이 필요하다.

인지장애와 치매 치료에 도움을 주는 영양소

- 식이지도
  산화스트레스와 염증을 줄일 수 있는 항염 식사를 권장하고 어떤 한 가지 영양소만 결핍되어도 뇌기능이 변하여 우울, 불안, 기타 정신장애를 유발할 수 있기 때문에 언제나 균형 잡히고 충분한 영양소 섭취를 도모해야 한다. 또한 뇌 활동의 주요 공급원이 당이므로 저혈당에 빠지지 않도록 적정 수준을 유지해야 한다.

- 와인(플라보놀, 레즈베라트롤)

- 비타민
  비타민 B1·B6·B12, 엽산, 비타민 C, 베타카로틴(비타민 A), 알파토코페롤(비타민 E), 비타민 D

- 다른 대사보조물질
  카르니틴, 콜린, 레시틴, 포스파티딜세린, 코큐텐, 페닐알라닌, 티로신, Dimethyl-aminoethanol(DMAE), SAMe, 5-HTP, 오메가-3 지방산

- 허브, 은행, 인삼

특정 영양소나 물질이 인지장애, 치매의 해결책이라 단언하는 것은 단편적인 면
만 보는 것이고 전체적인 환자의 대사, 유전적인 요소, 환경, 생활 습관 등을 배제한
가정이므로 뚜렷한 효과를 기대하기 어렵다. 통합기능의학에서는 7가지 핵심적인
불균형을 규명하며 단 하나의 영양요소만으로 환자를 평가해서는 안 되고 이에 따
른 처방은 오히려 부작용을 일으킬 수 있다는 것을 강조하고 있다.

스펙트럼 장애로의 인식

김갑형 씨(가명)는 올해 70세를 맞이했다. 백세시대를 바라보는 지금, 70세는 이
제 예전의 70세가 아니라고 사람들은 말했지만, 김갑형 씨는 예외였다. 10년 넘게
고혈압과 당뇨를 앓아온 김 씨의 몸은 쇠약해질 대로 쇠약해져 있었다. 그뿐이 아
니었다. 몇 년 전부터 인지기능이 떨어지기 시작하더니, 전화번호와 사람 이름을
외우는 것은커녕, 수십 년을 거래해온 고객의 얼굴도 기억이 나지 않았다. 아파트
열쇠를 어디다 두었는지 한참을 생각해야 했다. 필요한 물건들을 사기 위해 마트에
나가면 무엇을 사러 나왔는지 기억이 나지 않았다. 이제 김 씨는 메모지와 펜이 없
으면 일상생활을 하기 힘들 정도가 되었다. 이제 막 70대에 들어선 김 씨는 머지않
아 치매가 예상되는 상태였다.

김 씨의 뇌 MRI와 기능의학 검사를 시행한 결과 다음과 같은 소견을 보였다.
MRI 촬영 소견에서 우측 측두엽 해마부위 위축 소견이 관찰되었고, 혈액검사에서
염증수치는 뚜렷이 증가했다. 또한 중금속과 환경호르몬이 축적될 때 보이는 코프
로포피린 양성반응을 보였다. 공복 시 혈당은 115mg/L, 당화혈색소는 7.9였고, 모

환자의 뇌 MRI 영상

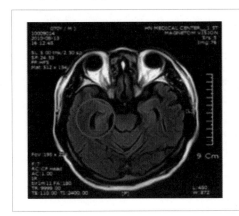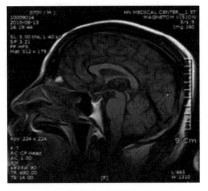

발 검사에서는 치매를 유발할 수 있는 알루미늄이 검출되었다. 유기산 검사를 시행한 결과 탄수화물, 지방대사가 불완전하고, 특히 퇴행성뇌질환에 깊은 관련이 있는 미토콘드리아 에너지 대사가 매우 저하된 소견을 보였다. 그 외에도 신경전달물질의 불균형, 장내 이상발효가 확인됐으며, 해독기능 역시 뚜렷이 저하되어 있었다.

심각한 불균형을 드러낸 부분들의 균형을 맞추는 치료가 시작되었다. 김 씨에게 항염식이요법, 비타민 B군복합제, 유산균, 식이섬유, 중금속에 대한 해독, 카르니틴, 코큐텐, 마이어씨 주사요법, 글루타치온 주사요법 등 통합기능의학적 치료를 시행했다. 치료를 시작한 지 2개월이 지나자 김 씨에게서 조금씩 변화가 나타나기 시작했다. 인지기능이 호전되었고, 혈압까지 안정되어 기존에 복용하던 혈압약도 줄였다. 치료 전 간이 인지기능검사(MMSE)에서 20점으로 경도의 인지기능장애를 보였으나, 치료 후 27 정도로 회복되어 일상 생활하는 데 별 불편이 없는 정도로 호전되었다.

많은 의사들이 인지기능의 생체지표가 과연 무엇일지 거창하게 생각하며 조만간 간단한 하나의 키트로 쥐어지길 기다리고 있는지 모르겠다. 하지만 현대과학은 이미 답을 가지고 있다. 다양한 검사의 항목들이 인지 능력의 알람으로 반짝거리고 있지만, 해석 능력의 부족, 연관 기전에 대한 무관심 때문에 멀리 어딘가에 있을 것이라 착각하며 입안으로 떠먹여주기만 기다리는 것 같다.

소변 유기산 검사(Urine Organic acid test)

0091 Organix® Comprehensive Profile - Urine

Methodology: LC/Tandem Mass Spectroscopy, Colorimetric

This report is not intended for the diagnosis of neonatal inborn errors of metabolism. Ranges are for ages 13 and over

	Results mcg/mg creatinine	Flag	95% Reference Range
Nutrient Markers			
Fatty Acid Metabolism *(Carnitine & B2)*			
1. Adipate	0.0		<= 11.1
2. Suberate	2.26	H	<= 4.6
3. Ethylmalonate	1.71		<= 6.3
Carbohydrate Metabolism *(B1, B3, Cr, Lipoic Acid, CoQ10)*			
4. Pyruvate	0.5		<= 6.4
5. L-Lactate	13.18	H	1.6-57.1
6. ß-Hydroxybutyrate	3.92	H	<= 9.9
Energy Production (Citric Acid Cycle) *(B comp., CoQ10, Amino acids, Mg)*			
7. Citrate	606.36	H	56-987
8. Cis-Aconitate	60.7	H	18-78
9. Isocitrate	138.12	H	39-143
10. a-Ketoglutarate	31.4	H	<= 35.0
11. Succinate	4.13		<= 20.9
12. Fumarate	0.4		<= 1.35
13. Malate	1.89	H	<= 3.1
14. Hydroxymethylglutarate	4.2	H	<= 5.1

0091 Organix® Comprehensive Profile - Urine

Methodology: LC/Tandem Mass Spectroscopy, Colorimetric

This report is not intended for the diagnosis of neonatal inborn errors of metabolism. Ranges are for ages 13 and over

	Results mcg/mg creatinine	Flag	95% Reference Range
B-Complex Vitamin Markers *(B1, B2, B3, B5, B6, Biotin)*			
15. a-Ketoisovalerate	0.1		<= 0.49
16. a-Ketoisocaproate	0.1		<= 0.52
17. a-Keto-ß-methylvalerate	0.1		<= 1.10
18. Xanthurenate	0.27		<= 0.46
19. ß-Hydroxyisovalerate	2.93		<= 11.5
Methylation Cofactor Markers *(B12, Folate)*			
20. Methylmalonate	0.23	L	<= 2.3
21. Formiminoglutamate			<= 2.2
Cell Regulation Markers			
Neurotransmitter Metabolism Markers *(Tyrosine, Tryptophan, B6, antioxidants)*			
22. Vanilmandelate	3.54		1.2-5.3
23. Homovanillate	8.94	H	1.4-7.6
24. 5-Hydroxyindoleacetate	1.79	L	1.6-9.8
25. Kynurenate	0.71		<= 1.5
26. Quinolinate	5.94	H	<= 5.8

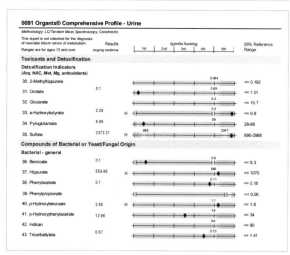

0091 Organix® Comprehensive Profile - Urine

Methodology: LC/Tandem Mass Spectroscopy, Colorimetric

This report is not intended for the diagnosis of neonatal inborn errors of metabolism. Ranges are for ages 13 and over

	Results mcg/mg creatinine	Flag	95% Reference Range
Toxicants and Detoxification			
Detoxification Indicators *(Arg, NAC, Met, Mg, antioxidants)*			
30. 2-Methylhippurate			<= 0.192
31. Orotate	0.1		<= 1.01
32. Glucarate			<= 10.7
33. a-Hydroxybutyrate	2.29	H	<= 0.9
34. Pyroglutamate	5.99		28-88
35. Sulfate	2372.21	H	690-2988
Compounds of Bacterial or Yeast/Fungal Origin			
Bacterial - general			
36. Benzoate	0.1		<= 9.3
37. Hippurate	559.98	H	<= 1070
38. Phenylacetate	0.1		<= 0.18
39. Phenylpropionate			<= 0.06
40. p-Hydroxybenzoate	2.55	H	<= 1.8
41. p-Hydroxyphenylacetate	12.86		<= 34
42. Indican			<= 90
43. Tricarballylate	0.67		<= 1.41

인지기능 저하를 보인 환자의 검사 결과 대부분 불균형 상태를 보이고 있다.

하지만 통합기능의학에서는 이미 다양한 생화학적 생체지표를 이용해 치매 위험도와 잠재성을 예측하고 있다. 치매에 대한 가족력이 있으면 40대에 연관 유전자 검사를 하고, 그렇게 해서 문제가 있으면 다른 통합기능의학검사와 예방을 위한 어드바이스를 적극적으로 그리고 주기적으로 받아야 한다. 가족력이 없다 하더라도 비만, 과도한 음주, 흡연, 갱년기장애, 자가면역질환 등 염증성질환 등이 있으면 50대 후반부터 통합기능의학 검사를 받아 염증, 중금속, 호르몬불균형, 신경전달물질, 미토콘드리아 기능에 문제가 없는지 확인해서 불균형을 해소해야 한다. 실제 필자의 가까운 친척 분 중에도 우울증, 무표정, 인지기능 저하 등을 보여 일상생활이 어려워지고 주위 사람들과 관계가 불편해진 분이 있다. 하지만 조기 발견하여 약물 치료 없이 영양소 처방으로 호전된 경우가 있다. 5년이 지난 지금까지 다른 부작용도 없고 오히려 이전에 갖고 있었던 다른 건강 문제까지 더불어 좋아졌다.

다만 통합기능의학적 접근은 아직까지는 뇌의 기질적 변화가 동반된 치매를 제외한 인지장애를 대상으로 하고 있다. 하지만 크게 멀리 보면 통합기능의학적 방식과 사고 체계는 답보 상황에 처한 난치성질환의 타개를 위한 장래성과 역량을 가지고 있다. 우울증, 경미한 인지장애, 치매 등 퇴행성신경질환은 원인을 파악하여 스펙트럼 장애로 접근할 필요가 있다. 질환에 대해서 '병명 찾기'에만 열중할 것이 아니라 중요한 임상 불균형 원인을 밝혀내야 하며, 인지장애로만 한정짓지 말고 의료적장애나 전신성장애로 시야를 넓혀야 한다. 기존 치료의 '뭐 하나 걸리겠지'라는 비선별적인 '샷건 어프로치(Shotgun approach, 산탄총으로 여러 개의 목표물을 잡는 방법)' 또는 획일적으로 적용되는 표준방식(Cookbook approach)은 상당히 소모적이며 환자가 손실을 입는 부분도 생긴다.

통합기능의학적 인지장애 치료는 표적치료를 지향하고 점진적인 약물 감량을 유도함으로써 부작용을 줄인다. 통합기능의학적 프레임이 정착된다면, 치매는 더 이상 무기력한 노화 과정이 아닌 극복 가능한 분야가 될 것이다. 이 길을 따라가다 보면 건강한 노년의 영위도 멀지 않았다.

05 우리 아이가 달라졌어요, 자폐증

자폐증 조기 치료가 중요하다

정상적으로 행동하지 못하는 어린아이가 있는 부모를 상상해보자. 의사로부터 아이가 자폐증을 진단 받았는데 거기에는 뚜렷한 원인도 없고 몇 가지 행동치료를 제외하고는 알려진 치료가 없다고 한다. 이것이 현대의학의 현실이다. 자폐증과 자폐 관련 증후군(Autistic spectrum syndrome)은 그 기전이나 치료 방법이 명확히 밝혀지지 않아 자폐아와 그들의 부모는 이런저런 시행착오를 겪고 있다. 현재 자폐증은 점진적인 증가 추세이며 국내 의료계에서도 치료가 시급한 문제로 떠오르고 있지만, 치료가 까다로운 난제이다.

미국의 지원을 받아 미국 예일대 의대 소아정신과 김영신 교수와 루돌프 어린이 사회성 발달 연구소가 한국에서 2005년부터 2009년까지 경기도 일산 지역 7~12세 초등학생 5만 5,266명을 대상으로 자폐증 여부를 진단하는 대규모 조사가 이루어졌는데, 그 결과 우리나라 취학아동 40명 중 1명이 자폐증에 시달리고 있는 것으로 드러났다. 사회성에 문제가 있어 치료가 필요한 경증자폐를 '자폐스펙트럼장애'라고 한다. 정신과 분야에서의 전수조사는 세계 최초인 데다 국내에서 자폐스펙트럼장애 유병률 조사가 이뤄진 것 또한 처음이란 점에서 이번 연구는 더 큰 학술적 의미를 시사하고 있다. 무엇보다 이번 조사 결과는 자폐스펙트럼장애가 어린이 40명 중 1명이 겪을 정도로 드물지 않은, 바로 우리 주변의 일이란 경각심을 준다. 그런데도 사회적 관심이 부족하고 부모나 교사가 이상 징후를 적절한 시기에 발견하지 못해 장애아들이 대부분 방치되기 쉽다는 데 문제의 심각성이 있다. 조기 진단과 치료를 받지 못한 아이들은 '왕따'를 당하는 등 학교생활에 제대로 적응하지 못하고 고통받게 된다. 따라서 학교가 장애 진단과 치료를 연결하는 중심 역할을 해야 하며, 초기에 진단하고 치료하는 시스템이 구축되어야 한다.

일반적으로 자폐스펙트럼증후군에는 언어 사용이나 계산능력이 떨어지는 발달장애, 지능은 저하되지만 계산 등 특수능력이 발달하는 서번트증후군(Savant Syndrome), 지적능력은 정상인데 사회성이 결여되는 아스퍼거증후군(Asperger Syndrome) 등으로 분류되는데 전문가들도 초기에는 감별하고 진단하는 것이 쉽지 않다. 환아를 위한 가장 좋은 해결책은 하루라도 빨리 제대로 된 진찰을 받고 다양한 치료법을 적용하는 것이다. 조기에 발견할수록 치료효과도 높다. 자폐스펙트럼장애를 정확히 진단하고 조기에 치료하는 시스템이 구축되어야 한다. 유아기 발달장애와 달리 자폐스펙트럼장애는 학교에 가고 나서야 인식하게 되는 경우가 다반사다. 따라서 학교가 장애 진단과 치료를 연결하는 중심 역할을 할 필요가 있다.

자폐증 원인 규명을 위한 노력

아직 우리가 완벽한 해답을 얻기에는 시간이 필요하고 자폐증의 치료와 원인 규명에는 더 많은 연구가 필요하지만 새로운 희망의 조짐이 있다. 이 연구는 캘리포니아대 연구팀이 '자폐증에서 미토콘드리아의 기능장애'란 제목으로 〈Journal of American Medical Association〉에 기고하였다. 이 논문에서 자폐증의 에너지 생산 능력의 소실, 미토콘드리아의 손상, 산화 스트레스의 증가에서 보이는 화학반응이 자동차의 부식, 사과의 갈변현상, 지방을 태울 때 나는 악취, 피부의 주름 등에서 관찰되는 것과 유사하다고 밝혔다. 이런 에너지 대사의 장애는 흔히 미토콘드리아 문제에서 보이는 유전자 돌연변이에 의한 것이 아니라 자궁 내에서나 출생 후에 획득되는 것이었다. 결론적으로 만약 뇌세포가 적절한 에너지를 만들지 못하고, 많은 산화 스트레스를 받는다면 뉴런은 신호를 개시하지 못하고 연결고리도 만들어지지 않으며 신호는 전달되지 못할 것이다.

사실 에너지 소실 같은 문제들은 대부분의 만성질환에서 찾아볼 수 있으며 연령이 증가하면서 발견된다. 즉, 당뇨병에서 심장질환, 치매까지 포괄할 수 있으며 특히 뇌신경과 신경 발달은 에너지에 많이 의존한다. 이러한 근거에도 불구하고 많은 의사들이 자폐증 환아에서 관찰되는 미토콘드리아 기능 이상과 산화 스트레스 및 다른 많은 요인들을 검사하지 않는다. 유기산 검사만 해 보아도 방금 이야기한 문제점을 쉽게 알아낼 수 있는데도 말이다.

　현재 국내 의료계에는 통합기능의학에 대한 인식이 부족하다 보니 일반 업체들이 의료 전문가들은 배제한 채 외국 회사와 손을 잡고 임의로 검사를 하고 처방을 내고 있다. 대한민국의 자폐아, 과잉행동장애아, 학습장애아들은 검증되지 않은 사설단체로 몰리고 있지만 정부나 의사 모두 방치하고 있다. 보건복지부는 이러한 검사가 있는지조차 모르고 의료인들이 시도하려고 하면 불법과 과잉진단으로 몰아가다 보니 의사들이 관심을 갖고 추진하기 어려운 상황이다. 결국 피해는 환자에게 고스란히 돌아가고 있다.

승수의 놀라운 변화

　9살인 승수(가명)는 24개월 때부터 자폐 증세를 나타냈다. 승수의 부모는 처음에 승수의 증세를 인식하지 못했다. 하지만 승수가 3살이 되던 해, 승수가 또래의 다른 아이들처럼 말하지 못한다는 것을 알았다. 하늘이 무너질 듯한 충격을 받은 승수의 부모는 그때부터 아이에게 언어치료를 시작했다. 승수의 증세가 빨리 호전되기를 바라며 점점 언어치료 시간을 늘려갔다. 하지만 그런 부모의 선택은 오히려 역효과를 낳았다. 그에 대한 스트레스로 승수는 전에 없는 행동을 시작했다. 옷에 오줌을 싸거나 폭력적인 모습을 보이며 오히려 상태는 악화되었다. 결국 부모는 1년 만에 치료를 중단했다. 이후 어린이집에 간 승수는 역시 그곳에서도 제대로 적응하지 못했다. 친구들과 어울리지 못하고 구석에 혼자 있기 일쑤였고, 또래에 비해 다소 미숙한 모습을 보였다.

처음 승수를 만났을 때, 승수의 상태는 좋지 않았다. 묻는 말에 답하지 않거나 질문과는 상관없는 이야기들을 늘어놨고, 자세도 불량했다. 늘 흐트러진 모습으로 앉아 있거나 거의 바닥에 눕다시피 했다. 글씨 쓰는 것은 완전히 엉망이었다. 늘 급하게 글씨를 쓰느라 비뚤거나 틀리는 등 글씨체를 알아보기 힘들었으며, 글씨를 따라 쓰는 것도 제대로 하지 못했다. 게다가 스스로 그런 상황이 못마땅한지 감정조절도 되지 않아 15분 글씨 쓰기조차도 힘든 상태였다.

다음은 내원 당시 승수의 아동청소년 상담센터 심리검사 결과 일부분이다.

심리학적 평가 보고서(Psychological Assessment Report)

(중략) 현재 아동은 '경계선 수준(전체 IQ=77)'의 지적능력을 보이고 있으며, 언어적 지능이 동작성 지능보다 매우 낮은 불균형적인 모습을 보이고 있고, 시공간 구성능력 및 시지각적 능력, 시각적 민감성은 양호하나 상대적으로 관습적인 수준에서의 도덕적 판단력 및 이해력이 저조하며, 대인관계 상황에서 뉘앙스가 부족하고, 언어적 이해력 및 표현력이 낮아서 관계형성이나 실제 생활에서의 부적응적인 모습을 보일 수 있다고 사료됨. 아동은 어릴 때 또래에 비해 말을 늦게 깨치고, 다른 사람의 말을 이해하고 자신의 생각을 말로 전달하는 능력이 부족했으며, 기본 인지기능의 제한 때문에 학습장면뿐 아니라 일상생활에서 열등감을 느끼고, 자신감이 부족하고 낮은 자존감을 보이고, 또래 관계가 활발하게 이루어지지 못했다고 사료됨. 한편, 기발한 상상력과 독특한 관점, 창의적인 사고와 같은 긍정적인 면이 있으나 정서적 불안정, 사회적 기술의 부족, 사회적 고립, 이상하거나 엉뚱한 행동 등의 문제가 있을 것으로 봄. 따라서 우선 읽기와 쓰기, 문장 이해, 듣기와 말하기 등 언어능력을 키워줄 다양한 자극과 훈련이 필요하며, 정서적인 문제들을 해결할 수 있는 치료적 개입을 통해 건강한 자기상을 발견하고, 사회적 상황에서의 문제 해결력을 높일 수 있는 사회기술 훈련, 또래관계를 향상시킬 수 있도록 돕는 것이 필요하다고 사료됨.

승수를 입원시키고 3주간 치료하기로 했다. 기능의학 검사에 의한 통합적인 치료를 실시하는 한편, 일과표를 작성하게 해 아이와 함께 잘못된 일과표를 수정하는 등 규칙적인 생활을 유도했다. 또한 신경뇌파치료, 식사일기에 의한 음식조절, 운동 등도 병행했다. 그 결과 비교적 단시간 내에 상당한 지적발달, 사회 협응력, 행동발달 등 많은 증상의 개선이 있었다. 구체적인 제반검사 및 결과는 다음과 같다.

식단표

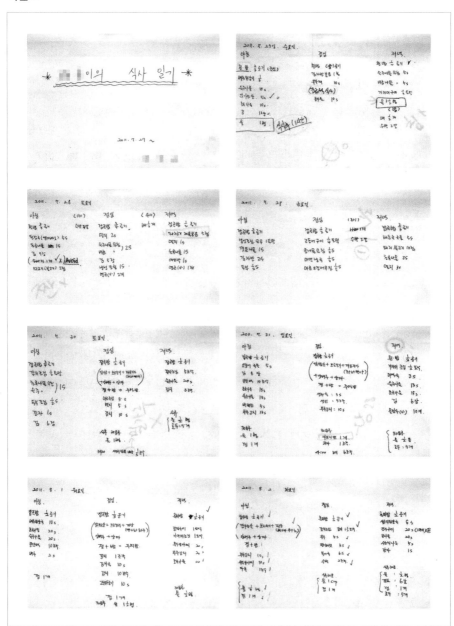

먹는 음식을 체크하여
잘못된 식이를 조절

모발 중금속 미네랄 검사(Hair toxic mineral test)

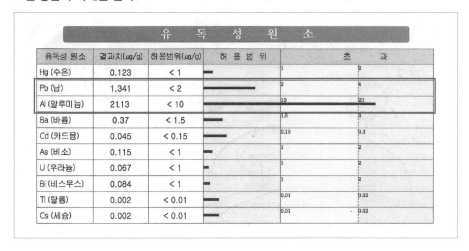

유독성 원소	결과치(µg/g)	허용범위(µg/g)	허 용 범 위	초 과
Hg (수은)	0.123	< 1		
Pb (납)	1.341	< 2		
Al (알루미늄)	21.13	< 10		
Ba (바륨)	0.37	< 1.5		
Cd (카드뮴)	0.045	< 0.15		
As (비소)	0.115	< 1		
U (우라늄)	0.067	< 1		
Bi (비스무스)	0.084	< 1		
Tl (탈륨)	0.002	< 0.01		
Cs (세슘)	0.002	< 0.01		

음식민감도 검사(IgG4 Food sensitivity test)

	Results ng/mL	Response	Class		Results ng/mL	Response	Class
Dairy/Meat/Poultry				Cantaloupe	32		
Beef	423	Mod	+3	Cranberry	11		
Casein	>2000	Severe	+5	Grape	24		
Chicken	1463	Severe	+5	Grapefruit	30		
Egg, White	772	Mod	+4	Honeydew	17		
Egg, Yolk	>2000	Severe	+5	Lemon	25		
Lamb	1034	Severe	+5	Orange	86	Mild	+2
Milk	>2000	Severe	+5	Peach	26		
Pork	134	Mild	+2	Pear	8		
Turkey	600	Mod	+4	Pineapple	18		
Fish/Shellfish				Strawberry	10		
Clam	14			Watermelon	<10		
Codfish	282	Mod	+3	**Grains**			
Crab	16			Barley	14		
Flounder	662	Mod	+4	Corn	15		
Halibut	796	Mod	+4	Oat	<10		
Lobster	37			Rice	29		
Mackerel	17			Rye	9		
Oyster	8			Wheat	52	Mild	+1
Salmon	939	Severe	+5	**Legumes**			
Shrimp	22			Bean, String	10		
Trout	590	Mod	+4	Lentil	14		
Tuna	752	Mod	+4	Lima Bean	26		
Fruits				Navy Bean	32		
Apple	21			Pea, Green	<10		
Apricot	13			Peanut	906	Severe	+5
Banana	33			Pinto Bean	19		
Blueberry	10			Soybean	353	Mod	+3

쇠고기, 우유, 달걀, 연어, 닭고기, 참치, 땅콩, 콩 등에 과민반응이 관찰된다. 이런 종류의 음식과민반응은 자폐 및 ADHD 환아에게 흔히 나타나는데, 본 환아는 특히 새는장증후군(Leaky Gut Syndrome), 소화기능 저하(Maldigestion), 장균총불균형(Dysbiosis)이 의심되고 있다.

포괄적 장기능 균형검사(Gastrointestinal Function Profile)

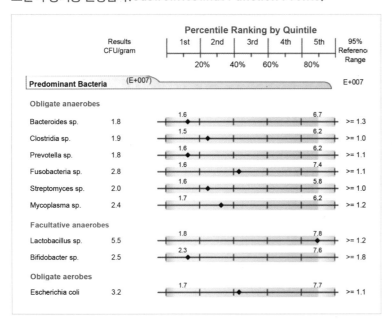

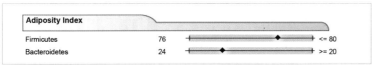

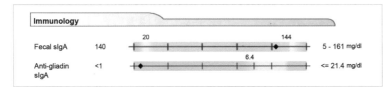

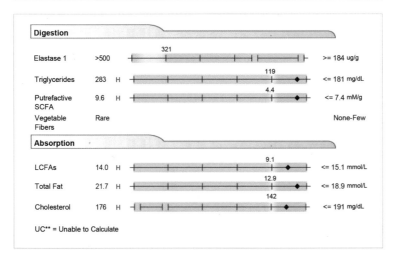

지방 소화가 잘 안 되고, 췌장 효소가 부족한 상태로 보임. 장내 곰팡이에 의한 대사성 독소 문제, 그에 따른 미토콘드리아 대사장애, 담즙 저하, 불충분한 저작, 박테리아 과다 증식, 위산 저하, 후벽균(Firmicutes)이 의간균(Bacteroidetes)에 비해 많은 상태가 비만의 원인 중 하나로 추정되는 소견을 보임.

분자유전자 검사

MTHFR C 677 T

검사법

선별검사: 중합효소연쇄반응 - 제한효소법

정확도

>99 %

결과

PCR 산물크기: 198 bp
제한효소 Hinf1 분석결과:198bp (CC - uncut)
175bp, 23bp (TT - cut)
198bp, 175bp, 23bp (CT - cut&uncut)

결론 및 의견

MTHFR C 677 T variant: CT - Hetero zygous variant

.메틸화와 관련된 단일염
기변이가 관찰되어 해
독, 에너지 대사 등 여러
대사에 문제가 있을 것
으로 판단됨.

타액호르몬 검사(Salivary Hormone test)

2011년 4월 8일 검사 결과

❚Stress hormone

Test	Description	Results		Reference ranges
Cortisol	기 상 즉 시	11.6		6.3-12.3 nmol/L
	기상후 30분	0.0	L	12.2-23.1 nmol/L
	기상후 60분	0.0	L	9.4-18.4 nmol/L
	취 침 전	2.5		1.3-3.1 nmol/L
DHEA	기 상 즉 시	1.1	L	3.0-5.0 nmol/L
	기상후 30분	0.8	L	1.1-3.9 nmol/L

H : High
L : Low

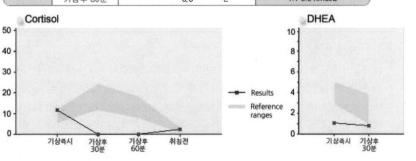

2011년 8월 1일 검사 결과

☑ Stress hormone

Test	Description	Results		Reference ranges
Cortisol	기 상 즉 시	13.8	H	6.3-12.3 nmol/L
	기상후 30분	9.5	L	12.2-23.1 nmol/L
	기상후 60분	9.7		9.4-18.4 nmol/L
	취 침 전	2.1		1.3-3.1 nmol/L
DHEA	기 상 즉 시	1.4	L	3.0-5.0 nmol/L
	기상후 30분	1.2		1.1-3.9 nmol/L

H : High
L : Low

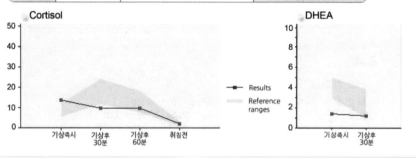

스트레스에 의한 CAR (Cortisol Awakening Response) 변화, DHEA 저하 소견

환아에 대한 평가와 치료적 접근

- 고열량 음식 섭취에 따른 대사성증후군 패턴을 보임

- 모발 중금속 검사에서 알루미늄이 21.13ug/g으로 증가됨

- 포괄적 장기능 균형검사에서 소화장애와 장내 세균 불균형을 보임

- 지방대사장애, 인슐린 과다분비

- 염증 지표수치 증가 hsCRP, ESR 등

- 음식민감도 IgG4검사에서 쇠고기, 돼지고기, 유제품, 달걀 노른자·흰자 등 여러 가지 음식에 대한 민감도가 +3에서 +5로 증가된 소견으로 음식에 대한 알레르기뿐 아니라 새는장증후군이 강력히 의심되는 환아임

- 신경전달물질 불균형이 유기산 검사에서 유추됨

- 해독기능이 원활하지 못함

- 심리적인 스트레스로 인해 DHEA호르몬이 저하되어 가고 적극적인 생활 습관 개선과 함께 영양요법으로는 비경구영양요법과 비액티브, 코큐맥스, 오메가 퓨어, 프로바이오 맥스, 비타민 D, 효소요법, 효모사카로마이세스(Saccharomyces) 등을 처방하여 복용토록 하였다. 그리고 뇌의 균형을 회복하기 위하여 신경뇌파치료를 시행하였다.

꾸준한 글쓰기와 읽기 훈련

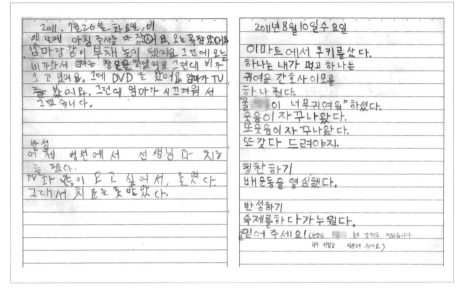

입원 당시에 비해 글자 모양, 획 등이 정리되어 가고, 두서없던 내용도 누가 보아도 이해할 수 있을 정도로 개연성을 보인다.

승수의 치료 결과에서 보는 것과 같이 기존의 약물이나 심리치료로 호전이 되지 않는다면 머리에만 포커스를 두지 말고, 인체 전반적인 임상 불균형을 의식하고 다각적으로 교정해 나간다면 좋은 결과를 얻을 수 있을 것이다.

자폐아에게 영양소 공급이 중요한 이유

통합기능의학에서 다루는 건강기능식품을 일반인들이 으레 떠올리는 단순한 영양제로 생각하는 것은 큰 오산이다. 일반적으로 영양소는 광범위한 효과를 보이며 합성 약물에 견주어 위험도 대비·더 많은 이점을 가지고 있으며, 영양소의 치유력은 점점 더 근거가 쌓여가고 있다. 제대로 훈련된 통합기능의학 임상가는 종합적인 득실을 고려하여 꼭 천연물만 고집하는 것이 아니라 적응증이 될 경우 약물도 사용한다. 약물로 치료를 시작하기 전에 첨단기능의학 검사를 통해서 환자의 대사를 파악하고 적절한 영양소를 찾아서 충분히 치료 가능성을 타진해 볼 수 있다. 영양소의 합리적 활용은 치료 효과뿐 아니라 부작용의 감소까지 도모한다.

7개월 전 자폐 진단을 받았다는 34개월 된 남자 아이가 내원했다. 그동안 스스로 자폐 전문가라고 칭하는 주변의 엄마들이나 병원에서 권하는 건강기능식품을 열심히 복용시켰지만 큰 변화를 보이지 않았다고 한다. 다음은 Y대학병원에서의 검사 자료이다.

모발검사는 중금속의 유무에 대한 정보는 나오지만, 인체 내 미네랄 수준이나

모발 중금속 미네랄 검사(Hair toxic mineral test)- Y 대학병원 검사 자료1

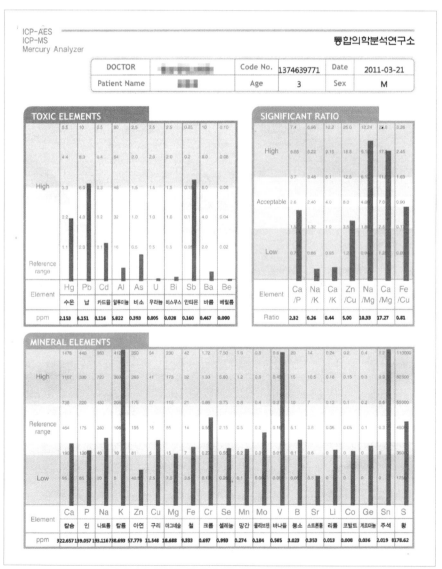

유기산 검사- Y 대학병원 검사 자료2

옥살산 대사물질					
20 글리세린산	0.74	- 13		7.9	
21 글리코산	27	- 221		194	
22 옥살산	35	- 185	H	254	
당분해 회로 대사물질					
23 젖산	2.6	- 48		27	
24 피루브산	0.32	- 8.8	H	10	
25 2-하이드록시부티르산	0.19	- 2.0		1.2	
크랩스회로 대사물질					
26 숙신산	≤ 23		H	35	
27 푸마르산	≤ 1.8			0.74	
28 말산	≤ 2.3			1.8	
29 2-옥소글루타르산	≤ 96			65	
30 아코니트산	9.8	- 39		22	
31 구연산	≤ 597		H	736	
신경전달 대사물질					
32 호모바닐린산 (도파민)	0.49	- 13		12	
33 바닐만멜산 (노르에피네프린, 에피네프린)	0.72	- 6.4		4.0	
34 HVA / VMA 비례	0.23	- 2.8	H	3.0	
35 5-히드록시인돌아세트산 (세로토닌)	≤ 11			9.6	
36 퀴놀린산	0.48	- 8.8	H	10	
37 키뉴렌산	≤ 4.2			4.2	
38 퀴놀린산 / 5-HIAA 비례	≤ 2.5			1.1	
피리미딘 대사물질 – 엽산 대사물질					
39 우라실산	≤ 16			4.3	
40 티민	≤ 0.91			0.27	

양, 미네랄 상호간의 비율 판정은 거의 불가능하므로 이것만으로는 문제 파악에 한계가 있다. 정밀하게 측정하려면 적혈구를 이용한 검사, 소변·대변 검사 등을 종합적으로 봐야 하는데, 필자는 이 아이에게 우선 적혈구를 이용한 중금속 및 미네랄 검사를 하는 것이 좋을 것으로 판단하였다.

자폐아에게 중요하다고 판단되는 것은 도파민, 노르에피네프린, 에피네르핀, 세로토닌 등의 부산물로 대뇌에 있는 신경전달물질이다. 하지만 검사를 통해 신경전달물질의 균형을 알아내는 것은 전문가들도 굉장히 어려워하는 부분이다. 현재까지는 소변 내 신경전달물질을 직접 측정하여 대뇌의 상태를 알아보고 있는데, 이 방법 또한 쉬운 것은 아니다. 정상인에서는 어느 정도 증상과 신경전달물질 수치가 일치할 수도 있지만, 자폐 환자에서는 근본적으로 일반 대사뿐 아니라, 유전자 변형이 동반되기 때문에 일반 기준에 맞추어 곧이곧대로 해석해서는 안 된다. 신경전달물질의 평가는 통합기능의학에 3년 이상 오랜 관록이 쌓여야만 가능하다.

다음은 아이의 병력과 환아에게 먹였던 영양소 처방에 대한 엄마의 기록이다.

아이의 병력 기록과 Y 대학병원 처방 자료

███ 그동안 먹었던 약.

아침. ┌ 식전: 철분제 (중외제약, 훼럼키드)
│   펩티자이드 (Houston)
│   유산균 (락피더스 아이, 대웅제약)
│   디톡스 ▨▨,
│   Lavage.
│   B트랜스.
│   글루타티온 (NB)
└ 식후: 마그네슘 < Solaray
          액상 : NB
          오메가3
          B6 - Solgar
          L티로신 (THORNE)
          액상아연 (NB).
          하이폴린,
          L- Methy Folate (NB)
          비타민 C (Solgar).
          니세틸, 비오플
          클로렐라, Antioxidant.

저녁 ┌ 식전: 디톡스. Lavage, B트랜스.
     └ 식후: Antioxidant, 클로렐라, 비타민C
              비오플, 액상아연   presto(ogptocers)solution
              COQ10 (Solgar)   slyptacns sol.

레비아, B12, 니세틸

이 자폐아에게는 빈혈 소견이 있었는데, 빈혈은 장의 소화와 흡수가 잘 되지 않아 일어난 현상이기 때문에 제대로 된 건강기능식품을 복용하면 해결될 수 있다. 그래서 활성 B 비타민, 오메가-3, 장과 간 문제를 해결할 케어맥스, 강력한 유산균,

메틸화대사 문제를 해결하기 위한 SAM과 TMG, 아연과 비타민 D 등을 처방했다.

5일째 되던 날 아이의 엄마에게서 연락이 왔다. 아이가 예전의 치료와 다른 반응을 보이는 것 같다는 이야기였다. 그리고 3주가 지났을 무렵 아이가 완전히 달라졌다며 아이의 엄마가 들뜬 목소리로 연락을 해왔다. 다음은 3주 후 아이의 변화된 모습을 엄마가 직접 적은 쪽지이다.

유산균 복용 일주일 후부터 극적으로 식욕이 왕성해졌습니다.

왜 유산균 덕분이라고 생각하는가 하면, 제 아이와 같은 치료실을 다니는 아이 두 명에게 유산균을 나눠주었는데 그 아이들도 일주일 후부터 식욕이 왕성해졌다고 합니다. 정말 신기한 것은 절대 입에도 대지 않았던 사과와 배를 씹어 먹었습니다. 씹지 않고 음식을 넘기던 습관도 많이 개선되었습니다. 예전에는 옆에서 과자를 먹어도 관심이 없던 아이였지만 갑자기 식욕이 왕성해지면서 식탐도 생겼습니다. 심지어 제가 홍어를 먹자 아이도 손으로 홍어를 집더니 뜯어 먹는 것입니다. 다른 아이들에게는 있을 법한 일이지만 이유식부터 거부가 심해 20개월 넘게 모유만 먹었던 저희 아이에게는 엄청난 일입니다.

2013년 9월경부터 생겼던 아토피, 건선도 정말 많이 좋아졌습니다. 아이가 너무 가려워해서 가끔 약한 스테로이드 연고를 발라주었지만 효과는 바를 때뿐이었습니다. 그런데 지금은 거의 완치가 되었습니다. 먹을 것을 잘 먹어서인지 모르겠지만 최근에 웃음이 많아졌습니다. 치료를 시작한 지 한 달도 안 된 시점이지만 아이가 좋아져서 기쁘네요.

2013년 11월부터 12월까지 적혈구 주사를 맞혔는데 주사 때문인지는 모르겠습니다. 당시 아이가 감각통합 선생님과 트러블이 심해 스트레스를 엄청 받던 시기였습니다. 그 전에는 차를 타면 큰 소리로 동요를 따라 불렀는데 갑자기 또 입을 꾹 다물어 너무 속상했거든요. 그런데 요즘 다시 옹알이를 시작하네요. 예전보다 옹알이가 더 많아졌어요. 자기가 좋아하는 책을 읽기도 하고 음악 CD를 틀지 않아도 자발적으로 노래를 부릅니다. 지금도 여전히 강박증도 있고 감각추구도 심하지만 가장 걱정했던 식습관이 정말 많이 좋아져서 이것만으로도 기쁘네요. 스스로 먹는 건 상상할 수 없었거든요.

갑자기 생각난 건데, 아이가 2014년 2월에 감기에 걸렸습니다. 고열은 아니었지만 열이 38도까지 오르고 힘이 없었습니다. 밤에는 어쩔 수 없이 해열제를 한 번 먹였지만 낮에는 유산균과 비타민 C를 평소보다 2배로 늘려 먹게 하고 감기약은 최소로 먹였습니다. 워낙 면역력이 안 좋아 감기에 걸리면 기본 2주였는데, 이번에는 감기약을 거의 먹지 않은 상태에서 유산균과 비타민 C로 버텨냈고 감기는 일주일도 안 돼서 나았습니다. 당시 독감이 유행이라 면역력이 약한 아이가 걱정되었는데 다행히 비켜갔습니다.

이 자폐아 치료과정에서 중요한 것은 두 가지다. 첫째는 원인을 제대로 파악하는 것, 두 번째는 제대로 된 건강기능식품을 주는 것이다. 가장 큰 원인은 소화를 관장하는 위장관의 문제였고, 다음은 메틸화대사에 관여하는 단일염기변이유전자의 문제였다. 그렇다면 이 두 가지 핵심적인 요인을 치료하기 위해 어떤 건강기능식품을 처방해야 할까. 산탄총으로 폭격하듯 많은 영양제를 쏟아붓는다고 해결되는 것은 아니다. 인증된 공정을 거쳐 함량과 성분이 적절한 약품 정도의 건강기능식품을 잘 알고 있어야 각 개인한테 적합한 맞춤치료가 가능하다. 심리치료 등 다양한 치료법들이 자폐아에게 소개되지만 제일 중요한 것은 식이를 바로잡는 일이고, 그 외 치료법들은 다음이라는 사실을 알아야 한다. 물론 이 아이한테는 뇌 회로를 개선하기 위한 치료과정이 남아 있는데 취학하기 전에 모두 잘 마무리할 수 있을 것이다.

자폐증 치료에 대한 포괄적 접근

자폐증이 영구적이고 회복이 불가능한 뇌를 기반으로 하는 유전자질환인가, 아니면 전신질환으로 신체에 기반하는 생물학적 상태인가에 대해서는 논란이 있다. 이것은 곧 자폐증의 회복 가능 여부에 대한 입장 차이이기도 하다. 많은 연구에서 자폐증의 원인과 가능한 치료에 대해 새롭게 조명하고 있다.

캘리포니아대 연구팀은 〈유아기 시절에 유전자와 환경으로부터 오는 자폐증 위험도〉에서 미토콘드리아 기능 이상이 에너지와 연관된 문제들을 일으킨다고 밝혀냈다. 흥미로운 점은, 이런 이상이 자폐증의 근원 지역이라고 여겨지는 뇌의 뉴론에서 관찰된 것이 아니고 백혈구의 하나인 림프구에서 관찰되었다는 사실이다. 이 점은 에너지 결핍이 단지 뇌에만 국한되는 것이 아니고 전신적인 문제라는 것을 의미한다. 이 연구는 강력한 질문을 하나 던진다. 어떻게 에너지 결핍이 단지 뇌뿐만이 아니라 환아의 전신에 영향을 미치는 것일까?

미토콘드리아 기능 이상의 원인은 잘 밝혀져 있는데, 특히 대사 부분과 뇌에 연관이 많이 되어 있다. 원인은 환경 독소(수은, 납과 지속적인 유기인제) 감염, 염증을 일으키는 글루텐과 알러젠, 설탕과 같은 정제된 음식들, 영양소 결핍 등이다. 이것들은 모두 다 치료 가능성이 있으며 따라서 미토콘드리아 기능 이상 역시 회복할 수 있다. 지금까지 필자가 만난 자폐아들 전부에서 이 모든 문제들이 발견되었다. 에너지 결핍의 기저 원인인 장내 염증, 수은, 영양소 결핍 등의 문제를 서서히 풀어나가며 치료하자 시간이 지난 후에 미토콘드리아 기능 이상과 산화 스트레스, 염증 및 영양소 상태 검사 수치가 정상으로 돌아왔다. 당연히 환자의 상태도 호전되었다.

대부분의 신경발달장애는 비슷한 원인을 가지고 있다. 그러나 여러 상황 중 한 가지 측면만 본다면 자폐증의 문제를 해결할 수가 없다. 각각의 연구자들은 그들만의 방식으로 다른 요소들을 설명하려 하고 각각 다른 결론을 내린다. 모든 원인이 되는 데이터와 잠재적 치료방법들을 통합하고 융합한 연구들은 실제로 존재하지 않는다. JAMA연구에서 발견된 미토콘드리아 기능 이상은 상부의 많은 기저 원인을 가진 단 하나의 하부적 증상이다. 전신 염증, 뇌의 염증, 장의 염증, 독소와 중금속의 증가, 글루텐과 카세인의 항체, 오메가-3, 비타민 D, 아연, 마그네슘을 포함하는 영양소 결핍, 건강한 신체를 유지하는 화학 반응인 메틸화과정, 황화과정을 방해하는 유전자의 이상으로 발생한 대사 이상들이 원인임을 밝혀낸 연구자들도 있다.

중요한 메시지는, 자폐증과 여타 신경발달장애가 이런 여러 요소들 중 한두 가지로 결정되는 것이 아니라 모든 것들이 복합적으로 작용해 개인마다 다양한 질병 정도를 나타낸다는 사실이다. 앞으로의 연구는 지금까지의 데이터를 융합하고 연관된 모든 신체 기관의 연구들을 고려해서 한 가지 요인에만 초점을 맞추는 것이 아니라 모든 요소를 함께 설명할 수 있어야 한다. 당신이 생각하는 자폐증 치료에 대한 포괄적 접근은 무엇인가? 당신은 자폐증이 머리만의 문제라고 생각하는가? 아니면 되돌릴 수 있는 전신질환이라고 생각하는가? 우리는 이런 주옥 같은 발견들의 관련 기전과 연결고리를 고민하고 공부하여 포괄적으로 공략해야 자폐증의 미로를 돌파할 수 있을 것이다.

의학적으로 자폐증 증상은 매우 개인특이화되어 자폐를 관리하는 것도 사람별로 맞춤 치료법을 찾아야 한다. 그래서 일률적인 기존 치료법으로 반응하지 않을 때는 통합기능의학을 적용하는 것이 가장 적합할 것이라고 생각한다. 윤리적 기반과 부모의 협조하에 통합기능의학으로 풀어나간다면 환아에게 생길 수 있는 위험은 거의 없이 긍정적인 결과와 더불어 희망까지도 볼 수 있을 것이다.

06 여성의 건강을 위협하는 자궁근종

자궁근종을 제거하면 모든 것이 해결될까?

주먹만 한 크기에 무게가 약 50g 정도 되는 자궁은 여성의 제2의 심장이라 불린다. 자궁은 여성성의 상징이자 태아가 자라날 중요한 곳이다. 여성 본인의 건강뿐 아니라 생명의 잉태와 유지까지, 청정지역이여야 할 자궁의 안위에 적신호가 켜졌다. 자궁질환은 불임의 큰 원인 중 하나이기 때문에 사회의 연속성을 위협할 수 있는 심각한 문제다. 자궁근종의 경우 젊은 여성들의 발병률이 급격히 증가해 최근 5년 사이 무려 78% 급증했다.

자궁근종의 치료를 살펴보면, 대부분 자궁근종을 절제하는 것이 전부다. 대게 그 검사 시점에 있는 것만 제거하려고 하지 근본적인 치료를 시도하는 움직임은 찾아보기 힘들다. 이런 현실은 의료진의 관성적인 태도와 경직된 건강보험제도에 책임이 있다고 밖에 말할 수 없다. 그렇다면 자궁근종을 비롯해, 여성들에서 점점 빈도가 증가하고 있는 갑상선결절, 유방종양까지 근본적인 치료란 무엇인가? 자궁근종은 원인을 찾아서 해결하지 않으면 2차적으로 다른 문제가 발생한다. 자궁근종, 자궁내막증, 갑상선결절, 유방의 섬유성낭종 등은 일련의 연관질환처럼 같은 맥락으로 보기 때문에 갑상선, 유방, 생식기를 관통하는 전체 호르몬체계를 종합적으로 판단하여 기능의학적으로 접근하는 것이 바람직하다.

증상 없는 질환, 예방이 최선

상당수의 여성들이 자궁근종 치료를 받고 수년 내에 갑상선암 또는 결절, 유방암 또는 유방섬유낭종, 난소낭종 등으로 치료 받는다. 최근 자궁근종이 늘어나고 있는 현상은 여성들의 스트레스, 잘못된 음식 섭취, 운동 부족, 피임약 및 부적절한 호르몬 투여, 주위 환경문제 등이 복합적으로 연관되어 있다. 대부분 특별한 자각 증상도 없고 산부인과 검진을 받기 전에는 알 수 없는 질환이기에 자신도 모르게 근종을 키우는 경우가 많은데, 이렇게 늘어가고 있는 자궁근종에 관해 기능의학적 진단과 기초부터 바로잡는 치료법을 소개하고자 한다.

자궁근종이란 자궁을 이루고 있는 평활근에 생기는 종양이며 암과는 거의 상관없는 양성질환이다. 이는 여성에서 발생하는 종양 가운데 가장 흔한 종양이며, 가임기 여성의 20~30%에서 발생하고, 35세 이상 여성의 40~50%에서 발견된다.

현재 자궁근종은 아직 그 원인을 정확히 알아내기는 어려운데 가족력, 비만, 특히 에스트로겐이라는 여성호르몬의 영향을 받는다고 알려져 있다. 자궁근종이 있다고 반드시 어떤 증상이 나타나는 것은 아니지만 4명 중 1명 정도가 근종의 크기나 위치, 변성도에 따라 월경 과다, 부정기적 자궁 출혈 등을 일으키는데 특히 점막 속에 생긴 근종은 출혈이 심하다. 생리 과다로 야기된 빈혈은 심한 피로감, 기억력 감퇴, 의욕저하, 식욕부진 및 소화불량, 신경과민 등의 증상을 보인다. 이와 함께 크기나 위치, 개수에 따라 골반의 압박감, 요실금, 잦은 배뇨 등의 방광압박 증상, 그리고 불임증과 함께 유산, 조산, 기형까지도 초래할 수 있다.

주목할 부분은 현재 작은 근종이라 하더라도 6개월 또는 1년 후의 크기가 여전히 작을 것이라고 단언할 수는 없다는 것이다. 비교적 간단한 치료로 잘 해결될 수 있는 작은 근종이 방치되면 크기가 커져 결국 자궁적출이 요구되는 상황까지 진행될 수 있다.

대체적으로 자궁근종의 크기가 4㎝에 이르면 골반 내에 압박증세를 일으키기 시작해 소변이 자주 마려워진다. 이때부터 그 성장속도가 빨라지는데 새로운 종양세포 수가 죽는 종양세포 수보다 기하급수적으로 많아져서 근종의 크기가 자궁을 떼어내야 할 정도로 커질 수 있다. 따라서 아직 작으니까 문제가 안 된다는 말은 매우 잘못된 표현이며, 언제 터질지 모르는 시한폭탄을 기다리고 있는 것과 같다.

자궁근종이 있다는 사실은 오롯이 자궁만의 사정이 아니며, 신체의 다른 이상이 자궁 내의 혹으로 발현되는 것을 의미하기도 한다. 따라서 가시적인 합병증이 없다고 단순히 자궁근종만 관찰한다는 것도 문제를 야기할 수 있다. 또 수술로 근종을 제거했다고 하더라도 그 외 다른 문제가 발생할 확률이 30% 정도 된다. 따라서 근종제거 수술을 하든, 하지 않든 에스트로겐 우세 증상이 있다면 기능의학적 검사를 받아보는 것이 도움이 된다.

대부분 병원에서는 근종의 크기가 작은 경우나 근종이 더 이상 성장하지 않는 폐경기 후에는 방치해 두었다가 불편한 증상이 생기면 그때 자궁을 들어내는 적출수술을 행한다. 자궁을 떼어내게 되면 수술 후 5년 이내에 대략 반수에서 난소 기능이 감소되면서 안면홍조, 기분이상, 질건조증 등이 나타나 호르몬치료를 받아야 하는 경우도 있다. 수술 받은 여성의 75%에서는 호르몬 감소와 불균형으로 성욕 상실 (흥분 소실, 감각 상실)이 생긴다(어느 연구에서는 자궁적출 이후에 성욕이나 성감의 변화가 없었다고도 한다). 그리고 약 50% 이상에서 우울감이 있으며 극단적인 경우에는 자살충동을 느끼는 경우도 있다. 그 외에도 무기력증, 초조, 답답, 어지럼증, 건망증, 우울증, 심장질환의 조기발생, 골다공증, 근육과 관절의 통증, 성교통, 만성변비, 요로감염과 요실금, 만성피로, 불면증 등이 수술 후 생길 수 있는 후유증이라고 하겠다. 따라서 자궁근종은 정기적으로 관찰해 증상이 없고 더 이상 커지지 않는다면 굳이 수술할 필요는 없다. 더구나 악성으로 변할 확률은 0.5% 정도로 매우 낮기 때문에 하혈이 심하지 않거나 통증이 없다면 그 상태로 유지하는 것은 큰 문제가 되지 않는다.

자궁근종 진단 방법
- 골반 진찰
- 자궁내막소파검사(비정상 출혈이 있는 경우 자궁내막의 질환 감별 위해 시행)

- 자궁경검사(점막하근종이나 자궁내막의 병리소견 진단 및 치료를 위해 시행)
- 초음파검사(가장 많이 사용, 근종의 위치, 크기, 유형, 이차변성)
- CT, MRI

치료는 기존의 몇 가지 호르몬 요법을 사용하는 비침습적 요법과 근종절제술, 자궁절제술, 자궁동맥색전술, 근종용해술 등의 수술 요법이 있다. 최근에는 치료 초음파(HIFU, MRI guide)를 이용한 근종절제술도 시행하고 있다.

자궁근종의 문제는 거미줄처럼 연결되어 있다

통합기능의학적 관점에서 자궁근종에 대한 평가와 접근은 인체의 여러 인자가 거미줄처럼 연결되어 상호 작용한다는 것을 인지하는 것에서부터 시작한다. 타고 가는 자동차에 연료가 떨어져 램프가 빨갛게 변하며 깜빡거린다. 램프가 고장났다고 램프를 떼어내는 사람은 없을 것이다. 램프는 차에 연료가 부족하다는 경고다. 연료 탱크에 휘발유를 넣어주면 램프는 다시 정상으로 돌아온다. 자궁근종의 진단과 치료도 이와 다르지 않다. 먼저 어떤 요인들에 의해 자궁근종이 생겨났는지 파악해 그 요인들을 교정하는 것이 우선이다. 수술은 제일 마지막에 고려해야 할 사항이다. 원인의 교정은 수술이나 약물(합성호르몬)보다는 식이요법, 적절한 운동, 스트레스 조절, 충분한 영양소 공급 등을 통해 정상적인 대사를 찾아주는 것이다.

다음의 그림은 자궁근종의 발생에 영향을 미치는 기저부터 직접 맞닿아 있는 요인까지 여러 가지 원인들을 단계화시켜 보여주고 있다. 그중 직접적인 소인으로는 대다수 질환의 배경으로 속속들이 밝혀지고 있는 염증과 하버드 의대 산부인과 의사 존리 박사가 주창한 에스트로겐 우세가 있다. 더 근본적인 요인으로는 대사성증후군 같은 당대사조절장애, 장내 미생물 불균형 및 이상발효, 해독기능 이상(간대사 문제), 환경적인 요인(환경호르몬 및 중금속) 등의 문제들이 있으므로 이 중 해

자궁근종의 원인과 교정해야 할 요인

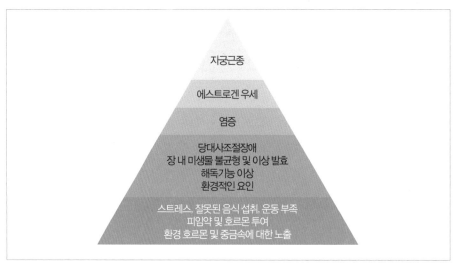

출처: Integrative med 2nded P620-623 Allan W, MD

당사항이 있는지 세심한 평가가 필요하다.

자궁근종을 수술보다는 통합기능의학적 방식으로 조절해야 할 적응증은 다음과 같다.

- 자궁을 보존하고자 하는 경우
- 유방암, 갑상선암 치료 후 자궁 내 조그마한 크기라도 물혹이나 근종 등이 나타난 경우
- 향후 임신 계획이 있을 때(산과적으로 임신 중 문제를 일으킬 수 있음)
- 불임이 자궁근종과 동반될 때
- 갱년기 증상이 심해 호르몬 요법을 받고 있는 경우
- 수술에 대한 후유증이나 합병증이 우려되는 경우
- 일반적인 대원칙은, 증상이 없는 자궁근종은 수술하지 않는다는 것이다. 하지만 향후 이 차적인 문제가 예상되거나 가족력이 있을 때 통상적으로 관찰만 하는 것은 바람직하지 못하다.
- 다음과 같은 에스트로겐 우세증상이 동반되는 경우
  - 감정의 잦은 변화, 기억력 감퇴, 불면
  - 두통, 편두통, 여드름
  - 유방 압통, 만져지는 덩어리, 유방의 커짐

- 심한 복통, 위경련, 과도한 출혈, 지연성 출혈, 혈액의 응고
- 부종 수분저류, 체중 증가, 가스 팽만
- 단 음식에 대한 탐식
- 근육통, 관절통, 요통
- 체지방 증가
- 수족냉증
- 혈당의 불안정, 당뇨가 의심될 때
- 성욕 감퇴
- 담낭의 문제
- 골다공증
- 자궁내막증, 난소 다발성 낭종, 자궁세포진 검사상 이상 세포 발견
- 알레르기, 자가면역질환

이러한 증상이 있어 병원에서 치료를 받고 호전이 없을 때는 일반적으로 에스트로겐 우세를 염두에 두고 기능의학적 진료에 전문적인 경험이 쌓인 의사를 찾아서 검사를 받아보는 것이 좋다.

자궁근종, 유방섬유낭종 수술을 하지 않고 줄일 수 있을까

섬유종이나 근종의 악성 잠재성은 대게 1% 미만이다. 양성에서 악성으로의 섬유종의 변화 여부나 악성에서 양성으로 변화 기전은 명백하게 밝혀져 있지 않다. 최종적으로는 조직검사로 확진하나 기능의학 검사를 이용하면 미리 알아낼 수도 있다.

진선주 씨(가명·48)는 158㎝의 키에 68㎏으로 중등도 이상의 비만이었다. 수차례의 다이어트에도 살이 빠질 기미가 보이지 않자, 그녀는 비만클리닉, 한의원 등을 찾아다니며 비만 치료를 받았다. 하지만 효과는 미미했다. 그러다 진 씨는 자궁근종과 유방에 생긴 섬유낭종을 발견했다. 우측 유방에 섬유낭종이 다발성으로 나타나 수술을 한다면 유방이 일그러질 우려가 있어 수술을 망설이는 상황이었다. 제

거한다고 하더라도 여러 개가 있기 때문에 완전한 제거도 어려웠다.

 우선 전반적인 원인 감별을 위해 진 씨에게 모발 중금속 미네랄 검사, 타액호르
몬 검사 등을 실시하였다. 그 결과 일반 혈액검사에서는 메틸화 문제가 보였고, 면
역 기능을 유지하고 세포의 성장과 수리를 최적화하는 데 도움을 주는 아연 부족
과 여성호르몬 중의 하나인 프로게스테론 결핍에 의한 에스트로겐 우세 증상이
나타났다. 또한 만성피로에 의한 시상하부뇌하수체 문제로 부신피질자극호르몬
(ACTH)도 저하되어 있었다.

모발 중금속 미네랄 검사(Hair toxic mineral test)

유 독 성 원 소

유독성 원소	결과치(μg/g)	허용범위(μg/g)	허용 범위	초 과
Hg (수은)	1.143	< 1		
Pb (납)	1.343	< 2		
Al (알루미늄)	5.834	< 10		
Ba (바륨)	1.363	< 1.5		
Cd (카드뮴)	0.049	< 1.5		
As (비소)	0.121	< 1		
U (우라늄)	0.138	< 1		
Bi (비스무스)	0.142	< 1		
Tl (탈륨)	0.001	< 0.01		
Cs (세슘)	0.001	< 0.01		

필 수 미 네 랄

영양 미네랄	결과치(μg/g)	균형범위(μg/g)	불 균 형	균 형 범 위	불 균 형
Na (나트륨)	54.29	18~85			
K (칼륨)	25.92	5~40			
Ca (칼슘)	457.4	450~1105			
Mg (마그네슘)	28.67	44~98			
Zn (아연)	154.7	150~250			
S (황)	37950	30000~55000			
P (인)	119.9	145~250			
Cr (크롬)	0.423	0.2~1.2			
Mn (망간)	0.293	0.2~0.8			
Co (코발트)	0.014	0.01~0.05			
Fe (철)	9.078	8~18			
Cu (구리)	78.23	18~50			
Se (셀레늄)	1.287	0.6~1.6			
Li (리튬)	0.016	0.01~0.2			
V (바나듐)	0.047	0.02~0.1			
Mo (몰리브덴)	0.027	0.02~0.1			

관 련 비 율

관련 비율	결과치	균형 범위	관련 비율	결과치	허용 범위
Na / K	2.095	2~4	Zn / Pb	115.2	> 30
Zn / Cu	1.977	4~16	Se / Hg	1.126	> 0.6
Zn / Mn	528.8	188~1250	P / Al	20.55	> 5

타액호르몬 검사(Salivary Hormone test)

▌Stress hormone

Test	Description	Results		Reference ranges
Cortisol	기 상 즉 시	6.2	L	6.3-12.3 nmol/L
	기 상 후 30분	3.4	L	12.2-23.1 nmol/L
	기상후 60분	19.5	H	9.4-18.4 nmol/L
	오 전 1 1 시	18.5	H	6.5-10.3 nmol/L
	오 후 4 시	3.5	L	4.0-8.6 nmol/L
	취 침 전	6.5	H	1.3-3.1 nmol/L
DHEA	기 상 즉 시	2.3	L	3.0-5.0 nmol/L
	기상후 30분	2.4		1.1-3.9 nmol/L

H : High
L : Low

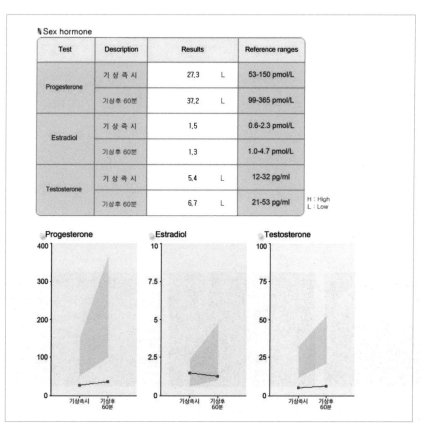

▌Sex hormone

Test	Description	Results		Reference ranges
Progesterone	기 상 즉 시	27.3	L	53-150 pmol/L
	기상후 60분	37.2	L	99-365 pmol/L
Estradiol	기 상 즉 시	1.5		0.6-2.3 pmol/L
	기상후 60분	1.3		1.0-4.7 pmol/L
Testosterone	기 상 즉 시	5.4	L	12-32 pg/ml
	기상후 60분	6.7	L	21-53 pg/ml

H : High
L : Low

진 씨의 모발검사에서는 수은이 1.143, 납이 1.343 검출되어 중금속 축적을 보였다. 구리는 78.23, 아연과 구리의 비율은 1.977로, 간대사나 호르몬대사에 충분히 영향을 미칠 정도로 현저한 구리 과잉을 나타냈다. 타액호르몬 검사에서는 코티솔 저하, DHEA 저하, 상대적인 에스트로겐 우세 등이 관찰됐다.

진 씨의 검사결과를 종합해 분석해보면 다음과 같다.

환자에 대한 평가

- 부신기능 부전에 의한 부신피로
- 중추신경계 반응 부족
- 영양소 부족 및 균형 장애
- 중금속 축적 때문에 일반적인 비만치료에 저항성을 보임
- 장내 이상 발효
- 상대적인 에스트로겐 우세로 인한 복부 비만 및 사과 모양의 체형
- 기능성 갑상선기능저하증

진 씨는 중금속 축적 등으로 인해 일반적인 비만 치료로는 효과를 보기 힘들다. 비만 클리닉의 시술로 좀처럼 살이 빠지지 않았던 이유가 여기에 있다. 비만이 쉽게 치료되지 않자 설상가상으로 염증, 에스트로겐 우세 등이 악화되며, 그로 인해 자궁근종, 유방섬유낭종 등이 발생한 것이다. 따라서 일반 병원에서 시행하는 자궁근종, 유방섬유낭종의 고식적인 치료방법으로 진 씨의 상태가 나아질 가능성은 희박하다.

유방 MRI 및 초음파 영상

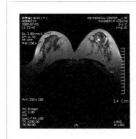
유방 MRI 영상에서 다발성으로 섬유선종이 관찰되고 있다.

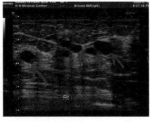
치료 전 유방 초음파 영상으로, MRI와 유사한 소견을 보인다.

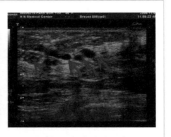
4개월 치료 후 다발성섬유선종의 크기가 줄어들었다.

진 씨의 치료를 위해 검사에서 나타난 중금속 문제, 미네랄 불균형, 장 문제, 호르몬 불균형 등을 교정했다. 치료 4개월 만에 진 씨의 유방에서 만져졌던 종양의 크기가 줄어들었고, 그녀는 다시 부드럽고 탄력 있는 가슴을 회복하였다.

자궁근종, 갑상선종양, 난소다발성낭종, 유방의 양성질환은 여성호르몬과다나 가족력 외에 이것들을 가속화시키는 다양한 기저 원인을 갖고 있다. 따라서 병의 일부분이 아니라 병의 뿌리, 인체를 전체적으로 바라봐야 한다. 증상이 없고 여성에서 흔한 질환이라고 대수롭지 않다고 방심하는 것은 어리석은 생각이다. 현대 여성에서 자궁질환의 증가는 산부인과 검진의 보편화와 진단기술의 발달, 과거에는 없던 현대인의 위협적인 생활양식과 행적의 경고임을 지각해야 한다. 적절한 식습관, 규칙적인 운동, 건강한 생활태도와 스트레스를 관리하는 것이 평소 자궁근종 같은 여성 질환을 감소시키기 위한 가장 쉬운 방법이다.

07 현대인의 고질병, 두통

현대의학에서 보는 두통

두통은 임상 전반에 걸쳐 가장 흔한 증상 중 하나다. 80% 이상의 사람들이 살아가는 동안에 두통을 경험하며 성인의 약 20%는 매우 심하거나 잦은 두통으로 고생하고 있다. 사람의 두개골 및 내부(두개골막, 혈관, 일부 뇌신경, 부비동, 근육 등)에는 동통자극에 민감한 조직들이 있는데, 여기에 일정 자극이 가해질 때 두개골 부위나 두개골 주위의 근육에 생기는 모든 종류의 통증을 통틀어 '두통'이라고 할 수 있다. 따라서 두통은 하나의 특징으로 표현할 수 있는 증상이 아니고 다양한 원인에 의해 다양한 형태로 나타날 수 있다. 이러한 두통이 수개월 이상 긴 기간에 걸쳐 반복적으로 또는 지속적으로 나타나는 경우를 '만성두통'이라고 한다.

두통의 원인과 양상이 가지각색인 만큼 두통은 매우 다양하게 분류할 수 있으나 국제두통학회에서 정한 두통 분류법이 가장 널리 인정되고 있다.

두통은 원인에 따라 일차성 두통(특별한 원인을 찾지 못하는 두통)과 이차성 두통(원인을 찾을 수 있는 두통)으로 나눌 수 있다. 일차성 두통이란 두통을 유발할 수 있는 특정 신체 질환이 발견되지 않는 경우다. 이러한 일차성 두통은 환자 자신은 굉장히 고통스럽지만 그 정도가 아무리 심하다고 해도 생명에 위험을 줄 수 있는 상황은 거의 발생하지 않는다. 그러나 반복적으로 두통 발작이 발생하고 환자가 진통제를 남용함으로써 두통의 경과를 더욱 만성적으로 만들어 치료를 어렵게 한다. 대표적인 일차성 두통에는 편두통, 긴장형두통, 군집성두통이 있다.

이차성 두통은 특별한 원인 질환이 있는 경우로 그중에는 뇌출혈, 뇌종양, 뇌막

염과 같은 심각한 원인이 포함된다. 이러한 두통들은 일반적으로 일차성 두통과 양상이 다르다. 그러나 일차성 두통이 있는 환자에게서 이차성 두통이 발생하는 경우도 있다.

임상적으로는 두통의 시간적 경과에 따라 급성, 아급성, 만성으로 분류할 수 있는데, 갑자기 시작되는 급성두통은 출혈성뇌졸중 같은 급성뇌혈관질환의 가능성이 높다. 수일 내지 수주간에 걸쳐 심해지는 아급성두통은 수막염과 같은 신경계 감염, 뇌종양, 전신감염 등을 생각해야 한다. 수개월 내지 수십 년 지속되거나 반복되는 만성두통의 대부분은 일차성 두통인 편두통이나 긴장형두통이지만 뇌종양일 가능성도 배제할 수 없다. 또한 두통과 함께 반신마비, 간질 등의 신경증상이 동반되는 경우 갑자기 메스꺼움, 구토, 발열, 의식 상태의 변화 등이 함께 나타나는 경우, 만성적으로 두통을 앓아 왔던 환자라도 새로운 양상의 두통이 발생하는 경우에는 정밀 진단과 전문적인 치료를 권유한다.

두통이 있는 환자가 CT나 MRI를 찍어야 하는 경우

- 갑자기 시작한 두통
- 처음으로 시작한 심한 두통
- 5세 이하의 어린이나 50세 이상의 성인에게 새로 발생한 두통
- 암환자, 면역억제상태환자 또는 임신부에게 새로 발생한 두통
- 운동, 성교, 발살바 자세 시 악화되는 두통
- 평소 있던 두통이 진행하거나 새로 시작해 매일 지속되는 경우
- 빈도가 잦아지거나 더 심해지고 두통의 양상이 변할 경우
- 의식소실이나 간질이 동반된 경우
- 뇌파상에 국소적 뇌손상의 명확한 증거가 있는 경우
- 동반된 신경학적 징후나 결손이 지속되는 경우
- 신경학적 진찰소견이 비정상적인 경우
- 동측에는 편측성두통이 반대측에는 신경학적 징후를 동반하는 경우
- 동정맥 기형을 시사하는 안구 내 잡음이 들리는 경우
- 동반되는 신경학적 증상이 유전조성 편두통의 진단기준에 부합되지 않는 경우
- 환자가 진단을 믿지 않는 경우

당신이 편두통을 앓는 진짜 원인

몇 년간 편두통으로 고생한 환자가 나를 찾아왔다. 그녀는 의술을 펼치는 의사였지만 지금은 또 치료를 간절히 필요로 하는 환자가 되어 있었다. 일상생활은 물론 환자 진료도 제대로 하기 힘들 만큼 심각한 편두통을 앓고 있었다. 그녀는 강력한 진통제와 조프란(항암제에 사용하는 항구토약)에 의존하고 있었고 동료 의사들에게 대형병원의 유명한 의사들을 소개 받아 치료를 받아왔다. 유명한 신경과 두통 센터도 찾아가 봤지만, 어느 곳에서도 자신의 편두통을 해결해주지 못했다. 불행히도 그녀가 만난 모든 의사들은 그녀의 두통 및 현훈에만 초점을 맞추었을 뿐, 실제 본질적인 문제의 열쇠가 될 수 있는 증상들은 간과하고 있었다. 이러한 치료 방법은 부작용이 예상되며 증상만 일시적으로 다스릴 뿐 근본 원인은 해결하지 못한다. 환자들은 조만간 다시 병원을 찾는 수고스러움을 겪어야 할 것이다.

나는 그녀가 겪고 있는 편두통의 진짜 원인을 찾아보기 시작했다. 나의 직업은 질환의 현장을 보고 발생의 추이를 과학적으로 더듬어가는 의학탐정이다. 그것은 단순히 환자들이 호소하는 증상을 약으로 억누르는 처방을 하는 것이 아니라, 그 증상이 무엇으로부터 기인한 것인지 환자와의 깊이 있는 상담을 통해, 또 각종 검사를 통해 추적해 나가는 작업이다. 나는 응급실에서 모든 만성두통 환자들에게 혈관 내 진통제와 항구토제를 투여하여 치료를 종결하였던 것을 기억한다. 앞에서도 말했지만 이러한 치료방법은 부작용이 예상되며 증상만 일시적으로 다스릴 뿐 근본원인은 해결하지 못한다.

먼저 나는 그녀에게 이런저런 많은 질문을 했다. 그 과정을 통해 편두통과 함께 환자가 고통스러워하는 또 다른 증상을 알아냈다. 이를테면 심계항진, 심한 변비, 걱정, 불면증, 근경련, 월경통 등과 같은 것들이었다. 이런 증상들은 대부분 심각한 마그네슘 결핍 증상과 연관이 있는데, 좋지 않은 음식과 카페인, 설탕, 알코올, 스트레스의 결과로 나타난다. 나는 고용량의 마그네슘을 처방하였고, 환자의 식사를 조절해 주었다. 며칠 지나지 않아 두통이 좋아졌으며 아직까지 두통은 재발하지 않고 있다.

편두통은 치료가 쉽지 않고 기존 의학적 개념으로는 예방 역시 매우 어렵다. 칼슘채널차단제, 항경련제, 항우울제 등 많은 예방약들이 있지만 잘 듣지 않으며 대부분 부작용을 가지고 있다. 심지어 일부 의사들은 편두통을 치료하려는 기대로 마비된 목 근육에 보톡스를 주사하는 무리수를 두기도 한다. 편두통이 시작되면 바로 멈추게 하는 트립탄(Imitrex, Maxalt, Zomig 등)이라는 새로운 개념의 약물도 존재한다. 이 약들은 편두통 환자들을 좀 더 편안하게 해주지만 역시 뇌졸중과 같은 심각한 합병증이 있을 수 있고 가격도 비싸다. 다른 치료 약물 또한 의존성이나 중독성이 있다. 좋은 방법이라고 하기에는 다들 아쉬운 부분이 한두 가지씩은 꼭 있다. 이마저도 약효가 별로이거나 전혀 듣지 않는 경우도 많다.

편두통 문제 역시 현대의학이 다른 만성질환의 치료에서 범하는 우와 다르지 않다. 증상을 치료할 뿐 원인을 해결하지 않기 때문이다. 증상은 머리의 편두통으로 나타나지만, 원인은 전신에 걸쳐 사람마다 다양하다. 그중 음식은 만성질환의 종류를 막론하고 사실 가장 큰 기여 요인이다.

편두통으로 고통 받고 있는 45세 여자 환자가 있었다. 두통으로 인해 그녀는 사회 활동은 물론이고 다른 어떤 것도 할 수가 없었으며, 하루 중 대부분을 불 꺼진 침대에서 머리를 움켜쥐고 누워 지냈다. 하지만 모든 생활을 마비시켰던 두통의 원인은 거창한 것이 아니었다. 검사를 통해 알아낸 원인은 달걀 알레르기였다. 그녀의 식단에서 달걀을 없애자 두통은 점차적으로 호전되었다. 3개월이 지나자 그녀의 편두통은 거짓말처럼 사라지고 몸 상태도 좋아졌다. 그러다 몇 개월이 지나서 그녀는 다시 달걀을 먹기 시작했다. 유감스럽게도 사라졌던 두통은 어김없이 재발했고, 그녀는 다시 나를 찾아올 수밖에 없었다.

이것은 두통과 알레르기의 연관성을 의미 없게 지나치며, 증상의 소멸과 식단 조절을 우연의 일치라 폄하하던 의심으로부터 우리의 진단이 정확했음을 보여주는 반증이기도 하였다. 어떤 환자는 합성 감미료인 아스파탐이 들어있는 다이어트 콜라를 지속적으로 마신 것이 편두통의 원인으로 밝혀졌다. 콜라와 아스파탐이 들어가는 다른 음식을 제한했더니 그 환자 역시 증상이 사라졌다.

그 밖에도 편두통을 일으키는 원인은 다양하다. 어떤 환자는 더운 곳에서 운동을 하거나 탈수 상태가 되면 두통이 생겼다. 그에게 충분한 수분을 섭취하게 했더니 두통이 사라졌다. 또 다른 환자는 생리 기간에 엄청난 편두통과 더불어 심한 월경 전증후군을 겪고 있었다. 생리 때만 되면 배가 더부룩하며 유방에 통증과 불쾌감이 있었고, 당 섭취에 대한 욕구가 극심해졌다. 이런 증상들은 모두 호르몬 불균형과 연관이 깊다. 검사 결과, 그녀는 너무 높은 에스트로겐과 너무 낮은 프로게스테론 수치를 보였다. 환자의 호르몬 균형을 맞춰주자 두통은 자연스럽게 개선되었다. 미토콘드리아와 에너지 대사에 유전적 문제가 있는 것으로 나타난 한 환자는 고용량의 비타민 B2와 코엔자임 Q10을 복용하자 증상이 호전되었다. 편두통과 함께 식사 후에 지속되는 복부 불쾌감을 호소한 환자에게는 비흡수성 항생제로 미생물을 제거하자 편두통이 사라졌다.

이처럼 이 환자들은 편두통이라는 같은 증상을 보였지만, 원인은 저마다 달랐고, 그에 따라 치료방법 역시 상이하다. 따라서 환자의 '7가지 임상 불균형'에 대한 전반적인 정보를 파악하는 일은 매우 중요하다. 편두통으로부터 벗어나기 위해서는 이 과정을 통해 통증의 이면에 숨겨진 원인에 다가가야 한다.

두통 치료에 대한 통합기능의학의 접근

보통은 앞서 언급한 대로 약으로 증상을 경감시키는 수준에서 두통 환자를 보고 있다. 하지만 일차성 두통으로 진단되어 약물을 처방 받은 환자들 중에 이차성 두통인 경우가 종종 있다. 이런 환자들은 약물을 복용하면 일시적으로 상태가 좋아지지만, 시간이 지나면서 정도가 점점 심해져, 일도 공부도 평범한 일상조차도 집중하기가 어려워진다. 결국 난치성두통, 우울증, 불안 증세까지 보이게 되는데, 이런 경우 현대의학으로 제대로 분석이 어렵고 치료는 더더욱 미궁에 빠지게 된다.

두통은 신경학적, 혈액학적, 영상의학적으로 철저히 진단하고 각각의 원인을 바로잡아주어야 한다. 편두통의 몇 가지 원인에 따른 검사와 치료법은 다음과 같다.

■ 음식물 알레르기 및 장의 불균형

- 증상: 피로, 몽롱한 상태, 더부룩함, 과민성대장증후군, 관절과 근육의 통증, 후비루와 축농증 등

- 검사: 밀과 글루텐이 두통과 편두통의 가장 큰 원인의 하나이기 때문에 IgG 음식 알레르기 검사와 Celiac panel 검사를 시행한다. 장으로부터 오는 효모나 미생물 불균형을 확인하기 위해 대변이나 소변검사를 하는 것도 도움이 된다.

- 치료: 제거 식이 요법을 실시한다. 글루텐과 유제품, 달걀, 효모 등을 제거한 식사를 하는 것이 좋다. 옥수수 역시 흔한 원인 중 하나이다. 장의 건강을 위해 효소와 미생물 오메가-3 지방산을 보충하는 것이 중요하다.

■ 식이적 촉발요인

- 원인: 두통을 악화시키는 음식에는 알코올(술), 카페인이 들어있는 식품(커피, 차, 콜라 등), 농축된 설탕을 함유한 음식(쿠키, 케이크 등), 요구르트, 우유, 아이스크림, 청어, 식초, 바나나, 파인애플, 오렌지, 핫도그, 페퍼로니, 감자칩, 샐러드, 새우, 일부 포도주, 양파, 땅콩, 콩(완두) 등이 있다. 그리고 아스파탐, 굴소스 같은 중국음식에 들어 있는 MSG, 질산염(훈제요리, 소시지, 베이컨, 햄 등), 아황산염(와인과 말린 과일, 샐러드바의 음식들) 등의 정제된 음식들도 좋지 않다. 초콜릿과 치즈 같은 티라민 함유 음식 역시 두통을 촉발하는 요인이 된다.

- 치료: 기능의학적으로 분석해 음식 알레르기인지, 또는 세로토닌 대사의 균형을 깨뜨리는 경우인지, 아니면 글루타메이트의 문제인지 구분해서 제한된 식이요법 (Restriction diet or elimination diet) 여부를 결정해야 한다. 첨가제, 감미료, 아황산염와 정제된 음식 등을 식단에서 제거해 나가고 전곡과 파이토뉴트리언트(식물성 영양분) 등을 많이 섭취하도록 한다.

  막연히 음식을 주의하고 좋은 것을 먹으라는 충고는 누구나 할 수 있다. 신뢰성 있는 검사와 자료에 근거하여 음식의 구체적인 종류와 함량, 섭취 방법을 지도하고 환자를 교육하는 것이 통합기능의학이며 진짜 치료이고 유능한 의사이다.

■ 호르몬 불균형

- 원인: 더부룩함, 체액 저류, 식욕 항진, 불쾌감, 유방 통증, 생리통이 동반하는 생리전 증후군, 경구 피임약이나 호르몬 보충 치료를 한 경우, 때로는 폐경 전에도 많은 에스트로겐과 충분하지 못한 프로게스테론이 배란의 변화에 의해 발생하여 호르몬 불균형이 오기도 한다.

- 검사: 혈액이나 타액 호르몬 검사를 통해 폐경 시의 호르몬 변화나 에스트로겐 과잉을

알 수 있다.

- 치료: 통곡물, 낮은 당부하, 효능이 좋은 식물 영양소로 아마인, 콩, 십자화과 채소들을 포함한 음식을 먹도록 한다. 바이렉스(Virex) 같은 허브나 마그네슘과 비타민 B6를 사용한다. 술과 카페인, 설탕 및 정제당을 피한다.

■ **마그네슘 결핍**
- 다른 영양소 결핍이나 중금속에 의한 경우도 많지만 특히 마그네슘을 일차적으로 고려해 볼 필요가 있다.
- 증상: 어떤 증상이든 경련성의 꽉 조르는 듯한 두통이나 변비, 불면증, 불쾌감, 큰 소음에 민감하거나 근경련, 수축, 심계항진 등
- 검사: 적혈구의 마그네슘 수치 검사. 하지만 검사에서 정상으로 나오더라도 마그네슘은 부족할 수 있으므로 마그네슘 결핍 판단은 증상이 첫 번째 결정 요인이다.
- 치료: 마그네슘글리시네이트, 시트레이트나아스파테이트를 증상이 완화되거나 장이 이완될 때까지 사용한다. 만약 신장질환이 있다면 신중하게 관찰하면서 투여한다.

■ **사립체 기능 부전(Mitochondrial dysfunction)**
- 증상: 피로, 근육 통증, 몽롱한 상태, 어떤 경우는 편두통이 유일한 증상이기도 하다.
- 검사: 소변 유기산 검사가 미토콘드리아와 에너지 생산의 기능 확인에 도움이 된다.
- 치료: 400㎎의 리포플라빈(B2)을 하루 2번, 100~400㎎의 Coenzyme Q10이 도움이 되며 이외에 미토콘드리아를 보조하는 치료도 도움이 된다. 때로는 편두통에 허브, 침술, 동종요법, 마사지, 구조적 문제의 교정을 위한 치료 같은 또 다른 방법도 경우에 따라서 보조적으로 병행하기도 한다.

두통과 우울증

두통과 우울증은 개별적으로 문제일 때도 있지만 대부분 정도의 차이만 있을 뿐 함께 동반되어 나타나는 경우가 많다. 이런 종류의 환자에 대해 주로 약물 및 정신치료, 인지치료, 대인관계치료, 가족치료, 수면치료를 시행하는 것이 주류의학적

방식의 전부였다. 환자가 대표적인 항우울제 치료제인 프로작(SSRI)에 반응하지 않을 경우는 어떻게 할 것인가? SSRI를 복용하더라도 세로토닌 전구물질인 트립토판 대사가 제대로 이루어지지 않아 세로토닌 형성이 안 되면 당연히 SSRI 무반응군에 속하게 된다. 그 원인은 다음과 같다.

- 음식 섭취가 불량한 경우(단백질 섭취 부족)
- 소화효소 부족: 소화기 내에 단백질을 섭취하더라도 위장 내 위산이 부족하면 단백질 분해가 안 된다. 췌장액, 소장 내 소화효소도 충분해야 단백질이 아미노산으로 바뀌어 장내흡수가 촉진된다.
- 장내 이상발효: 좋은 단백질을 섭취해도 트립토판 등이 인디칸 등 부적절한 대사산물을 만들면 인체 내에서 유용하게 쓰이지 못한다.
- 장내 염증 문제: 염증 때문에 흡수장애가 생기면 세로토닌 전구물질인 트립토판부터가 충분히 공급되지 않아 SSRI 등에 반응이 안 될 것이다.
- 보조인자 부족: 세로토닌 합성과정을 도와주는 엽산, 철분, 아연, 비타민 B3·B6, 칼슘, 마그네슘, 비타민 C 등 보조인자가 충분히 공급되어야 한다.
- 전신적 염증 상태: 트립토판이 공급되어도 체내 염증이 있는 경우는 IDO 또는 TDO를 자극해서 세로토닌보다는 Quinolinate, Kynurenate 등으로 대사되어 오히려 염증을 더 일으키는 악순환을 야기한다. 그러므로 염증을 조절해 주어야 정상적인 세로토닌 대사가 가능해진다.
- 비정상적 대사산물: Quinolinate는 NMDA 수용체 agonist로 작용하여 두통, 우울증을 더욱 악화시킬 뿐 아니라 신경계에 퇴행성 변화를 촉진시킬 수 있다.

24살 꽃다운 나이에 박지현 씨(가명)는 심각한 우울증을 앓고 있었다. 어렸을 때부터 통통한 편이었던 박 씨는 고등학교를 지나면서부터 급격히 살이 찌기 시작했다. 한창 꾸미고 예쁘게 보이고 싶어 할 나이였지만, 90kg에 육박하는 몸무게 때문에 자신이 원하는 옷은 단 한 벌도 입을 수 없었다. 살을 빼기 위해 각종 식이요법, 식욕억제제 등을 복용해봤지만, 체중은 늘 그대로였고 그러면서 우울증이 찾아왔다. 정신과 치료를 받으면서 향정신성 약물도 복용했다. 하지만 설상가상 양손을 떠는 증상까지 찾아왔고, 그때부터 두통도 함께 시작되었다. 박 씨의 두통은 지금까지 겪어보지 못한 고통이었다. 한번 통증이 시작되면 진통제를 먹고 누워있는 것 외에는 아무것도 할 수 없었다. 두통이 생기면서 우울증은 더 심해졌고, 두통과 우울증의 악순환은 그칠 줄을 몰랐다.

박 씨에게 기능의학 검사를 시행했다. 그 결과 유기산 검사에서 모든 신경전달물질이 현저히 저하된 것을 알 수 있었다.

모발 검사에서는 납 등이 뚜렷이 증가된 반면 구리 과잉으로 아연, 구리 비율은 정상범위보다 저하되어 있었다. 체내 구리가 과다하면 구리가 직접 세로토닌 대사를 억제함으로써 두통, 우울, 불안, 어지럼증을 일으킬 수 있다(2008년에는 적혈구를 이용한 미네랄 측정이 안 되어 모발을 이용할 수밖에 없었다).

소변 유기산 검사(Urine Organic acid test) 중 신경전달물질 대사

신경전달물질 대사

검사항목	-100	-50 31.5	0	31.5 50	100	% Status	결과치	참고치	단위
Vanilmandelate(VMA)						-57%	1.8	2.1~6.4	μmol/L
Homovanillate(HVA)						-61%	1	1.5~5.9	μmol/L
5-Hydroxyindoleacete						-57%	0.8	1.2~7.2	μmol/L
Kynurenate						-21%	0.7	0~2.4	μmol/L
Quinolinate						-33%	0.4	0~2.4	μmol/L

박 씨에게 항염식사, 적절한 단백질 보강식을 추천하고 크리닉에서는 마이어스 복합주사, 뉴트란스S(세로토닌전구물질), 뉴트란스N(도파민, 노르에피네프린, 에피네프린전구물질), 프로엠, 쿼터백, Cyst B6 Zinc, DHEA 크림 등을 투여했다. 그러자 손 떨림 증상은 불과 3일 만에 가라앉았다. 그리고 시간이 지나면서 점차 우울증과 불안감, 그리고 그녀를 괴롭히던 두통도 서서히 사라졌다.

통합기능의학에서는 두통, 우울증을 단순히 신경계와 정신과의 영역에 국한시키지 않고, 전신질환 또는 내과질환으로 확장시켜 접근한다. 기존 약물에 무반응이거나 효과가 미약하다면, 획일화된 치료 프로토콜 대로 진행되는 표준방식보다는 개인별 맞춤 치료 계획을 제시할 수 있는 통합기능의학전문가에게 상담해 보아야 한다. 맞춤 의료의 궁극적인 목표는 모든 만성난치성질환에 있어서 공통이다. 인체

각 요소 요소의 불균형을 해소하여 최적의 치유력을 발휘하는 건강상태를 회복하는 것, 의학의 패러다임은 이렇게 이동하고 있다.

08 비만 탈출의 새로운 열쇠

당신이 다이어트에 실패하는 이유

지금은 온갖 먹을거리가 넘쳐나고 실생활을 편리하게 해주는 문명의 이기가 가득한 시대다. 기아와 보릿고개에 근근이 끼니를 이어가며 두툼한 살집이 부의 상징일 때도 있었지만 이제 육중한 몸덩이는 심미적, 사회적, 건강 면에서 환영 받지 못한다. 가지각색의 다이어트 비방이 유행처럼 스쳐가지만 결국 체중 감량의 진리는 적게 먹고 운동하는 것이라고 한다. 하지만 열심히 뛰고 절제한 것에 비해 감량은 형편없다거나 물만 마셔도 살이 찐다고 하소연 하는 사람들이 있다. 그들이 엄살을 피우는 것일까, 아니면 그 말이 진실일까? 그 진위에 대해 통합기능의학적으로 설명하고자 한다.

당신이 다이어트를 시작한다고 가정해 보자. 당신은 식이를 조절하고 운동을 해서 체지방을 낮출 계획을 갖고 있다. 당신은 의지도 강하고, 주변에서도 당신의 다이어트에 매우 협조적이라 그리 어려움은 없어 보인다. 큰 문제 없이 계획한 대로 다이어트를 진행한다. 그런데 도대체 체중은 빠질 기미가 보이지 않는다. 1주, 2주, 3주… 몸무게는 꿈쩍도 하지 않고 있다. 과연 무엇이 문제인가? 그럴 때는 우리 몸의 생리적 기능 상태를 치밀하게 평가해 보아야 한다. 체중계의 바늘을 붙들고 있을 수 있는 5가지 생리적 요소는 다음과 같다.

① 산소 운반 체계

② 혈당 조절 체계

③ 부신 및 갑상선 기능

④ 소화 기능

⑤ 영양소

그것은 마치 정원에 있는 식물들과 같다. 식물이 자라기 위해서는 햇볕과 물이 필요한 것처럼 체중 감량을 위해서는 식이 조절과 운동이 필요하다. 그러나 햇볕과 물이 있다고 하더라도 토양이 좋지 못하다면 당신의 정원은 건강하게 자라나지 못할 것이다. 체중 감량 역시 마찬가지다. 모든 외부 조건을 맞춰주어도 당신의 몸(당신의 토양)이 적절하게 작동하지 않는다면 체중 감량 프로그램에도 반응하지 않게 되는 것이다.

⊕ ZOOM IN | 체중 감량에 실패하게 만드는 5가지 생리적인 상황

① 산소 운반 체계

우리 몸의 세포는 산소와 당(Glucose)이라는 두 가지 기본 요소에 의해 움직인다. 이 둘 중 어느 것이라도 결핍된다면 수많은 세포가 적절하게 일하지 못하게 된다.

■ 산소

세포는 ATP를 만들어 낸다. ATP는 기본적인 에너지 원천으로 각 세포가 각각의 역할을 할 수 있게 해준다. ATP가 없다면 제대로 일을 할 수가 없다. 사실 ATP 생산의 감소는 노화과정 중의 하나이다. ATP 생산에는 많은 영양소가 필요한데 가장 기본적이고 필수적인 것이 산소이다. 만약 세포가 적절한 양의 산소를 공급 받지 못한다면 체중 감량을 비롯해 다른 어떤 기능도 정확하게 할 수 없다. 현대의학에서는 세포로 산소가 전달되는 능력이 감소하는 현상을 빈혈이라고 하며, 각 조직으로의 적혈구의 산소전달능력이 질적·양적으로 떨어지는 것을 의미한다. 빈혈과 산소전달능력 감소의 구체적인 기전은 지면 관계상 생략하겠다. 병원에서 간단한 혈액 검사를 하면 적혈구, 헤모글로빈, 헤마토크리트, MCV, MCH, MCHC, 철, 페리틴과 트랜스페린을 확인할 수 있다.

▪ 체중 감량이 되지 않는가?

체중조절이 안 될 때 우선적으로 생각해야 할 것은 혈액 검사, 빈혈, 임상증상이 나타나지 않는 빈혈이다. 당신의 세포는 호흡을 하고 있는가? 제대로 작동하지 않는 생리학적 과정을 간과한다면 날씬해지고자 하는 것, 더 나은 외모와 건강한 몸을 갖고자 하는 것, 최신 식이와 새로운 운동요법, 효과적인 식품 보조제를 찾는 것, 그 모든 목표의 본질적 가치가 훼손되고 말 것이다. 아인슈타인은 "모든 것을 보다 단순하게가 아니라, 할 수 있는 한 가장 단순하게 만들어야 한다"고 말했다. 최적의 건강과 미적인 목표를 달성하기 위해 기본으로 돌아가야 할 때다.

② 혈당 조절 체계

혈당의 조절은 사실상 Pritikin이나 Atkin 등 모든 식이 요법 책에서 중요하게 다루는 사항이다. 혈당 조절의 불균형은 비만을 포함한 모든 질환에서 핵심이 되는 요인이다. 인슐린의 비정상적 분비를 야기하는 상황은 간단하게 두 가지 가능성이 있다.

▪ 인슐린 저항성

인슐린 저항성이 있다면 당(Glucose)은 세포 내로 효과적으로 들어가지 못하게 된다. 혈당이 세포 내로 적절하게 유입되지 않기 때문에 당분은 저장되지 못하고 많은 양이 혈액 속에서 순환하게 된다. 이렇게 되면 우리 몸은 혈류 내에 증가한 당분을 제거하기 위해 많은 양의 인슐린을 생산하게 되고 이로 인해 대사장애가 발생하게 된다.

▪ 저혈당

저혈당이 있는 사람들은 인슐린이 만성적으로 상승되어 있기보다는 순간적으로 증가하는 양상을 보인다. 저혈당의 기간에는 일반적으로 아드레날린이 혈당을 높이는 데 사용되고 이로 인해 혈당과 인슐린 수치가 급격하게 증가하게 된다. 다음 표는 각각의 경우와 연관되어 있는 증상들이다.

인슐린의 증가에는 여러 가지 문제점들이 있다. 혈당의 불균형은 의사가 시행하는 일반적인 혈액 검사를 통해 접근하게 된다.

저혈당 경향 (Hypoglycemic tendencies)	인슐린저항성인 경향 (Insulin resistant tendencies)
식후에 안정감	식후에 피로감
식사 전에 당분을 갈구함	식후에 당분을 갈구함
밤에 수면을 유지하기가 어려움	밤에 수면을 시작하기가 어려움

③ 부신 및 갑상선 기능

부신은 당신의 몸을 스트레스로부터 보호하는 중요한 기관이다. 부신이 활성화되면 그것들은 다양한 호르몬들을 생성하여 급성·만성 스트레스에 대응하게 해준다. 그런 호르몬 중의 하나가 코티솔(Cortisol)이다. 코티솔의 기본적인 기능 중의 하나는 뇌와 근육과 기관에 혈당 수치를 증가시켜 우리 몸이 스트레스 상황을 견뎌내도록 영양분을 공급하는 역할을 한다. 문제는 스트레스가 만성적일 때 일어난다. 만성적으로 코티솔 수치가 상승되어 있으면 혈당 수치 역시 상승하게 되고 이는 인슐린 수치를 증가시키게 된다. 이런 상황이 운동을 하거나 식이 요법을 하더라도 체지방이 연소되는 것을 막아버린다. 현대 사회는 정신적·감정적 스트레스를 포함한 많은 만성적 스트레스 요소가 있으며, 음식물 민감성(Food sensitivity), 혈당 불균형, 감염(기생충, 미생물), 과도한 운동 등이 기본적으로 우리 몸에 스트레스로 작용하게 된다. 부신 기능의 파악을 위해서 가장 효과적인 방법은 타액을 이용한 부신 호르몬 검사이다. 이 검사는 침샘에서 하루에 4번 타액을 채취하여 코티솔과 DHEA 수치를 확인하게 된다. 통합기능의학을 공부하는 의사는 대부분 이 검사를 시행하고 있다.

④ 소화 기능

원활한 소화 기능은 건강한 생활을 위해서 필수적이다. 사실 당신이 체중 감량 의지가 있다면 가장 먼저 소화기부터 점검해야 할 것이다. 어떻게 환자의 소화기관의 기능 이상을 알아낼 수가 있을까? 다음의 증상들은 소화기관의 기능 이상을 나타내는 것들이다.

- 가스가 차는 느낌
- 부글거리는 느낌
- 식사 후 헛 트림

- 소화불량(식사 후에 위가 꽉 차있는 불쾌감)
- 대변에 소화되지 않은 음식물이 보임
- 대변에서 악취가 남
- 변비, 설사
- 속이 타는 듯한 느낌
- 토할 것 같은 느낌
- 입 냄새가 심함

소화기관의 기능에 이상이 있을 경우, 체중 감량에 실패하게 될 가능성이 높다. 또한, 호르몬의 불균형, 편두통, 알레르기, 습진과 자가면역질환 같이 전혀 공통점이 없어 보이는 질병도 소화기관장애와 연관이 있다. 면역계의 이상, 스트레스 호르몬의 이상, 성 호르몬의 교란, 혈당 수치의 이상 등과 같은 많은 증상들이 소화기관 이상에서부터 시작된다. 소화기관과 연계되어 있는 악순환을 끊으려면 만성 염증을 조절하고 음식물 민감성을 파악해야 한다. 3~6주에 걸친 엄격한 제한 식이는 수많은 사람들의 소화기관 문제를 해결하는 데 상당한 효과를 보여주었다. 얼마나 많은 문제들이 소화기관에서부터 시작하여 우리 몸에 영향을 미치는지 통합기능의학을 공부한 의사들과 상담해보면 더욱 구체적인 도움이 될 것이다.

⑤ 과체중과 비만환자에게서 나타나는 영양소 결핍

비만인들의 식습관을 살펴보면, 칼로리가 높은 패스트푸드나, 고도로 정제된 음식을 섭취하여 열량은 과다한 반면 필수 미네랄이나 비타민 같은 영양소 농도는 너무나 빈약하다. 우리 몸의 대사를 원활히 하기 위해서는 기계에 기름칠을 해주듯이, 영양소가 적절한 보조인자 역할을 해주어야 하는데 비대해진 몸집의 부담에 비해 영양소 공급은 턱없이 부족하다. 특히 요즘 어린 아이들이나 청소년들은 이런 음식들을 제한하고 영양소가 풍부한 음식을 선택해야 하는데, 좋지 않은 식습관을 계속 유지하다 보니, 10대 후반, 20대에서도 대사증후군, 다발성낭종난소증후군, 폐결핵, 난치성피부질환 등 여러 가지 이상이 나타나고 있다. 무조건적인 칼로리 제한이 아닌 비타민, 미네랄, 식물영양소 등 영양소가 제대로 갖추어진 건강한 음식을 먹어야 하는 이유가 바로 여기에 있다.

똑똑하고 건강한 체중 감량은 단순히 식이요법과 운동으로만 해결되는 것이 아니다. 첨단 기술과 문명으로 노동은 한결 편해졌으나, 지나친 풍요로 우리 몸의 생리적 균형은 인간 역사상 유례없이 파괴되고 있다. 만약 당신의 식이 요법과 운동이 적절한 체중감량으로 연결되지 않는다면 당신의 생리적인 대사 상태와 충분한 영양소가 공급되고 있는지를 살펴보길 바란다.

비만에서 지방세포의 역할 변화

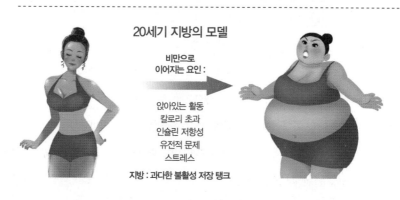

20세기 지방의 모델

비만으로
이어지는 요인 :

앉아있는 활동
칼로리 초과
인슐린 저항성
유전적 문제
스트레스

지방 : 과다한 불활성 저장 탱크

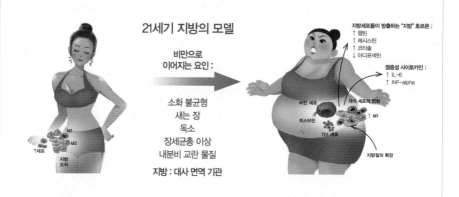

21세기 지방의 모델

비만으로
이어지는 요인 :

소화 불균형
새는 장
독소
장세균총 이상
내분비 교란 물질

지방 : 대사 면역 기관

T세포
M1
M2
지방
조직

지방세포들이 방출하는 "지방" 호르몬 :
↑ 렙틴
↑ 레시스틴
↑ 코티솔
↓ 아디포넥틴

염증성 사이토카인 :
↑ IL-6
↑ INF-alpha

비만 세포
히스타민
Th1 세포
대식 세포의 변화
M1
지방질의 확장

09 우리나라 사망 원인 1위, 암

암도 원인을 찾아 해결하면 호전이 가능하다

최근 보고에 따르면 고혈압·당뇨병·심장병·치매·암의 발생은 상호 간에 연관성이 있는 것으로 밝혀졌다. 서로 중복된 기전과 영향을 미치는 연결고리를 가지고 있으며, 하나의 원인을 찾아 전체적으로 바로잡아준다면 다른 질환의 치유와 예방도 타진해 볼 수 있는 것이다. 악액질인 암도 통합의학적 관점에서는 만성질환·대사성질환·전신질환에서 발전된 형태로, 이들 질환과 마찬가지로 호전될 수 있다. 예전에는 암 치료를 위한 시도들이 수술, 항암 요법, 방사선 치료와 막연한 민간요법 등이 전부였다. 그러나 이제는 기능의학적 방법으로 정확한 진단과 원인 탐색부터, 영양, 생활 습관, 생활환경, 스트레스 등의 과학적 교정에 이르기까지 전 과정에 걸쳐 다각적으로 해결해나간다.

최주원 씨(가명)는 50살이 되던 해에 유방암 진단을 받았다. 그녀가 필자를 찾아왔을 때는 한 대학병원에서 2년 전 유방암 수술을 받고 항암 치료와 방사선 치료까지 받은 후 치료를 종결한 상태였다. 그런데 최 씨는 몇 개월 전부터 타목시펜 복용에 의한 부작용으로 기억력 감퇴, 피곤, 일에 대한 집중력장애와 추진력 감소, 불안감, 통증, 두드러기 등의 증상이 나타났다. 암 치료가 성공적으로 끝났다고 기뻐하던 때에 다시 시작된 고통이었다. 그로 인해 그녀의 일상은 다시 엉망이 되었다. 타목시펜을 중단했지만 항암제 부작용에 의한 화학두뇌증상이 지속되어 여전히 만성 피로에 시달리고 업무에 집중이 어려운 상태였다. 최 씨는 답답한 마음에 여러 가지 보완대체요법을 시도했지만 이렇다 할 결과가 나타나지 않자 필자를 찾아왔다.

최 씨의 과거 병력을 검토해 보니 10여 년 전 자궁근종으로 수술을 받았고, 5년 뒤 협심증으로 진단을 받고 약물치료를 한 기록이 있었다. 그리고 2년 뒤 유방암 진단을 받고 좌측 유방절제술을 시행한 것이었다. 최 씨는 그렇게 거듭된 수술과 약물 치료 후 항암제 후유증으로 직장 근무도 어려워지고 일상조차 평범하지 못했지만, 자신을 제대로 도와줄 의료진을 만나지 못하고 방황하고 있었다. 암환자들 중 이런 경우가 비단 최 씨만은 아닐 것이다.

자궁근종이 진단되면 추후 유방에 혹, 갑상선 문제 등이 병발할 가능성을 의심해야 한다. 초기에는 비교적 쉽게 식이요법, 운동, 생활 습관 개선 등으로 향후 일어날 수 있는 문제점을 해결할 수 있지만 대부분의 병의원에서는 초음파 검사만 반복하며 영상에 잡힐 정도로 문제가 커질 때까지 무작정 기다릴 수밖에 없는 것이 현실이다.

잠재적 발암성에 관여하는 공통 기여 인자

- 인슐린 신호장애
- 만성염증 상태
- 세포분열주기를 자극하는 신호 증가
- 유전자 불안정성 증가
- 산화스트레스와 사립체 생체에너지 변화
- 염색체 후성학적 메틸화 변화
- 세포 내 저산소 상태

최 씨에게 잠재적 발암성에 관여하는 인자들에 대한 기능의학적인 검사를 실시했다. 그 결과, 후성유전체학 이론을 근거로 만들어진 종양유전자 메틸화 DNA검사에서 혈장DNA총량 45ng/ml, FHIT, ESR 2개의 변이가 검출되었다. 문제는 있지만 충분히 교정이 가능할 것으로 판단되었다. 메틸화 대사에 중요한 비타민 B군 (참고로 시중에 대중적으로 유통되는 비타민 B는 효과가 없거나 경우에 따라 해가 되는 제품들이 많다), 항염 식사법 등을 통해 환자의 증상과 검사 결과 모두 좋아질 수 있다.

종양유전자 메틸화 DNA 검사

결과 이미지

유전자	E-Cadherin	FHIT	RASSF1A	ESR
이미지	(NC Pt. PC)	(NC Pt. PC)	(NC Pt. PC)	(NC Pt. PC)
변화검출	not detected	detected	not detected	detected

유전자	CYC1	MLH1	PTEN	CDH13
이미지	(NC Pt. PC)	(NC Pt. PC)	(NC Pt. PC)	(NC Pt. PC)
변화검출	not detected	not detected	not detected	not detected

※ 시료순서: 음성대조군(NC) / 분석검체(Pt) / 양성대조군(PC)

메틸화 치료 시행 한 달 후, 검사 결과 최 씨는 혈장DNA총량 30ng/ml, ESR 1개에서만 변이를 보였고, 증상도 호전되었다. 그리고 다시 한 달 후 유방암 메틸화 검사를 시행해 보았더니, 모두 다 음성으로 전환되어, 변이는 발견되지 않았다. 또한 최 씨의 기억력도 좋아져 다시 일상의 편안함과 즐거움까지 되찾았다고 했다. 물론 암을 메틸화만 보고 판단할 수는 없다. 기능의학적으로 암이란 전신성질환, 대사성질환으로 보기 때문에 그 외 다른 요소들도 암의 진행 과정에 관여하여, 문제가 되는 것을 모두 다 교정해 주어야 한다.

갑상선 기능이 저하되면 피곤하기도 하고, 몸이 붓고, 힘이 없는 등 다양한 증상이 초래되는데, 최 씨는 내원 당시부터 불현성갑상선기능저하증이 있었다. 이런 환자의 경우 비싼 적혈구 셀레늄 검사 대신 셀레늄과 관련된 갑상선 기능을 검사함으로써 셀레늄 수치를 간접적으로 알 수도 있다. 환자에게 셀레늄을 처방하자 환자의 증상뿐 아니라 혈액검사에서 갑상선 기능이 호전되는 것이 확인되었다.

종양유전자 메틸화 DNA 검사(2달 후)

유전자	BRCA1	SFRP1	LATS1	KISS1
이미지	NC Pt. PC	NC Pt. PC	NC Pt. PC	NC Pt. PC
변화검출	not detected	not detected	not detected	not detected

유전자	SFN			
이미지	NC Pt. PC			
변화검출	not detected			

※시료순서: 음성대조군(NC) / 분석검체(Pt) / 양성대조군(PC)

그런데 12개월 후 검사에서 혈중 셀레늄 검사 수치가 다시 97ug/L으로 낮게 나왔다. 추가로 셀레늄을 처방하였지만 또 한 번의 검사(메타메트릭스 적혈구검사)에서도 0.18ppm으로 낮게 나왔다. 이유인 즉, 환자가 셀레늄을 제대로 복용하지 않고 있던 것이었다. 환자에게 규칙적인 복용 지도를 상담한 후, 1일 셀레늄 400mcg을 다시 처방했더니, 혈중 셀레늄 108ug/L로 상승, 마지막 검사(메타메트릭스 적혈구검사)에서 최종 0.19ppm으로 증가되었다(참고로 통합기능의학에서는 TSH 2.5 이하, free T3 3.0 이상이 되어야 갑상선기능이 정상화되었다고 판단한다).

셀레늄 투여 전, 후 갑상선 호르몬 수치 변화

검사명	검상치	Test1.	Test2.	Test3.	Test4.	Test5.
Thyroid		10.02.24	10.06.01	10.06.28	10.11.20	11.02.22
TSH	0.35-5.50 mIU/mL (6/1~) 0.27-4.20	3.17	3.29	1.48	1.38	2.74
T3	0.60-1.81 ng/ml	1.09	1.08	0.87		
T4	4.50-10.90 ug/dl	8.8	8.7	7.6		
Free T3	2.3~ 4.2 pg/mL (6/1~) 2.0-4.4	2.48		3.11	3.01	3.29
Free T4	0.78-1.54 ng/dL (6/1~) 0.93-1.70	1.12		1.14	1.08	1.07
Anti Microsome Ab(TPO)	Negative(below60U/mL)	Below30.0				
Thyroglobulin Ab	Negative(below60U/mL)	Below20.0				

내원 당시 TSH 3.17 free T3 2.48, free T4 1.12가 치료 4개월 후 TSH 1.48 free T3 3.01, free T4 1.08로 호전되었다.

메타메트릭스 검사 결과 자료를 보면 최 씨는 셀레늄뿐 아니라 인체의 원활한 대사와 면역에 꼭 필요한 마그네슘과 칼륨이 부족할 뿐 아니라 카드뮴, 비소 등이 증가한 소견을 보이고 있다. 내원 당시 소변 코프로포피린(Coproporphyrin)에서 양성으로 나와 중금속, 환경호르몬 등이 관련되어 있을 가능성이 있어서 치료하여 재검한 결과, 음성으로 판정되었다. 균형 잡힌 면역의 평가는 여러 요소를 통해 확인하는데 염증물질 수치 검사, 특정 아미노산의 부족 또는 과잉, 미량 미네랄이 균형을 유지하고 있는지, 유방암에서 호르몬대사가 원활하게 진행되고 있는지, 환경호르몬, 중금속이 체내에 과잉 축적되어 있는지, 체내 대사독성물질이나 중금속이 제대로 생체전환(해독)되어 체외로 배출될 수 있는지 등이다. 이 검사들을 통해 면역상태를 파악해 치료해 주면 분명히 환자 삶의 질은 향상될 것이다.

미슬토, 친구인가 적인가

이 유방암 환자를 비롯해 다른 암환자들의 병력 청취를 하다보면 미슬토 주사를 맞은 숫자가 적지 않으며, 정확한 사실 관계에 대한 인식 없이 상당한 신뢰까지 가지고 있음에 놀라게 된다. 미슬토 공급 회사나 일선 의료계에서 면역 검사도 하지 않고 정확한 투여 기준 없이 환자에게 3개월 이상 미슬토 주사를 권한다면, 면역피로 현상 때문에 오히려 암을 악화시킬 수 있다. 독일에서도 통상 3개월 정도 미슬토 주사 후 3개월 휴지기간을 두기를 추천하는데, 암환자에게 실비보험이 적용된다고 무조건 미슬토 주사를 처방할 것이 아니라 싸이토카인이나 면역에 연관된 검사를 시행하여 그 데이터를 바탕으로 처방하는 것이 바람직할 것이다.

말기가 아닌 초기 암환자들 조차도 통합기능의학 검사를 해보면 다른 만성질환 환자에 비해 대사 균형이 깨져있는 것을 볼 수 있다. 교정할 것들이 많이 보인다는 뜻이다. 왜 암에 걸렸는지 원인이 보이기도 하고 어떤 음식이 도움이 될 것인지 판단하는 데 결정적인 힌트를 줄 수도 있다.

환자에게 암은 만성, 대사성질환이라는 것을 인식시키고 암에서 감염, 면역 기능 이상, 염증, 산화적 손상, 독소 제거 능력 상실, 그리고 호르몬의 불균형 문제에 대해 이해도를 향상시켜 치료 계획의 설계 방법을 제시하여야 한다. 현재 임상에서 거의 이용하고 있지 않지만, 암의 발달에 영향을 미치는 환경적 독소로 작용하는 유기 용매제, 방사선, 중금속, 핸드폰, 송전선, 살충제, 그리고 호르몬 유사물질 등을 검사하여 환자 진료에 도움을 주어야 한다.

후생학설은 세포 내 환경을 건강하게 유지하면 암 예방이 가능하다는 것이다. 세포 내의 유독한 환경이 정상적인 염색체를 자극해 염색체가 계속적인 분열 상태인 원시적인 생존 모드(암)에 돌입하는데, 이때 유독한 환경을 교정해주면 성공적으로 암 치료가 가능하다. 결국 중용, 중도, 조화의 가치는 이상적인 삶의 태도뿐 아니라 건강의 영위를 위한 체내 항상성의 유지에서도 우리가 잊지 말아야 할 어김없는 진리인 것이다.

10 '국민병'으로 떠오른
갑상선질환

갑상선질환, 사회 문제로 불거진 이유

주부 김은영 씨(가명)는 최근 집안일을 하면서 극심한 피로감에 시달리고 있다. 예전과 특별히 달라진 것 없는 집안일이지만, 요즘 들어 이상하게 쉽게 피곤함을 느낀다. 설거지를 하거나 빨래를 개는 등 간단한 집안일도 몸이 무겁고 기운이 없어 하기 힘들 정도다. 집안일을 마치고 소파에 앉아 TV를 볼 때면 왠지 모를 우울함을 느끼기도 한다. 아내가 전에 없이 피곤해하고 우울해하자, 심각성을 느낀 남편은 몇 주 전부터 가사도우미를 불러 집안일을 맡겼다. 하지만, 집안일을 하지 않은 몇 주 동안도 김 씨의 상태는 나아질 기미를 보이지 않았다. 아무리 휴식을 취하고 숙면을 취해 봐도 피로가 풀리지 않고, 몸이 무겁고, 우울감은 더해갔다. 김 씨의 만성피로의 원인은 갑상선기능저하증. 최근 이처럼 갑상선 기능에 이상을 호소하는 사람들이 급증하고 있다.

생사를 가늠하던 많은 질환들이 정복되어가고 있지만, 만성난치성질환은 현대 사회에 들어서 더욱 기승을 부리고 있다. 그중 갑상선 관련 질환의 증가 추세는 가히 폭발적이다. 실제로 진료실에서 만성난치성질환을 가진 환자들을 만나보면 갑상선이상을 동반하는 경우를 자주 만나게 된다. 이런 현상에 대한 원인 분석은 다양한데, 진단 기술의 발전과 건강 검진의 대중화가 갑상선질환의 발견에 한몫하고 있다. 하지만 추적 기술의 발전만으로 현저한 상승폭을 전부 설명할 수는 없다. 여기에 더해 비만, 방사선 노출, 식이습관 변화, 자가면역성질환 증가, 환경호르몬, 화학물질 노출 증가 등 예전과 달라진 환경과 생활양식이 갑상선질환 증가의 분명한 기여 요인일 것이다.

필자는 갑상선질환 치료에 대해 대한통합기능의학연구회 회장으로서 2008년부터 MD저널을 비롯한 여러 학회에서 수차례 문제 제기를 해왔다.

첫째, 왜 갑상선질환이 늘어나고 있는가?

둘째, 갑상선미세종양, 무조건 수술해야 하는가?

셋째, 갑상선질환의 원인을 살피지 않고 갑상선호르몬 수치의 저하 또는 상승 여부에 따라 약물 처방만 하는 것은 장기적 관점에서 문제를 야기할 수 있다.

넷째, 여성에서 갑상선질환이 제대로 관리되지 않으면 자궁근종, 다발성난소낭종, 유방종양 등으로 연이은 문제를 일으킬 수 있다.

하지만 기존 의료에서는 이런 가능성에 대해 근본적인 조치를 취하지 않고 오히려 부작용만 유발한다는 인상을 받고 있다.

많은 의사들은 환자들에게 갑상선기능저하증에 대해 크게 걱정할 필요가 없다고 말한다. 부족한 갑상선호르몬을 약으로 복용하면 원상태로 회복되며, 이 호르몬제는 값도 저렴할 뿐 아니라 부작용도 거의 없으며, 하루 한 번만 복용하면 충분하기 때문에 치료하면 정상인과 똑같이 생활할 수 있다고 이야기한다. 과연 이 말이 사실일까? 정복되지 않은 미로 같은 갑상선질환에 관한 이해에는 좀 더 구체적인 상황과 복잡한 조건들을 전제로 길고도 세심한 설명이 필요하며 필자 역시 문제 제기를 하면서도 명쾌한 해답을 내는 것이 매우 어려운 일임을 실감하고 있다. 분명한 사실은, 갑상선기능저하증이 오면 원인에 따라 차이는 있지만 평생 갑상선 기능이 돌아오지 않는 환자들이 대부분이라는 것이다.

갑상선질환의 대표적인 10가지 의심 증상

① 원인 모를 피로

② 체중 변화

③ 우울증과 불안

④ 콜레스테롤 문제(고지혈증 또는 인슐린 저항성, 원인 모를 콜레스테롤 저하)

⑤ 갑상선질환에 대한 가족력

⑥ 생리불순 및 원인 모를 불임

⑦ 소화 및 장 질환

⑧ 모발 및 피부 변화(탈모, 피부 건조 등)

⑨ 목이 불편하고 목 주변이 커지는 듯한 느낌

⑩ 근육 및 관절통, 수근관증후군 및 건초염 등

갑상선이란

갑상선은 목 앞부분에 돌출된 '아담의 사과'라 불리는 갑상선 연골의 바로 아랫부분에 위치하고 있다. 기관지와 귀로 올라가는 근육 사이다. 갑상선은 엄지손가락만한 크기로 무게는 정상 성인의 경우 20~25g 정도이다. 기관지 좌우에 하나씩 있으며, 띠 모양의 조직으로 연결되어 있어 마치 나비처럼 보인다. 갑상선에서 하는 일은 날마다 소량의 갑상선호르몬을 분비하는 것인데 갑상선호르몬은 태아 발육에서부터 기초대사율, 심맥관계, 교감신경, 조혈기능, 내분비계, 근골격계에 이르기까지 많은 작용을 하고 있다. 눈에 보이지 않게 숨어서 우리 몸의 각 기관의 대사를 조절해주는 역할을 하고 있기 때문에 찾아내기가 쉽지 않다.

갑상선호르몬의 생산, 저장, 분비 과정은 모두 뇌하수체에 의해 조절된다. 뇌하수체에서 갑상선자극호르몬이 분비되면 갑상선 내 요오드 섭취가 활발해지면서 갑상선호르몬의 생산, 분비가 촉진된다. 일반적으로 혈액 내 갑상선호르몬이 증가하면 뇌하수체갑상선자극호르몬 분비는 감소되고, 갑상선호르몬이 감소하면 갑상선자극호르몬의 분비는 증가한다. 이러한 음성 피드백 과정이 반복됨으로써 체내의 갑상선호르몬은 일정하게 유지된다.

갑상선호르몬은 여러 기능을 하나 가장 핵심적인 작용은 세포의 산소 소비, 즉 조직의 대사속도를 조절하는 것이다. 이 밖에도 혈중 콜레스테롤 수치를 저하시키는 데 관여하는데, 이러한 특징을 이용하여 콜레스테롤 수치를 낮추기 위해 갑상선호르몬을 치료제로 사용하기도 한다. 또, 이 호르몬은 아이들의 정상적인 성장과 발달에 필요하며 부족하면 왜소증이 나타나거나 정신박약이 올 수도 있다.

갑상선염은 만성, 무통성(출산 후), 아급성, 급성으로 분류되며, 질환의 발견 시기에 따라 갑상선의 기능이 증가하거나 저하된다. 특히 관심을 기울여야 할 것은 자가면역성갑상선질환이다. 건강한 사람은 자신의 신체성분에 대해 항체를 만들지 않지만, 일부 환자의 경우에는 자기 몸 조직의 세포 성분을 외부 항원으로 인식하여 항체가 생성된다. 이를 자가 항체라고 한다. 이러한 자가 항체 중에는 갑상선 자가 항체도 있어 갑상선 세포를 공격해 자가면역성갑상선질환을 발생하게 한다. 갑상선 자가 항체는 갑상선질환에 따라 그 종류와 출현 빈도가 다르므로 이 항체를 측정하면 자가면역성갑상선질환의 진단뿐 아니라 갑상선질환의 원인 감별에도 도움이 된다.

갑상선질환의 분류

- 기능의 변화: 갑상선기능항진증, 갑상선기능저하증
- 형태의 변화: 미만성과 결절성 갑상선종(악성 또는 양성)

만성난치성질환을 앓고 있는 환자 중, 갑상선기능저하증을 함께 갖고 있는 환자들이 많다. 따라서 이를 염두에 두고 증상을 잘 파악하여 정확한 검사로 진단을 내려야 한다. 일차적으로 환자가 설명하는 병력과 증상을 잘 청취해야 한다. 꼭 찾아야 할 갑상선에 대한 위험 요소는 다음과 같다.

갑상선에 대한 위험 요소

- 여성이 남성보다 발병률이 높다.
- 어느 연령에서도 발병할 수 있지만 50세 내외 여성이 만성질환으로 여러 병원을 전전하고 있다면 의심해 보아야 한다.
- 갑상선질환 및 류머티즘관절염, 크론씨병, 홍반성낭창 같은 자가면역질환에 대한 병력 및 가족력이 있는 경우 이환율이 증가된다.
- 갑상선의 일부 또는 전체 제거 수술을 받거나 방사선 요오드치료를 받은 경우 흔히 갑상선기능저하가 올 수 있다.
- 왼손잡이, 양손을 쓰는 사람 또는 이른 나이에 백발이 된 사람은 갑상선질환을 포함한 자가면역질환 위험도가 높다.

- 임신 중이거나, 출산 후 첫 일 년 이내인 경우

- 현재 또는 과거의 흡연 경력

- 조영제 또는 수술용 소독제 등 요오드에 노출된 경우

- 요오드가 포함된 정제나 약초건강식품을 복용한 경우

- 요오드가 부족한 산간 지역에 사는 경우

- 여러 가지 약물치료를 받고 있는 경우

- 날로 된 갑상선종 유발음식을 많이 섭취하는 경우

- 콩 음식을 대량 섭취하는 경우

- 최근에 목에 대한 외상, 조직검사, 주사 또는 수술을 받은 경우

- 목 부위에 방사선 노출이 있었거나 방사선 취급 장소에 간 경험이 있는 경우

- 고도의 스트레스를 받은 경험이 있는 경우

현대의학이 잠재성 갑상선기능저하증을 잘 놓치는 이유

대부분의 사람들이 갑상선질환에 대해 익히 들어 잘 알고 있지만, 잠재성 갑상선기능저하증(Subclinical functional hypothyroidism)에 대해서는 생소할 것이다. 아직 주류의학에서 크게 의미 있게 취급하고 있지 않기 때문이다. 무증상, 잠재성, 잠복성, 준 임상적, 기능성 갑상선기능저하증 등 여러 가지로 이름을 붙이고 있지만 정확히 이해하고 있는 의료인은 많지 않다. 하지만 잠재적 갑상선기능저하증은 여러 장기에 영향을 미쳐 다양한 증상을 나타낸다는 사실을 유념해야 한다.

잠재적 갑상선기능저하증의 증상

- 전체적인 모습: 힘이 없고, 심하면 잠이 올 정도로 피곤한 모습에 체중 증가, 미만성으로 갑상선종대가 올 수도 있으며 추위를 잘 타는 경향이 있다. 특히 체온이 정상보다 저하되어 있는 경우가 대부분이어서, 임상병리검사에서 정상 범위 내일지라도 체온을 측정해서 의심이 되면 정밀검사를 해 보길 권한다.

- 심혈관계: 서맥, 협심증세, 울혈성심부전, 심낭내삼출액, 안검황색종, 고지혈증 등

- 혈액학적 소견: 철결핍성빈혈, 정상혈구혈색소빈혈 등

- 생식계: 불임, 생리통, 월경과다, 발기부전, 프로락틴증가, 조기폐경 등
- 신경 및 근골격계: 근육 및 관절통, 근육강직, 수근관증후군, 난청, 쉰 목소리, 소뇌성운 동실조증, 지연성심부건반사, 근긴장, 불안, 우울증, 정신증 등
- 소화기계: 과민성대장, 변비, 장폐색증, 복수 등
- 피부 및 모발: 피부 및 모발 건조, 점액수종, 뺨 홍조, 백반증, 탈모, 카로틴혈증에 의해 노랗게 물든 손바닥, 눈썹 측방 1/3 소실, 얼굴이 부어있는 듯한 느낌, 손톱이 약하고, 쉽게 멍이 든다.
- 기타 증상으로 두통, 편두통, 천식, 이명, 눈 건조, 시야 흐림, 수족냉증, 알레르기, 가려 움증, 안면홍조 등

기존 의료는 환자들이 호소하는 증상을 '잠재적 갑상선기능저하증'으로 감별하지 못하고 정신·신체적인 문제 또는 부신기능부전이나 단순한 피로로 여기려는 경향이 있다. 갑상선 시스템의 전 과정을 이해하려는 의학적인 노력이 부족해 잠재성 갑상선기능저하증에 대해 의료전문인들도 가끔 회피하려는 경향이 있다. 윌슨이란 의사는 "하나의 갑상선 시스템이 있으며, 우리는 이 시스템을 두 가지 부분으로 나누어서 독립적으로 평가해야 할 필요가 있다"고 역설했다. 갑상선계는 기존 혈액검사에서 평가할 수 있는 부분과 갑상선호르몬이 갑상선수용체에 작용하는 효과를 체온으로 평가할 수 있는 부분 두 가지로 나누어서 생각해야 한다. 기존 의료에서는 대수롭지 않게 여기고 갑상선 문제가 없는 것으로 오판하는 수가 있다. 의료인들은 종종 확실한 갑상선기능저하증 증상을 너무 간단하게 생각한다. 그러나 환자 혈액검사에서 많은 T3가 있어도 실제는 수용체를 RT3가 차단하여 임상적으로 갑상선기능저하를 보일 수 있다. 국내에서는 RT3검사조차도 안 되어 고가의 비용을 들여 외국으로 보내야 하는데, 이마저도 간단하지가 않다. 그래서 갑상선 부분은 완전하게 보일지라도 호르몬 작용 부위는 이상이 있을 수 있다는 점을 염두에 두어야 한다.

사람마다 혈액검사를 할 때 각기 다른 TSH 수치를 보이는 이유
- 갑상선 약물 복용 횟수가 변할 때
- 갑상선 약물 강도가 변할 때

- 검사실 상태 변화 또는 시약과 혼합할 때 문제
- 환자의 약 복용 시간에 따라서
- 고식이섬유를 먹거나 중단할 때
- 칼슘 또는 철분제제를 복용하거나 중단할 때
- 콩 종류 식품을 과용할 때
- 과량의 갑상선종을 유발할 수 있는 음식을 먹는 경우
- 계절의 변화에 따라서 추운 겨울에는 TSH가 상승할 수 있음
- 호르몬의 변동에 따라서
- 임신
- 특정 약초나 보조식품 복용
- 처방약품 투여 시
- 스트레스를 심하게 받거나 또는 질환에 걸렸을 때
- 갑상선질환이 진행될 때

만성난치성질환을 해결하려면 숨어 있는 갑상선 문제를 놓치지 말아야 하고, 갑상선과 다른 미네랄 관계, 갑상선호르몬과 다른 호르몬의 관계, 환경오염물질과 음식물과의 관계, 다른 약물과의 관계에 대해서도 주의를 기울여야 한다. 국내에서는 임상적으로 어려운 환자를 대할 때 필요한 검사 전부가 뒷받침되는 것은 아니지만, 임상증상, 병력 및 가능한 검사를 토대로 신중하게 추적해 나간다면 좋은 결과를 기대할 수 있으리라고 생각한다. 갑상선질환의 진단은 일반 혈액검사로만 결론짓지 말고 환자의 증상 역시 중요하게 고려해야 함을 기억하고, 자가면역질환이 의심되면 정밀검사를 통해서 정확한 진단 후에 환자 처방을 해야 한다.

다음과 같은 경우에 해당하면 갑상선기능저하증 치료가 제대로 이루어지지 않고 있음을 의미하는 것이다.

- 갑상선호르몬 약물 복용량이 시간이 갈수록 계속 증가되는 경우
- 환자는 갑상선기능저하증 증세로 계속 고통 받고 있는데 의사는 정상이라고 이야기하는 경우

- 의사가 갑상선에 대한 항체검사를 하지 않는 경우
- 의사가 항체수치를 계속해서 검사하고 있는 경우
- 여러 갑상선 증상에 대한 각기 다른 약 처방이 늘어나는 경우

갑상선 문제를 예방할 수 있는 10가지 수칙

① 방사선 촬영 시 갑상선 보호(Thyroid collar)를 요청하라.

② 금연수칙을 지켜라.

③ 갑상선항체를 검사하고 치료하라.

④ 콩에 탐닉하지 말라. 너무 많은 콩 음식은 건강에 좋지 않을 수도 있다.

⑤ 셀레늄이 들어간 음식을 즐겨 먹어라. 갑상선에 최고의 영양제이다.

⑥ 방사선에 의한 응급상황이 예상되면 요오드화칼륨을 가지고 다녀라.

⑦ 불소에 대한 경각심을 가져라. 치아에 좋은 것은 갑상선에 해로울 수도 있다.

⑧ 음용하는 물을 주의하라(갑상선에 해로운 화학물질이 도처에 널려 있다).

⑨ 실리악병이나 글루텐 불내성이 있는지 검사하고, 진단되면 치료해야 한다.

⑩ 일반 병원에서 당신의 질문에 대한 답을 의사가 전부 알고 있다거나, 호소한 증상을 모두 의미 있게 받아들일 것이라는 기대는 잠시 접어두어야 한다. 통합기능의학을 전공한 의사를 찾는 것이 도움이 될 것이다.

내분비내과의 갑상선질환 치료에 대한 문제

30년 째 교직생활을 해 왔다는 배현주 씨(가명)가 피로를 호소하며 필자를 찾아왔다. 그녀의 얼굴은 한눈에 봐도 지친 기색이 역력했다. 피곤해 보이는 것은 얼굴뿐이 아니었다. 목소리는 완전히 쉬어 긴 대화를 나누기도 힘들었다. 이런 목소리로 어떻게 수업을 진행할 수 있는지가 의문이었다. 오전에는 큰 문제가 없지만 오후 3~4시가 지나면서 급격히 나빠져 심하게 짜증이 나기 시작하다가, 이내 무기력해져 마치 땅으로 꺼져버릴 만큼 기분이 가라앉는다고 했다. 간간히 불면증도 찾아와 잠자리 역시 고통스러웠다.

배 씨는 점점 심해지는 만성피로와 불면증으로 한 대학병원을 찾아 진료를 받은

결과, 갑상선기능저하증 진단을 받았다. 그때부터 갑상선 약을 복용하며 치료를 받기 시작했다. 하지만 오랜 치료에도 피로는 가시지 않았다. 이후 다른 대학병원으로 옮겨 진료를 받았지만 역시 호전은 없었다. 지푸라기라도 잡는 심정으로 민간요법에 의지해 컨디션 회복에 좋다는 도라지와 은행 등 각종 약제를 복용해 보았으나 차도가 없기는 마찬가지였다. 엎친 데 덮친 격으로 최근에는 역류성식도염까지 심해져 이비인후과도 다니고 있다고 하였다.

검사 결과 배 씨는 전형적인 하시모토갑상선염에 의한 기능성 갑상성기능저하증을 보이고 있었다. 4년 전 대학병원에서 검사한 갑상선기능검사에서 TSH 0.936, Anti-thyroglobulin ab 510.7였던 수치가 내원 당시 TSH 0.197, Anti-thyroglobulin ab 770.9로 오히려 증가된 소견을 보이고 있었다. 갑상선기능저하증 때문에 갑상선약을 복용해서 TSH는 감소했으나, 자가면역질환의 근본적인 원인은 해결되지 않아, 지속적으로 피로, 불안, 목소리가 쉬는 증상이 지속되었던 것으로 추정되었다. 내원 당시 검사한 총 콜레스테롤은 220, LDL 콜레스테롤은 143으로 역시 갑상선기능이 제대로 조절되지 않고 있는 상태로 판단되었다. 또한, 메틸화 MTHFR 단일염기변이검사에서 역시 갑상선기능저하에 문제를 보였으며, 자가면역질환에서 면역조절제 역할을 하는 비타민 D는 적정치보다 30ng 이하로 저하되어 있는 소견을 보였다. 혈중 alkaline phosphatase 역시 156u/L로 나와 갑상선기능과 염증 조절에 필요한 아연과 비타민 C도 부족할 것으로 예측되었다.

배 씨에게 기존에 복용하던 갑상선 약물인 티록신제제는 중지시키고, 대신 비타민 B군, 셀레늄이 함유된 케어멕스, 아연제제, 비타민 D, 비타민 C, W3, 소화효소, 강화된 유산균 등과 개량된 마이어씨 칵테일 주사, 글루타치온 주사 등을 주면서 경과를 관찰하였다. 3개월이 지나자 피곤이 사라지기 시작했다. 예전에는 퇴근시간까지 버티는 것이 어려웠는데 그 후로는 밤 10시가 지나도 업무나 웬만한 일들을 이겨낼 수 있게 되었다고 했다. 치료 후 측정한 갑상선기능검사에서 TSH 0.040, Anti-thyroglobulin ab 30 이하로 정상화되었고, 그 후로 반복 측정했을 때 역시 정상소견을 유지했다.

분자유전자 검사

```
MTHFR C 677 T
    검사법
        선별검사: 중합효소연쇄반응 - 제한효소법


    정확도
        >99 %

    결과
        PCR 산물크기: 198 bp
        제한효소 Hinf1 분석결과:198bp ( CC - uncut )
                           175bp, 23bp ( TT - cut )
                           198bp, 175bp, 23bp ( CT - cut&uncut )


    결론 및 의견
        MTHFR C 677 T variant: CT - Hetero zygous variant
```

　배 씨는 요즈음 흔히 말하는 '스마트 환자'였다. 필자는 배 씨에게 가끔 대학병원 진료를 받아 갑상선기능검사를 비교하라고 하였다. 일반 병원과는 전혀 다른 치료법에 생소할 수도 있는 환자가, 제3자에게서 치료결과를 검증 받음으로써, 통합기능의학에 대한 확신을 가질 수 있을 것이란 생각에 그렇게 권유했던 것이었다. 이전에 다니던 대학병원의 정기 검진을 다녀온 배 씨는 나에게 한 가지 후일담을 들려주었다. 배 씨가 대학의 내분비내과 교수에게 자신의 상태가 좋아진 이유를 묻자, 약을 꾸준히 복용한 결과라고 대답해 주었다고 한다. 그래서 배 씨는 실은 자신이 통합기능의학 치료를 받았노라고 말하면서, 3년 이상 병원에서 시키는 대로 갑상선치료를 했지만 차도가 없었는데 약도 아닌 건강기능식품, 식이요법 등으로 3개월 만에 증상이 좋아지고 검사 수치가 호전된 것을 이야기하자 교수가 설명을 하지 못하더라는 것이었다. 물론 처음 만나자마자 당신의 갑상선염을 제대로 이해하는 내분비내과 의사는 많지 않을 것이다. 필자 역시 별로 만나본 적이 없다.

하시모토갑상선염의 올바른 접근

하시모토갑상선기능저하증은 갑상선 자체만의 문제로 여겨서는 안 되며 면역질환으로 크게 보고 접근해야 한다. 하시모토갑상선염은 1912년 하시모토란 일본 사람에 의해 처음 발견된 질환이다. 처음에는 흔하지 않은 것으로 생각되었으며, 갑상선절제술 후 조직검사로만 가끔 진단되는 정도였다. 그러나 최근 의술의 발전과 함께 진단율이 상당히 높아졌고 많은 부분이 밝혀졌음에도 여전히 이 질환에 대해 자세히 알려져 있지는 않다.

하시모토갑상선염은 전체 인구의 약 2%가 이환율을 보이며 이 중 95%가 여성이다. 어느 연령에서나 발생할 수 있으나 특히 30~50대에 많으며 원인은 정확하게 밝혀지지 않았지만 유전적인 요소와 환경적인 요소의 상호작용에 의한 것이라고 추정되고 있다. 이것은 어떤 경로든지 간에 갑상선조직의 면역기전에 문제가 발생하여 자기 자신의 갑상선 조직 혹은 효소를 적(항원)이라 인지하게 된다. 그리고 이에 대항하는 항체(자가항체)가 형성되어 스스로를 파괴함으로써 갑상선호르몬의 생산이 감소되어 기능저하증에 빠지게 되는 것으로써 그레이브스병과는 반대 양상을 보인다. 하시모토갑상선염은 원발성 갑상선기능저하증의 가장 큰 원인이지만, 기능저하증에 빠지는 경우는 약 1/3 정도이며, 일단 기능저하증에 빠지면 회복이 안 된다고 알려져 있다. 하지만 명확히 설명할 수 없는 기전으로 일부에서는 치료 후 혹은 저절로 갑상선기능어 정상으로 회복되는 경우도 있다. 그레이브스병과 마찬가지로 하시모토갑상선염은 가족력을 보이는 예가 많다.

하시모토갑상선염의 증상의 정도는 매우 다양하여 아무 불편이 없다가 다른 검사 중 우연히 발견되는 경우도 있고, 목이 약간 불룩하게(갑상선종) 나온 정도를 본인은 모르다가 의사나 다른 사람에 의해서 발견되는 경우도 많다. 갑상선기능저하증의 증상이 나타나는 경우는 약 1/3 정도로 보고되고 있으나 그 외 다른 문제점에 대해서는 이해가 적은 편이다.

갑상선기능저하증의 증상
- 심혈관계: 서맥, 이완기혈압증가

- 중추신경계: 집중력 및 기억력 감퇴, 흥미 소실, 우울증, 멍한 증상(Brain fog)
- 소화기계: 소화액 분비 감소, 변비
- 근골격계: 근육 강직, 관절통 및 근육통.
- 신장: 체액저류 및 부종, 눌러도 들어가지는 않는 부종
- 간장: 중성지방 및 LDL 콜레스테롤 증가 등 고지혈증
- 생식계: 비정상적인 생리량 증가, 배란장애, 불임, 월경불순
- 피부와 모발: 피부가 건조하고 땀이 잘 나지 않으며 모발이 거칠고 잘 부스러지며 눈썹 바깥쪽이 잘 빠짐.
- 전신증상으로 추위를 못 참고, 식욕이 감소하나 전반적으로 몸이 붓기 때문에 체중 증가가 나타남.
- 피곤하고 무기력하고 졸림.
- 혀도 붓기 때문에 감각이 이상하다.
- 성대도 붓기 때문에 쉰 목소리가 남.

위의 증상들은 갑상선호르몬제제로 치료하면 대부분 호전되는 것으로 알려져 있다. 갑상선이 전체적으로 불룩하게 커져있고, 갑상선기능저하증을 보이며, 갑상선자가항체가 높은 수치로 나타나면 바로 하시모토갑상선염으로 진단할 수 있으나, 여러 가지 애매한 점이 있을 때에는 세침흡인술을 시행하여 감별할 수 있다. 기능저하증의 치료는 원인에 관계없이 단지 부족한 갑상선호르몬을 보충해 주는 것이 거의 유일한 치료이다. 처음에는 소량으로 시작하여 점차 늘려가는데 갑상선호르몬수치가 안정적으로 유지될 때까지 4~6주 간격으로 기능검사를 주기적으로 해야 한다. 갑상선호르몬제제는 안전한 약이기 때문에 장기적으로 복용하여도 크게 걱정할 필요는 없다. 일정 기간이 지나면 정상으로 회복된다. 하지만 정상으로 회복된 후에도 다시 기능저하증에 빠지는 경우도 있으므로, 주기적으로 그리고 장기적으로 추적검사를 해야 한다.

61세 남성이 고지혈증으로 내원했다. 오랫동안 고지혈증으로 내과에서 치료를 받아온 이 남성은 통상적인 방법으로 대사성증후군이 해결되지 않자 통합기능의학센터를 찾아왔다. 체질량지수 BMI:29.4로 중등도 비만 상태를 보이고 있었

고, 중성지방대비 HDL콜레스테롤은 176/32 = 5.5 비율로 나타났다. 3 이상인 경우에는 인슐린 저항성으로 판단해야 한다. 이런 환자에게는 일반적인 내과적 약물치료가 잘 반응하지 않는다. 또한 이 남성은 체내 수은이 증가되어 있고, Anti-thyroglobulin ab 101로 자가면역성 갑상선염이 의심되는 상태였다. 그런데 수은 같은 중금속은 갑상성호르몬 대사를 방해하는 것으로 알려져 있기 때문에 갑상선 약제를 사용한다고 해도 일시적으로 증상이 호전될 수 있지만, 자가면역항체는 그대로 있거나 오히려 시간이 가면 악화된다. 따라서 해독(생체변환)을 통해서 중금속을 제거해 주어야 한다.

모발 중금속 미네랄 검사(Hair toxic mineral test) - 수은 과다 소견

중금속 원소		결과수치(ug/g)	허용범위(ug/g)	허용범위	과다
Hg	수은	1.814	< 1.3		
Pb	납	0.249	< 1.5		
Cd	카드뮴	0.005	< 0.045		
Al	알루미늄	1.324	< 12.9		
As	비소	0.137	< 0.105		
U	우라늄	0.05	< 0.88		
Bi	비스무스	0.103	< 2.8		
Sb	안티몬	0.000	< 0.103		
Ba	바륨	0.072	< 14.4		
Be	베릴륨	0.000	< 0.005		
Sn	주석	0.000	< 0.5		

갑상선 건강은 내장 건강의 영향을 받는다

히포크라테스는 "모든 질병은 내장에서 시작된다"고 말했다. 2,500년 후에 우리는 그가 얼마나 정확했는가를 실감하기 시작했다. 갑상선기능저하증도 예외는 아니다. 다음의 도표처럼 나쁜 내장 건강은 갑상선 기능을 억제하거나 하시모토병을 유발할 수 있고, 낮은 갑상선 기능은 염증반응과 새는장증후군을 유발할 수 있다.

내장의 내용물이 몸 밖에 있다는 사실에 대해 생각해 본 적이 있는가? 내장은 입에서부터 항문까지 연결되는 속이 빈 관이다. 입으로 들어가 소화되지 않은 것은

내장 - 갑상선 - 면역 관계

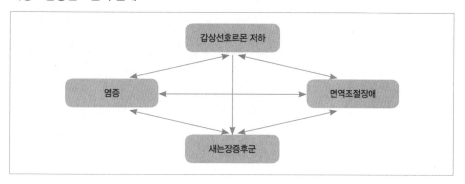

어떤 것이라도 다른 끝으로 바로 통과한다. 사실, 이것이 내장의 가장 중요한 기능 중 하나이다. 이물질이 내장을 통과해서 몸 안에서 순환하는 것을 막는 일 말이다. 내장의 다른 중요한 기능은 몸 안의 면역 조직의 70%를 관장하는 것이다. 이것은 위장관 점막 연관 림프조직(GALT) 또는 장 관련 림프양조직이라고 불린다. GALT는 항원에 대항하여, 항체를 만들고 공격하는 T림프구와 B림프구와 같은 면역 세포를 저장하는, 림프양 조직의 여러 가지 타입으로 구성된다. 문제는 내장의 이러한 면역 기능이 저하됐을 때 발생한다. 예를 들어 새는장증후군 같이 내장 장벽이 투과성이 있게 되면 거대한 단백질 분자들은 혈류로 빠져나간다. 이러한 단백질들은 원래 우리 신체에 속해 있는 것이 아니기 때문에 몸은 면역반응을 시작하고 단백질들을 공격한다. 이러한 공격은 하시모토병과 같은 자가면역질환의 발생에 상당한 역할을 하는 것으로 여러 연구에서 밝혀졌다.

갑상선호르몬은 위와 소장 상피 세포의 긴밀한 결합에 결정적인 영향을 준다고 알려져 있다. 이러한 치밀 결합은 내장의 불투과성 장벽을 형성하기 위해 두 가지 세포가 서로 밀착되어 세포막이 합쳐져 있는 부분이다. 갑상선호르몬은 스트레스가 유발하는 궤양 형성으로부터 내장 점막 내층을 보호한다. 마찬가지로, 갑상선자극호르몬방출호르몬과 갑상선자극호르몬 모두 GALT의 발생에 영향을 끼친다.

내장 건강은 갑상선 건강과 직결되어 있음을 기억해야 한다. 우리가 새는장증후군, 내장염증, 내장감염 또는 기생충, 가슴 쓰림, 소화불량, 만성변비 또는 설사 등으로 고통 받을수록 갑상선 건강은 안전하지 않다. 갑상선기능저하증이 소화 건강을 악화시키고, 소화 건강의 악화가 갑상선기능저하증을 유발하는 것처럼, 이런 내장-갑상선 연관성 때문에 계속적인 악순환이 유발될 수 있다. 따라서 하시모토병이나 갑상선기능저하증을 적절히 관리하는 것은 갑상선호르몬을 보충하는 것 이상의 중요한 의미가 있다.

하시모토갑상선기능저하증이 뇌 건강에 미치는 영향

하시모토병은 신체 여러 부분에 영향을 미치는데 특히 가장 중요한 장기인 뇌에도 영향을 줄 수 있다. 하시모토병이 뇌에 영향을 주는 3가지 경로가 있다. 첫째, 하시모토병을 가진 사람들은 자신의 신경계에 대한 자가면역 공격 시스템을 가지고 있다. 혈액검사 결과를 보면 신경 조직에 대한 항체 양성반응을 보인다. 둘째, 신경계에 대한 자가면역 공격 시스템과 별개로 하시모토에서 유래된 면역반응은 뇌 면역시스템을 활성화하여 뇌에 염증반응을 촉진시킨다. 셋째, 하시모토병은 이 두 가지 요인에 의한 뇌 염증반응을 완화시키는 데 필요한 갑상선호르몬 레벨을 감소시킨다.

가속화되는 뇌변성을 통상적으로 노화라고 한다. 따라서 뇌로 하여금 변성속도를 낮추는 것이 치료 목표이다. 유감스럽게도 오래도록 해결되지 않은 하시모토병의 사례를 보면 뇌변성이 심해져 우울증(전두엽 신호의 감소), 피로(신경변성으로 인한 뇌 피로), 인지장애(뇌 염증반응) 같은 증상으로 나타나는 경우가 많다. 몇 가지 사례에서는 정상적인 갑상선 레벨을 유지함에도 불구하고 장기간 상태가 지속되고 뇌에 대한 해결되지 않은 갑상선 문제가 있는 경우가 있다. 이런 경우엔 갑상선 상태의 영향을 지속적으로 관찰해야 한다.

세로토닌은 안녕과 즐거움을 느끼는 데 중요한 뇌신경전달물질로 알려져 있다. 세로토닌의 부족이 우울증의 가장 중요한 원인으로 지적되고 있으며 갑상선기능저하 시 세로토닌 합성이 줄어들 수 있고 세로토닌 수용체의 민감도도 감소된다. 그래서 세로토닌 부족 증상의 하나로 우울증, 계절성정서장애(Seasonal affective disorder, 햇볕이 부족한 시기에 우울해지는 증상), 내부 분노, 편집병, 삶의 일상적인 즐거움 감소 등이 나타나게 된다. 갑상선기능저하 표지자인 TSH는 상승하고 T4가 저하된 환자라면 진찰할 때마다 항상 세로토닌 활성도에 대해서 평가해보길 권한다.

그렇다면 뇌누수장벽을 어떻게 극복할 것인가?

첫째, 글루텐이 포함된 밀, 보리, 오트 등의 음식을 피해야 한다. 제거 및 유발 식이(Elimination/Provocation)를 하여 면역체계를 교란시키는 유제품이나 달걀 같은 식품들을 찾아내야 한다.

둘째, 혈당을 조절하고 장 건강을 유지하며 부신호르몬 농도를 높지도, 낮지도 않게 균형있게 맞춰감으로써 부신 건강을 유지해야 한다. 이는 호르몬의 균형을 잘 유지하여 인체 염증을 완화시켜 줄 것이다. 또한 특히 뇌혈관장벽의 온전함, 뇌염증 및 뇌혈류 증가와 관련해 생산된 물질들에 대하여, 그리고 간의 메틸화 대사 경로와 알파리포산의 보충에 대하여 통합기능의학을 연구한 의사에게 상담하도록 해야 한다.

자가면역질환을 조절하는 것은 뇌 건강과 뇌혈관장벽의 완전함을 수호하는 데 매우 중요한 단계다. 하시모토병 또는 자가면역질환을 장기간 진단하지 못하는 것은 우리의 뇌 또한 자가면역질환, 퇴행, 염증반응에 취약하게 만들게 될 것이다. 하시모토병 같은 자가면역질환을 단순히 갑상선질환으로만 여기지 말고 면역계 자체의 위험신호로 받아들여야 한다.

다음과 같은 경우 자가면역질환을 강력히 의심하라.

불임, 반복된 유산, 원인 모를 신경통, 어지럼증, 자폐, 만성피로, 갑상선 문제, 일반적인 치료에 반응하지 않는 대사성증후군 등으로 10명 이상의 의사를 만나고, 병원을 전전해도 당신의 병명이 확실하게 진단되지 않는다면 자가면역질환이 있다고 보면 된다. 그리고 몸에 무언가 이상이 있어서 제대로 인증되지 않은 건강기능식품, 약초, 인삼, 버섯 등 면역 증강제를 복용하고 점점 증상이 악화되어 간다면 역시 자가면역질환을 의심해 봐야 한다. 그러한 무분별한 복용의 결과는 굉장히 위험할 수 있다. 자칫 잘못하면 갑상선 외에 새로운 조직, 즉 연골 또는 대뇌, 소뇌의 수초까지도 손상을 받을 수 있다.

결국 갑상선 문제는 내분비계, 신경계의 신경전달물질, 면역계의 기본적인 문제 외에 소화기, 간대사, 영양소 및 스트레스, 중금속, 환경호르몬 등과 얽혀있는 복합적인 문제다. 지금 설명한 내용 중 나의 이야기처럼 들리는 것이 있다면 통합기능의학 의사를 찾아가 자가면역질환검사를 받아 볼 것을 권한다.

갑상선 환자가 말하는 것에 귀 기울일 때가 왔다.

다음은 메리 쇼먼(Mary Shomon)이라는 갑상선 환자가 본인의 치료 경험을 온라인에 올려놓은 것을 번역한 것이다. 의미 있는 내용이기에 이곳에 발췌하여 실어본다.

나는 갑상선 환자들에게 갑상선에 적합한 것, 또 너무 무겁게 받아들이지 말아야 할 것들에 대해 편지를 써왔다. 하지만 나는 당신에게 비슷한 편지를 쓸 때가 왔다고 생각한다. 우리의 갑상선에 대해 조언을 해주고 갑상선연구를 알려주기도 하고 논문도 쓰고 내분비학회에 참석도 하는 우리가 건강하지 못할 때 마주해야 하는 내분비의사들에게 말이다. 거의 20년간 갑상선 환자로서 내가 배운 약간의 것들을 당신들이 들어주길 바란다.

■ **갑상선질환은 진단도, 치료도 쉽지 않다**
몇몇의 사람이 주장하는 것처럼 갑상선질환이 진단하기 쉽고 치료하기 쉽다면 왜 '내분비학'이라는 내과적 전문분야가 필요할까? 사실은 미국의 수백만 명의 사람들이 적절한 갑상선 치료를 받지 못하고 있다. 의사들 중 많은 수는 TSH 검사 결과를 어떻게 해석해야 하는지조차 잘 모른다. 그 검사는 당신들이 '가장 표준적인 방법'이라 부르는 검사다. 갑상선 항체가 있는데 TSH 수치가 3.0이면 갑상선기능저하증 치료를 받을 수 있겠지만, 어떤 의사들은 TSH가 '참조치(4.5~6.0)'를 넘어갈 때까지 저하증이라 진단하지 않으며 심지어 일부 의사는 TSH가 10.0을 넘기 전까지는 치료할 필요가 없다고 생각한다.

많은 의사들이 하시모토나 그레이브스병 같은 자가면역질환을 치료하는 방법을 모른다. 대신 당신은 갑상선기능저하증이나 갑상선기능항진증의 결과만을 치료하며 기저질환은 치료하지 않는다. 글루텐 없는 식이, 저용량 날트렉손과 자가면역질환 자체에 대한 효과를 고려한 새로운 발견에 대해 대부분 잘 모를 것이다(관심이 없든지). 임신 기간 동안 가벼운 갑상선기능저하증이나 심지어 무증상 갑상선기능저하증의 위험성에 대해 알면서도 당신은 임신한 여자에 대한 갑상선질환 검사를 일상적으로 하지 않거나 임신 기간에 적절하고 조심스럽게 갑상선 환자를 감시하지 않는다. 새로운 유전자검사나 VeracyteAfirma 같은 평가방안이 결절이 악성일 때 거의 정확한 판단을 도와줄 수 있지만 이런 방법들에 대해 잘 모르며, 첨단 기술을 활용하지 못해 불필요하고 비싼 갑상선수술만 초래하고 결국 불운한 환자들은 일생 동안 갑상선기능저하증을 안고 살아야 한다.

갑상선암은 사실 미국에서 주목 받은 지 얼마 안 된 암이지만, 질환에 대해 자세히 보기는커녕 그 증가 추세가, 발달된 진단법에서 기인한 것인지, 아니면 유병률의 실제

VeracyteAfirma에 대한 설명

Implementing Afirma Thyroid FNA Analysis into Practice
(A Representative Schematic)

Physician Performs FNA

Cytopathology

Benign | Indeterminate | Suspicious / Malignant

Follow with Ultrasound [1,2] | Gene Expression Classifier | Surgical Consult [1,2]

BENIGN >94% NPV [5] | SUSPICIOUS

증가를 반영하는 것인지만 논쟁하는 의사들도 있다.

최종 결론: 갑상선 주제는 복잡하고 '쉬운' 것은 거의 없다. 당신이 환자와 언론에게 갑상선질환의 진단과 치료가 얼마나 간단한지를 주장할 때는, 그 질문에 대해 스스로의 지식과 신뢰성을 반문해보아야 한다.

Afirma 갑상선 분석기법(앞 장의 'VeracyteAfirma에 대한 설명' 참고)은 불필요한 갑상선 수술을 피하기 위해 기존 미세바늘 흡인세포검사로 암진단이 불분명한 경우 유전자 정보가 특정 형질로 발현되는가 여부를 보고 수술 필요성을 판단하는 데 도움이 되는 방법으로 최근 국내에서 갑상선암 진단과 수술이 급격히 늘어나고 있는 현상의 대안책으로 소개한 것이다. 하나 더 보태자면 갑상선결절이 발견됐는데 수술할 필요가 없어서 초음파 검사만 하면서 기다리기 보다는 원인을 적극적으로 찾아서 통합기능의학적으로 해결해야 한다고 필자는 생각한다.

▪ **가끔은 환자가 더 잘 안다**
유감스럽게도 어떤 의사들은 의과대학 과정을 거치지 않으면 정규적인 의학 지식을 배우고 공부하는 것이 불가능하리라 믿는다. 이런 태도는 의문과 궁금증을 갖는 환자들에 대한 오만함으로 이어질 수 있다. 나는 중간자적 입장에서 이런 오만함을 절감한 적이 있다. 최근에 생각나는 예를 들자면, 몇 년 전 나는 수백 명 환자의 이야기와 개인적인 임상 경험을 토대로 흡연을 중단하는 것과 갑상선면역질환의 발생 사이에 어떤 연관성이 있음을 직감하였다. 나는 이것에 대해 기술하였고 더 많은 관련 연구와 실험들을 알아보고자 온갖 갑상선 전문가와 조직들을 만나보았다. 그리고 이런 나의 생각이 우스꽝스럽고 현실성이 없단 말을 들었다. 최근 몇 년간, 마침내 연구가들은 우리 환자들이 의심해왔던 대부분이 사실이었음을 밝혀내고 발표하고 있다. 어떤 환자들에게는 금연하는 것이 자가면역질환의 촉발 요소가 되었다(물론 이것이 흡연을 지속하는 이유가 될 수는 없다. 하지만 학자들이 더 나은 치료법을 찾기 위해 담배와 자가면역 사이의 연관성을 주의 깊게 연구해야 하는 이유가 될 수 있다). 그리고 담배의 어떤 성분이 자가면역을 조절하는 것으로 보인다.

내가 아는 의사가 2013년 미국 갑상선 관련 모임에서 나에게 말하길, 다양한 내분비 의사들이 나의 웹사이트와 저서들 그리고 갑상선 변호 일에 불만을 표할 때 한 내분비 의사가 이렇게 말하였다고 전해주었다. "메리 쇼먼(Mary Shomon)은 자가면역갑상선질환의 발병과 금연하는 것의 관계를 공개적으로 질문한 첫 사람이다."

인터넷과 사회 언론이 부상하면서 환자의 역량 강화, 환자근거중심의학이 새로운 현실로 다가왔다. 근거중심의학 이중맹검, 전문가의 검토, 연구 관련 저널은 우리와 함께 있을 뿐 아니라 갑상선 환자들의 경험과 지혜를 모으는 힘이 있다. 수천 명의 갑상선 환자들이 매달 나와 그들의 이야기, 발견, 좌절을 공유한다. 내분비 전문가들은, 소통하고 지지하고 힘을 실어주려고 노력하는 사람들을 비난하기보다 환자들이 말하는 것에 귀를 기울여야 할 것이다.

▪ 환자한테 가장 적절한 갑상선호르몬 대체제를 찾아라

우리는, T4는 언제나 완전하게 T3로 변환되며, 갑상선기능저하증 환자가 필요한 것은 오직 갑상선호르몬 대체 약물 치료인 합성 T4-levothyroxine이라고 교육 받아 왔다. 몇몇은 T3약물의 사용을 단호하게 반대하고 있다. T4치료에 부가적으로 사용되건 단독제제로 사용되건 상관없이 말이다. 그리고 우리는 levothyroxine 외에 어떤 약물도 치료에 사용하는 것을 거부하고 있다.

어떤 이들은 자연산 갑상선이나 돼지 갑상선만큼이나 자연건조 갑상선 약물을 처방하는 것에 강한 경멸감을 갖는다. 또한 그것들을 처방하는 것을 거부할 뿐 아니라 약물로써 그 선택을 노골적으로 폄하하거나 잘못된 정보를 퍼뜨리기도 한다. 어떤 이들은 더 열린 시각을 가지고 T4 단독 치료가 적합하지 않게 판단될 시에는 때때로 T3치료법이나 자연산 갑상선 약물까지도 사용하고자 한다. 하지만 그들만큼 포용적이지 않은 동료들에게 받을 비난과 조롱이 두려워, 이런 치료법을 공공연하게 공유하지는 못할 것이다. 하지만 새로운 연구는, 어떤 환자들은 T3 추가로 더 나은 결과를 보였고 자연건조갑상선추출물은 레보티록신의 효과적인 대체가 될 수 있다는 것을 보여줬다. '나쁜 연구', '너무 작은 연구' 또는 '유럽 저널만의 내분비연구'라고 무시하는 전형적인 거부반응 대신에, 가까이서 그 결과를 지켜봐온 수천 명의 통합의학자들과 수백 명의 환자들의 증언을 되새겨보고 더 속도를 낼 필요가 있다는 것을 느껴보는 건 어떤

가? T3 또는 갑상선추출물(Natural Thyroid)이 환자들을 도울 수 있음을 깨달은 사람들처럼, 공개적으로 연구에 참여하고, 발표하며 논문을 쓰며 갑상선 환자들을 위한 강력한 지지자가 되어보는 것은 어떨까?

■ 환자들의 불평을 정신적인 문제로 무시하는 것은 미친 짓이다

안소니 위트만(Anthony Weetman)은, '갑성선 기능 검사는 정상'이지만 갑상선에 이상 증상을 느껴 치료 받고자 하는 환자들이 실은 '신체화 장애'를 가지고 있음을 공공연하게 주장한 사람으로 알려진 영국의 내분비의사이다. 신체화 장애란 의학적 용어로, 내분비전문의가 갑상선 검사 결과 정상이라고 판단함에도 불구하고 계속해서 치료를 고집한다면 당신이 정신적인 문제가 있다는 것이다. 의사가 환자를 제대로 이해하지 못한 현상이다. 유감스럽게도 위트만 박사와 같은 의견들은 드물지 않다. 그리고 미국 내분비 학계는 위트만 박사에 깊게 감명 받아 "그의 뛰어난 성과는 마땅히 인정받아야 한다"며 미국갑상선협회에서 2013 Paul Starr 상을 수여하기도 하였다. 아마 환자 입장에서 보면 답답할 것이다.

만약 검사 결과가 비정상이면 우리는 갑상선 환자로 정당하게 치료 받을 것이고, 갑상선기능이 정상으로 판정된다면 우리는 정신에 문제가 있는 사람이 되는 것이다.

당신은 그런 흑백논리를 인정하고 당신 자신의 일이라면 그 결과에 동의할 수 있겠는가? 예를 들어 정상 TSH는 무엇인가? 수년 전에 기준으로 의심한 범위인 3.0 이하인가? TSH '참조 범위'의 맨 위인 5.0 이하인가? 일부 사람들이 '무증상'의 갑상선기능저하증의 컷오프로 사용하는 10.0 이하인가? 환자가 갑상선 증상이 있고 자가면역하시모토병을 가리키는 비정상적으로 상승한 TPO 항체가 발견되었지만 TSH가 '정상' 범위라고 환자를 '정상'이라고 할 수 있는가?

명백한 갑상선 증상이 있지만 TSH검사수치가 수학적으로 애매한 범위에 있다면 의사들 중 일부는 우리를 기꺼이 진단하고 치료할 것이지만 또 다른 일부는 우리가 신체화 장애일 것이라 확신하고 정신과 의사에게 의뢰할 것이다. 의사들이 이런 중대한 사안에 공감하지 못한다는 것을 인지하면, 환자가 할 수 있는 일은 질문을 하고 설명을 기대하거나 때로는 치료를 요구하는 것이다. 그리고 이런 주장들은 의사로 하여금 '정상적인 검사 결과'를 보이는 환자가 정신적 문제로 고통 받고 있다고 생각하게 만든다.

아마, 환자 입장에선 도리어 이런 생각들이 미친 소리처럼 들리겠지만 말이다.

▪ 귀를 기울일 때다

내분비 의사는 이미 다른 종류의 의사들에게 갑상선 환자를 뺏기고 있다. 많은 사람들이 갑상선과 자가면역질환의 주제에 대해서 내분비 의사에게 상담하는 것을 오래 전에 포기했거나 갑상선호르몬 대체치료를 위해 맞서고 싶어 한다. 딱딱하고 경직된, 종종 환자를 무시하는 많은 내분비 의사들은 의사-환자의 관계와 수백만 명의 갑상선 환자 사이에서의 내분비학의 평가에 장애가 되고 있다. 이것을 어떻게 바꾸나? 내분비 의사에게 가장 중요한 단계는 열린 마음으로 환자의 생각, 열린 마음이 있는 동료 의사 및 연구, 환자 경험에 대해 진실되게 귀를 기울이는 것이다.

힘 있는 갑상선 환자 모임에서 많은 사람들이 내분비내과 의사들을 이미 불행하게 생각한다. 심지어 그들 자신을 '갑상선전문가'라고 동일시할지라도 말이다. 그리고 그레이브스병, 갑상선중독증, 갑상선암의 치료와 진단과 갑상선(갑상선종, 결절, 생검)에 영향을 주는 구조적 주제를 치료하고 검사하고 진단하는 기술적인 전문가일 뿐이다.

하지만 많은 사람들이 예전에 갑상선에 영향을 주는 자가면역질환을 가지고 있는 주제에 대해서는 내분비 의사에게 상담하는 것을 오래 전에 포기했거나, 갑상선호르몬 대체치료에 대해 투쟁할 기분을 느끼고 있다.

브라이언트 맥길(Bryant McGill)은, "진심으로 존경하는 어구는 다른 사람이 말하는 것을 듣는 것이다"라고 했다. 우리는, 꼭 공감하는 것이 아닐지라도, 늘 귀 기울여 왔다. 당신도 우리의 이야기를 너무 늦지 않게 만나기를 희망한다. 당신의 안녕을 빌며. 갑상선 환자 지지자로부터.

03

통합기능의학의
치료

치료를 위한 개입은 개개인에게 꼭 맞는 치료법을 맞추는 것이다.
그런 면에서 그것은 개인 양복을 맞추는 것과 같다.
치수를 재고 당신의 몸에 꼭 맞을 때까지 입어 보는 것처럼 말이다.
당신은 항상 한 번에 몸에 꼭 맞는 것을 얻을 수는 없다.

시드 베이커 Sid Baker

01 인체 친화적 치료

먼저 치료 원칙, 진단, 치료 방법에 대해서는 이 책 여러 부분에 걸쳐서 반복되어 미흡한 부분만 보충하는 식으로 서술해 놓았다는 것을 명시하고 글을 시작하고자 한다.

통합기능의학의 치료 목표는 인체 고유의 치유 능력을 회복할 수 있도록 도와주는 것이다. 동시에 환경 친화적이고 환자에게 가장 해가 적은 치료 방법을 이용하는데 목표를 두고 있다. 통합기능의학의 치료는 식이 요법, 생활 습관과 환경 변화, 영양소 투여 등에 중점을 두고 질병을 교정한다. 따라서 맞춤 의료이면서도 부작용도 적어 그 무엇보다 인체 친화적이다. 하지만 약물을 쏟아붓지 않고 침습적인 측면이 적기 때문에 관련 공부가 미흡한 의료인들은 대단치 못한 학문이라 폄하하기도 한다.

그러나 기존 현대의학의 약물중심치료는 많은 문제를 야기한다. 어느 특정 부분을 목표로 하는 약물 개발은, 증상을 일정 기간 호전시킬 수 있으나 정상 대사를 개선하는 것이 아니므로 2차적인 문제를 불러올 수도 있다. 또한 약물이 증상 치료에 해당하는 부분에만 영향을 주는 것이 아니라 원치 않는 부분에 악영향을 미칠 수 있다는 것을 기억해야 한다. 음식과 약물을 이용하여 병에 대하여 무작위 제어시험(RCT)을 한다면 이론적으로 괴리가 있을 수밖에 없다. 둘 사이에는 기본적으로 접

식품과 약물의 차이

식품	약물
■ 활성 성분이 대부분 알려지지 않음	■ 완전히 알려진 활성 성분
■ 생물학적 천연 식품 혹은 합성 유기농 재료	■ 재료가 알려진 인공의 합성 식품
■ 복잡한 생물학적 체계의 화학적 합성복합체	■ 정의된 체계의 순수 합성물
■ 약간의 표준화	■ 엄격한 표준화와 광범위한 임상 실험
■ 알려지지 않은 많은 것들	■ 모든 요소들이 알려짐
■ 다양한 목적의 식품 활동	■ 약품은 하나의 목적을 위해서 사용
■ 상호 작용하는 많은 요소들의 활동	■ 하나의 요소는 독립적으로 활동

근방식과 생화학 대사의 작용점에 큰 차이가 있다.

영양유전체학 분야는 굉장히 많은 양의 실험 자료가 발생하며, 분류하고 분석하는 데 독특한 형식이 요구된다. 영양소 변동성, 영양소와 영양소의 상호관계, 특정 음식을 섭취하는 개인 간의 유전적 변이를 포함한 음식의 복잡한 특성 때문에 확실한 인과관계를 밝히는 데 어려움이 예상된다. 때문에 영양유전체학은 약물 유전체학에 비해 아직 상업성이 약하다. 하지만 장기적으로 봤을 때 건강관리 비용 면에서 영양유전체적인 접근 방식이 약물 접근 방식에 비해 저렴할 것이다. 그렇지만 영양유전체학과 약물유전체학은 비슷한 면이 있어서 상호 보완적이므로 한쪽만 발전하진 않을 것이다. 그러나 영양소에 대한 대중의 익숙함과 선호도가 크기 때문에 영양유전체학은 학문은 물론 상업적으로도 장래성이 밝은 분야다.

치료적 관점에서 본 음식과 영양소

▪ 부족한 것을 보충한다

과거에는 영양소와 음식을, 배고프면 부족한 칼로리를 보충해 주고, 하루 필요 권장량을 제공해주는 것 정도로만 인식하였다. 그러나 시간이 지나면서 영양소가 단순히 배를 채우는 것 이상의 중요한 역할을 한다는 것을 알게 됐다. 대사가 원활하게 이루어지려면 적절한 영양소가 필요하며, 영양소 섭취권장량도 개인마다 다르다는 것이 검사를 통해 증명됐다. 경우에 따라서는 노인들의 인지기능저하를 예방하기 위해 비타민 B12 같은 경우 400배까지 필요하다고 보고되기도 한다.

▪ 해독, 생체전환, 산 염기균형

pH 문제가 등장했다. 몸이 산성이면 만성질환이 이환되기 쉬운 환경이기 때문에 알카리성 음식을 잘 먹어야 한다. 이 때문에 한때 알카리성 미네랄이 유행하기도 했다. 물론 이런 논리만 가지고 병이 해결되는 것은 아니다. 간, 콩팥, 장관, 폐, 피부 등에서 일어나는 대사물질의 생체전환에 대하여 연구가 활발히 진행되어 해독이 유행하게 되었는데, 현재 의학계에서는 '해독'보다는 '생체전환'이라는 용어가 타당한 것으로 보고 있다.

▪ 표적치료 vs 융단폭격

건강기능식품도 단순한 건강관리가 목적인지, 아니면 만성난치질환을 치료하는 것이 목적인지에 따라 복용법이 다르다. 향후 노후에 대비하여 노화관리를 원한다면 전문가와 상의하여 표적영양치료를 하여야 한다. 확실한 목표 없이 산탄총 식으로 이런저런 영양제를 복용하면 부정적인 결과를 초래할 수 있다.

▪ 세포신호를 조절(자극, 억제, 차단)

생화학과 분자생물학, 유전체학, 대사학 등의 발달로 세포 신호를 어느 정도 이해하게 됨에 따라 약물로 조절하려는 시도도 하고 있지만, 통합기능의학자들은 환자에게 부작용을 줄이기 위해 자연에서 나오는 영양소, 식물 속에 함유된 화학 물질(Phytochemical) 등으로 세포 신호를 자극하고 억제하기 위해 고심하고 있다.

▪ 유전체, 후생유전학

지금은 적극적으로 유전체학, 특히 단일 염기변이 등을 만성난치질환, 정신질환 등에 응용해 좋은 결과를 얻고 있다. 그 중 메틸화대사가 대표적으로 많이 쓰이고 있다.

▪ 역설, 수수께끼, 토론, 거미줄 연결방식

부분적으로는 바람직한 일이 전체로 볼 때는 나쁜 결과를 가져오는 것을 '구성의 오류(Fallacy of composition)'라고 한다. 의학에서도 과거에는 '특정한 물질이 자극을 할 것이다'라고 생각했던 것이 현재에 와서 과거 예상과 반대로 억제작용이 나올 수 있다.

다음에 언급하는 것들은 기존 의학에서 설명하는 임상지침(Practice guidelines)과는 많은 차이가 있기 때문에, 훈련되어 있지 않은 의사들이 환자를 진료하는 데 있어서 굉장히 답답함을 느끼게 되는 요소들이다. 예를 들어 에스트로겐 역설

(Estrogen paradox)처럼 유방암과 밀접한 연관성이 있는데 처방을 하느냐, 피해야 하느냐 하는 딜레마에 빠질 수밖에 없는 상황들이 많이 나타나고 있다. 그 외에도 비만의 역설부터 노인에 있어서 갑상선의 문제, 활성산소 문제, 엽산의 문제, 그리고 세균감염증이 있을 때 철분을 주어야 하는지, 고지혈증 치료제인 스타틴을 처방해야 하는지, 당뇨약을 주었는데 환자한테 도움이 되는 것인지 등 굉장히 많은 문제가 산적해 있다.

이와 같이 수수께끼 같은 문제를 풀기 위해 과거에는 분자수준에서 한쪽 면으로만 보고(Molecular switch) 진료를 했다면 이제는 망 스위치(Network switch) 체제로 입체적으로 전환하는 쪽으로 방향이 바뀌고 있다. 그러다 보니 빅데이터 수준의 많은 자료가 필요하고 기존의 통계적 해석에서 좀 더 나아가 생물정보학(Bioinformatics)으로 발전하고 있다.

"자연에도 약물과 동일한 효과를 가진 물질이 있다."

칼 파이퍼 Carl Pfeiffer

02 병의 잠복기 진단이 중요하다

기능의학의 치료는 잠복기 진단과 함께 시작된다. 즉 세포의 기능변화가 있을 때부터다. 기능의학에서 치료자는 단지 증상과 징후를 조절하는 것이 아니라 원인을 해결하여 건강과 기능을 회복시키는 데 중점을 둔다. 따라서 약물과 영양소의 상호작용, 영양소와 영양소의 상호작용을 염두에 두어야 한다.

치료방법은 외과의사인 자콥 콘버그(Jacob Kornberg)가 한 말로 요약된다.

"정상적인 생리기능을 방해하는 것을 제거해주고 적절한 건강에 필요한 것을 넣어주어 인체 스스로 치유능력을 회복하고 생리적인 균형을 이루도록 도와주는 데 있다."

일차적으로 식이, 운동, 생활 습관, 생활 환경 개선이 중요하다. 그 다음, 생물학적인 개선을 위해서 기존 약물과, 필요에 따라 고품질, 고농도의 자연물을 이용한다. 물론 두 가지 다 적절히 균형을 맞추어 환자 개개인의 생화학적 독창성을 고려한 맞춤치료를 하여야 한다. 환자를 교정하는 데 필요한 영양소와 기능성 음식개발 등은 통합기능의학을 완벽하게 구현하기 위해 이루어내야 할 과제이다.

칼리쉬(Kalish)란 의사는 시간표에 따른 기능의학 치료 개념도를 제시했다. 그에 따르면 환자가 내원한 후 진찰, 검사, 식이요법 지도 등을 통해 환자의 경과를 관찰하며 환자의 경과를 관찰하면서 조절해 가는 데는 짧게는 1개월, 길게는 1년 이상 걸린다. 중증의 부신기능저하, 핵심임상 불균형이 동반된 경우는 1년 이상 경과할 수도 있다는 것을 환자에게도 주지시키고 꾸준히 개선해나가야 한다.

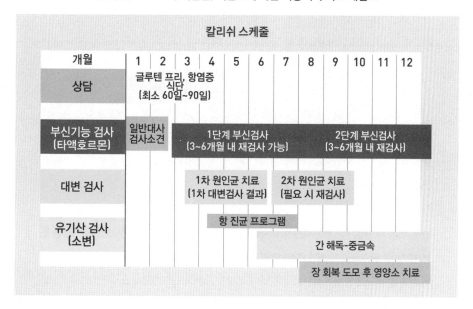

칼리쉬(Kalish)가 제안한, 시간표에 따른 기능의학 치료 개념도

칼리쉬 스케줄

개월	1	2	3	4	5	6	7	8	9	10	11	12
상담	글루텐 프리, 항염증 식단 (최소 60일~90일)											
부신기능 검사 (타액호르몬)	일반대사 검사소견		1단계 부신검사 (3~6개월 내 재검사 가능)					2단계 부신검사 (3~6개월 내 재검사)				
대변 검사			1차 원인균 치료 (1차 대변검사 결과)				2차 원인균 치료 (필요 시 재검사)					
유기산 검사 (소변)				항 진균 프로그램								
								간 해독-중금속				
										장 회복 도모 후 영양소 치료		

ZOOM IN | 통합기능의학적 치료 접근

■ **전체적 접근(Whole body interventions)**

인체는 복잡하게 적응된 시스템이기 때문에 무수히 많은 접점이 있으므로 한 면을 교정하면 다른 부위의 활동에도 영향을 미친다. 예로, 환자의 수면이 호전되면 면역기능인 멜라토닌, T-임파구도 유리한 쪽으로 영향을 미치고 산화스트레스를 감소시키는 데 도움을 준다. 운동은 스트레스를 감소시키고, 인슐린 민감도를 개선시키며, 해독을 촉진한다. 스트레스를 줄이거나 관리함으로써 코티솔 수치를 줄일 수 있고 수면의 질이 호전되며, 감성적인 행복(웰빙)이 향상되고, 심장질환의 위험이 감소될 수 있다. 또한 식이를 변화시킴으로써 건강에 많은 효과를 가져올 수 있고, 관상동맥질환에서 회복될 수 있게 염증을 감소시킬 수 있다.

■ **기관으로 접근(Organ system interventions)**

급성질환 시 흔하게 쓰는 접근 방법이다. 예로, 부목을 대던지, 상처에서 배액 누출을 방지하고 열상을 봉합함으로써 골절치료, 기흉, 헤르니아, 장폐색증을 치료한다. 기관기능을 호전시키는 교정법은 감수성이 높은 호흡기기도병(Reactive airway disease)에서 기관지 확장제를 투여함으로써 공기 교환을 증가시켜 저산소증을 줄인다. 이로써 산화스트레스를 감소시키고 대사기능과 산소공급능력을 향상시킨다.

■ 대사 또는 세포수준의 접근(Metabolic or cellular interventions)

세포 건강은, 음식 내에 대량영양소, 필수아미노산, 비타민과 조효소 역할을 하는 미네랄(필요하면 건강 보조식품 형태로)을 충분히 포함시킴으로써 조절할 수 있다. 개개인 대사효소 유전자변이(Polymorphisms)는 그 사람의 영양 필요량에 긴밀한 영향을 미치는데, 예로써 음식에 CLA(Conjugated linoleic acid)를 추가함으로써 PPAR계를 변화시켜 체중에 영향을 주어 염증 반응을 조절할 수 있다. 그러나 당뇨 환자나 인슐린저항성이 있는 경우는 CLA를 첨가하는 것이 고인슐린혈증을 유도하여 환자를 해롭게 할 수 있다. 또한 음식 내 탄수화물의 형태와 비율을 변화시켜 인슐린 민감도를 증가시키고 인슐린 분비 감소를 유도해 인슐린저항성인 환자의 대사를 근본적으로 변화시킬 수 있다. 글리신과 N-Acetyl Cysteine은 간 해독을 지원함으로써 중추신경계와 소화기계 필수 항산화제인 글루타치온을 체내에서 충분히 생산하도록 촉진한다.

■ 세포, 이하 사립체적 접근(Subcellular/mitochondrial interventions)

사립체 영양 보충법은 여러 가지가 있다. 철분 섭취가 불충분하면 사립체에서 산화제가 새어나와 사립체기능과 사립체 DNA를 손상시키게 되므로 이러한 문제를 해결하기 위해서는 충분한 철분 공급이 필요하다. 또한 아연 공급의 부족은 인간세포의 산화와 DNA 손상을 일으킨다. 결핍으로 질환이 야기된 상황을 회복시킬 때 반드시 매트릭스의 각 부분을 고려해서 충분한 항산화제와 조효소를 공급해주어야 한다. 예를 들어, 카르니틴은 세포질에서 사립체로 지방산이 전송되는 매개체로 지방산의 베타산화 작용을 효율적으로 향상시키고 ATP 생산을 증가시키는 데 필요하다. 체중을 감량하려는 환자에게 카르니틴이 부족하면 지방산이 오메가산화작용을 하는 결과를 가져와 효율적인 대사가 이루어지지 않는다. 카르니틴이 부족한 환자에게 리보플라빈 공급 역시 효과적일 수 있다.

■ 세포, 이하 유전자 발현에 대한 접근(Subcellular/gene expression interventions)

많은 화합물들은 유전자수준에서 상호 반응하여 세포반응을 변화시켜 건강과 치유에 영향을 미친다. 핵으로 들어가는 NFκB을 변화시키는 방법은 DNA에 결합하여 염증조절자인 IL-6, CRP, CoX-2, IL-1, lipoxygenase, iNOS, TNF-α, 여러 가지 질환에 영향을 미치는 adhesion molecules에 암호화되어 유전자를 활성화시키는 것이다. NFκB에 대한 환경 유발요소을 변화시키는 여러 방법으로 산화스트레스를 줄이거나, 감정적인 스트레스를 변화시키거나 충분한 식물성 생리활성 영양소, 항산화제, 알파리포산, EPA, DHA와 GLA 등을 공급하는 것을 예로 들 수 있다. 비타민 A가 충분하면 370개 이상의 유전자와 비타민 A인 레티노익산이 적절하게 할 수 있다. 활성형인 비타민 D는 레티놀 단백을 DNA exon 부위에 삽입하게 하여 건강한 부분을 비롯하여 암성 유방, 대장, 전립선과 피부조직까지 세포분열을 포함한 대사의 여러 면을 조절하게 한다. 비타민 D는 염증 조절, 칼슘항상성, 골대사, 심혈관계와 내분비생리와 치유에 중요한 역할을 한다.

03 자가면역 갑상선기능저하증의 식이요법

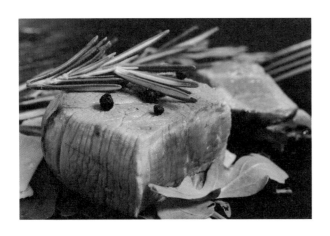

　자가면역질환을 갖고 있는 환자들에게 치료를 위해 당장 어떤 일들을 할 수 있을 것인지에 대한 질문을 많이 받는다. 특히 머리가 혼란스러운 상태, 피로, 그리고 인지기능상실을 겪고 있는 하시모토갑상선기능저하증에 걸린 환자들은, 병원마다 다른 얘기에 고충을 토로한다. A병원에 가면 갑상선 약제만 정기적으로 복용하면 별 문제가 없다고 하지만, B병원에 가면 갑상선기능 항진인지 저하인지 분명하지 않은 애매한 태도를 취한다. 환자들은 의사들이 속 시원하게 이렇게 하면 좋아진다는 명료한 지침을 주길 바라지만 의사들은 가정과 가능성을 오가며 결국 얼버무리고 만다고 하소연한다.

　갑상선기능저하증 소견을 보인 환자, 특히 하시모토갑상선기능저하증은 갑상선 자체만의 문제가 아니며, 전신적인 자가면역질환으로 넓게 보고 종합적으로 접근해야 한다. 그리고 또 하나, 선뜻 공감하기에는 낯선 사실일 수 있지만 자가면역 갑상선염의 과학적인 평가에서 중요한 출발이 바로 식이라는 사실이다. 자가면역질환과 새는장증후군은 악순환을 부른다. 장에 문제가 생기면 염증을 유발하여 지속적으로 면역 불균형을 일으키고, 이로 인해 자가면역 갑상선질환이 발생할 수 있다. 갑상선호르몬인 T4의 T3로의 전환율이 감소되어 진단하기 어려운 갑상선기능저하증을 보이는 경우가 있는 것이다. 자가면역질환을 겪는 사람은 대부분 장 문제를 가지고 있다. 자가면역질환의 정도가 심하면 심할수록, 장 문제도 더 심각하다. 지속되는 장 누수는 악순환을 일으켜 자가면역질환 상태를 악화시키며, 이것은 대장벽을 파괴한다.

그렇다면 면역 반응을 야기하는 음식을 감별하기 위해 어떤 조치를 취해야 할까? 일반적으로 시행하는 제거/유발 식이요법이면 충분할까? 아니면 좀 더 엄격한 식이요법이 필요할까? 이것은 많은 사람들의 경험과 연구에 기초해 명확하게 결론 내릴 수 있다. 가끔씩 좀 더 엄격한 접근이 필요하다. 대장에서 염증을 일으키지 않고 새는장증후군을 호전시키며, 자가면역질환을 악화시키지 않기 위해서는 식이는 반드시 지켜야 하는 매우 기본적인 것이다. 이것을 위한 식이는 단순해야 하며, 이러한 식이는 10~60일 이상 지속되어야 한다. 어떤 사람들은 잘못해서 글루텐을 먹을 수도 있고, 결혼식이나 휴일에 있는 파티에서 단 음식을 먹기 위해 단기간만 식이요법을 하고 싶어할 수도 있다. 자신의 식이습관을 광범위하게 뜯어 고치고 싶어 하는 사람은 이런 식이 제한과 변화가 자신들의 삶의 일부가 되도록 노력하는 것을 기쁘게 받아들이는 사람들도 있다. 왜냐하면 교정 과정들을 진행하면서 본인이 최선을 다한다고 느끼고, 그런 긍정적인 사고와 행동 방식이 몸에 좋은 방향으로 작용하기 때문이다. 다음에서 언급하는 식이의 영양학적 성분과 식물 성분들은 장 재생 과정을 촉진할 수 있다. 이러한 식이는 그 자체만으로도 강력한 치료법이다.

자가면역 장 재생 식이

식이 프로그램의 목표는, 염증을 촉진하고 장에 곰팡이가 과다하게 성장하게 하며 장의 투과도를 높이는 당신의 식이 습관을 바로잡는 것이다. 그리고 그것을 통해 면역학적 장애물들을 제거하는 것이다. 장에서 염증을 잠재움으로써 우리의 몸과 두뇌가 염증과 면역 반응으로 손상되는 것을 막을 수 있다.

풍부한 야채들, 필수지방산(올리브, 올리브유, 생선), 건강한 장 미생물을 키우기 위한 발효식품들에 집중하자. 한국인들이 좋아하는 사골국도 도움이 된다. 저혈당으로 힘이 소모되는 것을 막기 위해 이것들을 충분히 자주 먹어라. 배고픈 상태로 있지 말고, 많은 양의 신선하고 정제된 물을 마셔 수분이 충분한 상태를 유지해라.

'피해야 될 음식들' 목록에 있는 음식들을 엄격히 제외하는 것이 매우 중요하다. 이러한 음식들은 약간 맛보는 것만으로도 염증과 면역학적 악화를 일으킬 수 있다. 이런 회피 요법은 처음엔 어려울 수 있지만 이를 통해 기분이 좋아질 것이며 우리 몸의 기능을 회복시킨다고 생각하면 좋지 않은 음식물에 대한 갈망은 재빨리 지나갈 것이다. 이 식이요법은 그 자체만으로도 강력하다. 하지만 치유와 회복 효과를 극대화시키기 위해서는, 통합기능의학을 연구하고 인증 받은 의사한테 진료를 받는 것이 좋다. 장 건강과 두뇌, 면역계, 내분비계의 관련성을 잘 이해하는 통합기능의학자는 검증된 영양제를 제공할 것이며, 대장 내에서 지속되는 염증 과정을 해결할 수 있도록 도움을 줄 것이다.

먹어야 될 음식들

식이요법을 상담할 때 사람들이 물어보는 첫 번째 질문은 '어떤 것을 먹을 수 있는가'이다. 식이요법을 시작하게 되면 식품 공장이나 산업화된 농장에서 생산되지 않은, 과거에 인간이 섭취했던 자연 방식 그대로의 음식으로 먹게 될 것이다. 하지만 목록에 있다는 이유만으로 평소 못 먹던 음식을 꼭 먹어야 할 필요는 없다.

- 대부분의 유기농 채소들: 엉겅퀴, 아스파라거스, 비트류, 청경채, 브로콜리, 양배추, 당근류, 콜리플라워, 셀러리, 산파류, 오이류, 마늘, 케일, 콜라비, 부추류, 상추, 조리된 채소들, 양파, 파슬리, 홍당무, 루바브, 골파, 시금치, 호박, 고구마, 마름 열매, 물냉이, 고구마, 주키니, 아니스

- 발효식품: 김치, 캄푸치아 차, 절인 마늘, 절인 양배추, 달지 않은 코코넛 요구르트

- 육류: 소고기, 닭고기, 생선, 양고기, 칠면조. 생선은 수은 함량이 낮은 바다에서 잡은 것이어야 한다. 황새치, 대부분의 참치, 삼치 등은 수은 함량이 높다. 호르몬, 항생제를 투여하지 않은 닭, 칠면조, 양을 선택해라. 시골 농장에서 자란, 풀을 먹여 방목한 소고기를 골라라. 두 번째로 좋은 것은 유기농이다. 항생제와 호르몬이 사용되는 환경에서 만든 고기는 피한다.

- 당지수가 낮은 유기농 과일들: 사과, 살구, 아보카도, 베리류, 체리류, 포도, 레몬, 오렌지, 복숭아, 배, 자두

- 코코넛: 코코넛 버터, 코코넛 크림, 코코넛 밀크, 코코넛유, 달지 않은 코코넛 플레이크, 달지 않은 코코넛 요구르트

- 면류: 갈색 곤약 면, 두부를 함유하고 있는 면류는 피할 것

- 허브와 양념류: 바질, 검은 후추, 실란트로, 코리앤더, 쿠민, 마늘, 생강, 레몬그라스, 민트, 오레가노, 파슬리, 로즈마리, 세이지, 바다 소금, 백리향

- 기타: 사과 사이더 식초, 허브차, 올리브유, 올리브

피해야 될 음식들

이 식이요법들이 처음엔 실행 불가능한 것으로 보일 수 있지만, 시작과 함께 체계적으로 식단 계획표를 세운다면 예상보다 어렵지 않게 실천할 수 있다. 제한되는 식품 대신 계획에 따라 올바른 음식들을 준비해놓으면 한결 도움이 될 것이다.

건강에 도움이 된다는 다양한 식이요법 정보는 온갖 곳에 넘쳐난다. 이때 잊지 말아야 할 사실은, 좋다는 음식을 챙기는 것도 중요하지만 먹지 말아야 할 음식들, 증상을 일으킬 수 있는 음식들에 대해 항상 주의해야 한다는 것이다.

왜 곡류나 콩류는 안 되는가?

하시모토병이 있는 환자들 중 글루텐을 끊으면 기분이 좋아지는 것을 느낀다고 말하는 사람들이 있다. 의사들은 이런 경우에 곡식, 빳빳한 야채들, 콩류, 대다수의 감미료들을 완전 제거한 식단이 필요하다는 것을 알아냈다. 단당류 식이라고 불리는 이러한 종류의 식이는 오늘날 '장과 심리학 증후군 식이(GAPS diet)' 또는 '특별한 탄수화물식'이라고

알려져 있다. 이당류나 다당류, 예를 들면 곡식이나 대부분의 콩류, 대부분의 감미료 같은 복잡한 당과 탄수화물을 함유하고 있는 음식을 완전 제거한 식단을 기반으로 하는 것이다. 이런 복잡한 당류는 소장에서 장의 회복을 방해하거나 적절한 장 기능을 저해하는 위험한 미생물의 에너지원으로 작용할 수 있다.

- ### 어떤 음식들은 글루텐과 교차반응을 할 수 있다

곡식과 콩류는 또 다른 이유로 문제가 된다. 연구에 따르면, 글루텐 문제를 가진 사람들은 글루텐이 없는 다른 음식과도 교차반응을 하는 경우가 많다고 한다. 그들의 몸이 글루텐과 비슷한 다른 음식들을 글루텐처럼 잘못 인식하여 또 다시 면역 반응을 일으키는 것이다. 흔하지 않은 맨드라미나 퀴노아를 포함하여, 대부분의 곡식들이 거의 다 교차반응을 일으킬 가능성이 높은 음식군에 들어간다. 흔히 볼 수 있는 교차반응 유발 음식에는 낙농품, 초콜릿, 참깨, 커피 같은 것들이 있다. 글루텐 알레르기가 있다면 음식을 감별하기 위해 글루텐 교차반응 검사를 시행해볼 필요가 있다. 글루텐과의 교차반응은 갑상선뿐만 아니라 중추신경계, 관절, 당뇨 등 대사질환, 수많은 자가면역질환에 연관되어 있어서 통상적인 치료에 반응하지 않은 경우는 이 가능성을 염두에 두고 세심한 주의를 기울여 접근해야 한다.

- ### 옥수수

우리는 글루텐 제거 식이가 필요한 모든 환자들에게 옥수수를 먹지 말라고 말한다. 옥수수에 있는 글루텐 단백은 밀에 있는 글루텐과 유사하여 면역반응을 일으킬 수 있다. 또한, 옥수수는 해충을 견디기 위해 오랜 기간 동안 각종 농약과 살충제에 노출되어 왔는데, 유감스럽게도 이런 과정에서 암을 일으킬 수 있는 퓨코사민이라는 성분이 생겼다.

- ### 곡류와 콩류에 있는 렉틴

곡류와 콩류는 렉틴 함량이 높다. 렉틴은 대장 벽을 손상시키는 단백질로, 일단 혈중에 들어가게 되면, 인슐린 수용체와 렙틴 수용체에 결합하게 될 수도 있다(렙틴은 인슐린과 함께 식욕을 조절한다). 연구에 따르면 렉틴이 이러한 종류의 수용체들을 탈감작시켜서, 인슐린 저항성과 렙틴 저항성을 유발할 수 있다고 한다.

마지막으로 일반적인 지침 이외에 음식 민감도 검사도 알레르기 식품을 확인하는 데 임상적으로 도움이 된다. 평소 이런 종류의 불편함과 해결되지 않은 고충이 있다면, 통합기능의학적 검사와 경험으로 숙련된 의사를 만나 상담해 보길 권한다.

더 나아가 환자가 몸에 이상이 있어서 제대로 인증되지 않은 건강기능식품, 약초, 인삼, 버섯 등과 같은 면역증강제를 복용하고 점점 증상이 악화되어 간다면 역시 자가면역질환으로 보고 환자에게 접근해야 한다. 그러한 식품들의 무분별한 복용의 결과는 재앙에 가깝다. 결국은 갑상선 문제를 제대로 파악하려면 내분비계, 신경계의 신경전달물질, 면역계의 기본적인 문제 외에 소화기, 간대사, 영양소 및 스트레스, 중금속, 환경호르몬 등을 관통하는 지식과 통찰력이 있어야 한다. 원인 불명의 증상으로 투병하고 있는 환자에게 적절한 검사 없이 식단을 제공하는 것은 치명적일 수 있다.

> "음식은 치료제가 될 수 있으며 치료제 또한 음식이 될 수 있다."
> 히포크라테스 Hippocrates

04 피로와 우울증,
   그리고 인삼

　　초기 만성피로증후군이라는 병명은 포괄적인 진단명으로 두루뭉술하게 이름 붙여진 것이었다. 다시 말하면 병의 정체를 잘 모르고 있다가 과마다 다른 이름으로 지칭되며, 20세기 말에 들어와 윤곽이 드러나기 시작했다. 예전에는 가시적인 증상이 관찰되지 않으면서 원인을 잘 모르면 대게 정신질환으로 분류하였는데, 그 배경에는 재정적인 문제도 한몫했다. 보험회사에서 보험약관에 따라 정신질환으로 분류하면 보험배상을 거절해도 되기 때문이다. 하지만 이제 만성피로는, 진단명이 중요한 것이 아니고 원인을 찾는 것이 급선무이며, 이것은 정신질환이라기보다는 기질적인 이상임이 밝혀지고 있다.

　　만성피로증후군은 상당 부분 유사한 점이 있고 반복되는 패턴을 가지고 있지만, 개인마다 차이점이 있다. 따라서 그 차이점을 파악해 맞춤형 치료 방식으로 가야 온전한 해결이 가능하다. 만성피로증후군은 보통 복합적인 원인을 갖고 있는데, 이 원인을 파악하기 위해서는 7가지 중요 불균형을 규명하는 기능의학적 접근이 필요하다. 만성피로증후군의 치료에 있어서 생리적인 불균형(개인별로 상이한 생체지표의 과부족, 만성적인 염증), 각 장기 기관 사이의 불균형, 그리고 각 개인이 가지고 있는 독특한 문제들을 해결하고 인체의 항상성을 유지하도록 하는 것이 중요하다.

　　흔히들 약초, 채소 등 자연에서 나오는 음식은 복용해도 해가 없다고 생각한다. 특히 인삼은 우리나라 사람들은 무조건 좋다고 믿는 음식 중 하나다. 조상 대대로 수천 년 동안 먹어온 것이 탈이 없다는 증거라고 생각할 것이다. 하지만 자연물에도 당연히 부작용이 있을 수 있다.

피곤하다고 아직도 홍삼만 드십니까?

40대 초반인 이소영 씨(가명)는 시댁과의 오랜 불화를 겪고 있었다. 스트레스로 우울증을 앓고 있었지만, 가족들은 그녀의 상황을 이해하지 못했다. 이 씨는 두통과 만성피로까지 겹쳐 병원에 다니며 치료를 받기 시작했다. 하지만 나아지는 기미가 보이지 않자 그녀는 점점 더 무기력해졌고, 눈물로 하루하루를 보냈다.

이 씨는 부신피로가 의심되어 혈액검사와 타액호르몬 검사를 실시했다. 그 결과 놀랍게도 코티솔이 다량 증가된 것을 확인할 수 있었다. 보통 만성피로 환자는 80% 이상에서 부신 코티솔이 저하된 소견을 보인다.

이 씨는 피로에 홍삼이 좋다는 속설을 믿고, 홍삼을 구입해 복용하고 있었다. 피로가 심할수록 홍삼의 복용량도 늘렸다. 하지만 별 다른 효과는 없었다. 이 여성에게 3개월 이상 홍삼 복용을 중단하게 했다. 그리고 포스파티딜세린 (Phosphatidylserine)을 복용하게 하고, 생활 습관을 개선시켰다. 그 결과 피로와 우울증 모두 호전되었다.

타액호르몬 검사(Salivary Hormone test) - 홍삼을 오래 복용한 여성의 코티솔 검사 결과

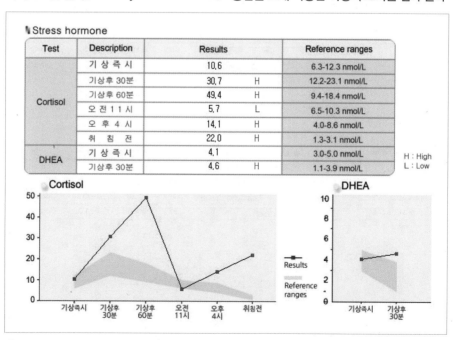

피로와 스트레스에서 자유로운 현대인은 없다며, 한국 사람들은 홍삼, 인삼 제품을 복용하고 선물하는 것이 굉장히 지혜로운 일처럼 생각하는 경우가 많다. 하지만 이것들이 어떤 이에게는 독이 될 수도 있다. 오랜 복용에도 차도가 없다면 통합기능의학 검사를 통해 정확한 원인을 파악해야 한다.

혈당 조절과 홍삼의 관계

당뇨를 앓고 있는 한 여고생이 있었다. 이 환자는 제1형 및 제2형 당뇨를 진단 받고 2년째 치료를 받는 중이었다. 하지만 약물과 인슐린치료 모두 반응하지 않았고, 지속적인 피로, 기립성 현훈, 탈모 등을 호소했다. 환자에게 통합기능의학적으로 접근해 치료를 시작했다.

2009년 2월, 내원 당시 소변 유기산 검사(Urine Organic acid test) 결과

지방산 대사

검사항목	-100 -50 31.5 0 31.5 50 100	%Status	결과치	참고치	단위
Adipate		-10%	0.79	0~2	μmol/L
Suberate		132%	2.19	0~1.2	μmol/L
Ethylmalonate		-2%	0.96	0~2	μmol/L

탄수화물 대사

검사항목	-100 -50 31.5 0 31.5 50 100	%Status	결과치	참고치	단위
Pyruvate		-31%	0.19	0~1	μmol/L
Lactate		88%	10.22	0~7.4	μmol/L
β hydroxybutyrate		141%	19.29	0~10.1	μmol/L
Acetoacetic acid		9%	0.77	0~1.3	μmol/L

TCA cycle

검사항목	-100 -50 31.5 0 31.5 50 100	% Status	결과치	참고치	단위
Citrate		29%	94.86	0~120	μmol/L
Cis-Aconitate		42%	21.17	0~23	μmol/L
Isocitrate		59%	13.64	0~12.5	μmol/L
α-Ketoglutarate		134%	1.47	0~0.8	μmol/L
Succinate		-4%	2.53	0~5.5	μmol/L
Fumarate		71%	1.09	0~0.9	μmol/L
Malate		76%	1.01	0~0.8	μmol/L
Hydroxymethylglutarate		62%	2.13	0~1.9	μmol/L

독소-해독

검사항목	-100 -50 31.5 0 31.5 50 100	% Status	결과치	참고치	단위
Oroate		4%	0.1	0~1.2	μmol/L
Pyroglutamate		15%	5.08	1.5~7	μmol/L
α-Hydroxybutyrate		187%	2.61	0~1.1	μmol/L
2-Methylhippurate		0%	0	0~0.3	μmol/L
3-Methylhippuric acid		0%	0	0~0.5	μmol/L
Phthalic acid		5%	0.1	0~1	μmol/L
Monoethylphthalic acid		0%	0	0~0.5	μmol/L
3,4-Dimethylhippuric acid		0%	0	0~0.5	μmol/L
Sulfate		110%	1.76	0~0.8	μmol/L
Mandelic acid		10%	0.1	0~0.5	μmol/L
Phenylglyoxylic acid		10%	0.1	0~0.5	μmol/L
t,t-muconic acid		0%	0	0~0.5	μmol/L

장내 유산균-세균 균형

검사항목	-100 -50 31.5 0 31.5 50 100	% Status	결과치	참고치	단위
Benzoate		17%	0.1	0~0.3	μmol/L
Hippurate		49%	233.11	0~240	μmol/L
Phenylacetate		3%	0.1	0~0.19	μmol/L
P-Hydroxybenzoate		79%	2.83	0~2.2	μmol/L
P-Hydroxyphenylacetate		124%	38.38	0~22	μmol/L
Tricarballylate		16%	1.16	0~3.6	μmol/L
HPHPA		-26%	9.78	0~40	μmol/L
5-hydroxymethyl-2-furoic		262%	52.34	0~10	μmol/L
Dihydroxyphenylpropionate		5%	0.1	0~1	μmol/L
Tartarate		20%	4.06	0~10	μmol/L
Arabinose		0%	0	0~1	μmol/L
Citramalic(Methylmalic acid)		0%	0	0~0.5	μmol/L

비타민 B 인자

검사항목	-100 -50 31.5 0 31.5 50 100	%Status	결과치	참고치
α-Ketoisocaproate		17%	0.1	0~0.3
α-Ketoisovalerate		7%	0.1	0~0.4
α-Keto-β-methylvalerate		17%	0.1	0~0.3
β-Hydroxyisovalerate		116%	7.98	0~4.8
Methylmalonate		5%	1.59	0~2.9
Formiminoglutamate		0%	0	0~0.5
Xanthurenate		29%	0.63	0~0.8

신경전달물질 대사

검사항목	-100 -50 31.5 0 31.5 50 100	%Status	결과치	참고치
Vanilmandelate(VMA)		5%	4.48	2.1~6.4
Homovanillate(HVA)		27%	4.88	1.5~5.9
5-Hydroxyindolaceate		-28%	2.55	1.2~7.2
Kynurenate		137%	4.49	0~2.4
Quinolinate		6%	1.35	0~2.4

2009년 2월, 내원 당시 모발 중금속 미네랄 검사 결과

유 독 성 원 소				
유독성 원소	결과치(µg/g)	허용범위(µg/g)	허 용 범 위	초 과
Hg(수은)	1.187	< 1		
Pb(납)	0.411	< 2		
Al (알루미늄)	5.305	< 10		
Ba(바륨)	1.052	< 1.5		
Cd(카드뮴)	0.011	< 0.15		
As(비소)	0.086	< 1		
U (우라늄)	0.032	< 1		
Bi (비스무스)	0.011	< 1		
Tl (탈륨)	0.001	< 0.01		
Cs(세슘)	0.001	< 0.01		

2009년 2월, 내원 당시 타액호르몬 검사

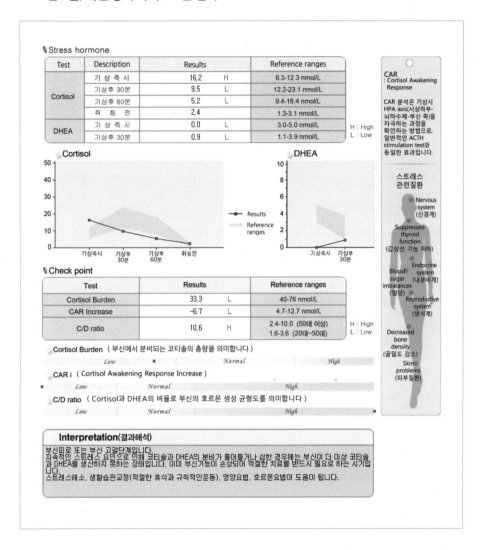

검사와 동시에 식이요법, 수면, 생활 습관 개선, 운동 등을 시행했다. 그리고 기능의학 검사 소견에 따라 표적영양치료를 하여 핵심불균형을 교정하였다. 치료 도중 혈당과 당화혈색소를 1~2개월 간격으로 검사하고, 6개월 후 유기산 검사를 시행하여 다음과 같은 결과를 얻었다.

2009년 9월, 통합기능의학적 치료 후 호전된 소변 유기산 검사 결과

지방산 대사

검사항목	-100 -50 31.5 0 31.5 50 100	% Status	결과치	참고치	단위
Adipate		-18%	0.65	0~2	µmol/L
Suberate		-12%	0.46	0~1.2	µmol/L
Ethylmalonate		-3%	0.94	0~2	µmol/L

비타민 B 인자

검사항목	-100 -50 31.5 0 31.5 50 100	% Status	결과치
α-Ketoisocaproate		20%	0.12
α-Ketoisovalerate		10%	0.12
α-Keto-β-methylvalerate		20%	0.12
β-Hydroxyisovalerate		-8%	2
Methylmalonate		-27%	0.68
Formiminoglutamate		0%	0
Xanthurenate		150%	1.6

신경전달물질 대사

검사항목	-100 -50 31.5 0 31.5 50 100	% Status	결과치
Vanilmandelate(VMA)		11%	4.73
Homovanillate(HVA)		19%	4.53
5-Hydroxyindolaceate		-14%	3.34
Kynurenate		45%	2.28
Quinolinate		5%	1.31

독소-해독

검사항목	-100 -50 31.5 0 31.5 50 100	% Status	결과치	참고치	단위
Oroate		5%	0.12	0~1.2	µmol/L
Pyroglutamate		17%	5.21	1.5~7	µmol/L
α-Hydroxybutyrate		-39%	0.12	0~1.1	µmol/L
2-Methylhippurate		0%	0	0~0.3	µmol/L
3-Methylhippuric acid		0%	0	0~0.5	µmol/L
Phthalic acid		6%	0.12	0~1	µmol/L
Monoethylphthalic acid		0%	0	0~0.5	µmol/L
3,4-Dimethylhippuric acid		0%	0	0~0.5	µmol/L
Sulfate		8%	0.12	0~0.8	µmol/L
Mandelic acid		12%	0.12	0~0.5	µmol/L
Phenylglyoxylic acid		12%	0.12	0~0.5	µmol/L
t,t-muconic acid		0%	0	0~0.5	µmol/L

장내 유산균-세균 균형

검사항목	-100 -50 -31.5 0 31.5 50 100	% Status	결과치	참고치	단위
Benzoate		338%	2.03	0~0.3	μmol/L
Hippurate		24%	113.1	0~240	μmol/L
Phenylacetate		13%	0.12	0~0.19	μmol/L
P-Hydroxybenzoate		-12%	0.84	0~2.2	μmol/L
P-Hydroxyphenylacetate		14%	14.1	0~22	μmol/L
Tricarballylate		9%	0.62	0~3.6	μmol/L
HPHPA		-12%	15.19	0~40	μmol/L
5-hydroxymethyl-2-furoic		2%	0.38	0~10	μmol/L
Dihydroxyphenylpropionate		6%	0.12	0~1	μmol/L
Tartarate		1%	0.12	0~10	μmol/L
Arabinose		0%	0	0~1	μmol/L
Citramalic(Methylmalic acid)		0%	0	0~0.5	μmol/L

치료 중 포도당, 당화 혈색소 변화

검사명	정상치	test 1. 2009.02.23	test 2. 2009.05.01	test 3. 2009.06.05	test 4. 2009.07.03	test 5. 2009.07.16	test 6. 2009.08.21
Glucose	70-110 mg/dL	253	171	132		107	93
Insulin	3-28ulU/ml	26.40					
HBA 1C	4.8-6.0%	9.9	8.0	7.9	7.5	7.3	6.6

유기산 검사와 혈당, 당화혈색소 수치가 감소되었다. 환자는 내원 당시 1일 인슐린 15U/3회였던 것을 7개월 정도 지나자 2U/2회로 감량했고, 5개월 후에는 인슐린을 중단하고 식이, 생활 습관, 운동 등으로 혈당을 조절할 수 있었다.

호전된 이유는 다음과 같다.

- 부족한 영양소 보충 등에 의해 지방대사, 탄수화물 대사 개선
- 사립체 삼탄당회로의 영양 조효소와 보조인자 결핍(알파리포산, B1, B2, B3, B5, B12, 셀레늄, 마그네슘, 아연)
- 수은 등 중금속을 해독함으로써 미토콘드리아 에너지대사를 원활하게 하고, 일반 검사에는 정상범위라고 나타나지만 잠재적으로 진행 중인 갑상선기능저하증도 호전되었을 것으로 추정됨
- 부신호르몬 코티솔/DHEA 비를 개선하여 면역 및 당 대사 개선
- 장내 세균 불균형, 새는장증후군 등 장 상태 개선. 부가적으로 자가면역반응과 간에 대한 부담도 감소되었을 것으로 생각

- 면역글로불린(IgA, IgG 등)의 대사 이상과 염증의 이상소견에 대한 항염치료 시행

- 글루타치온, 메칠화전구물질(B12, Cysteine, Methionine) 등을 투여하여 체내 산화 스트레스, 대사성 독소 등 감소

- 기존에 복용하고 있는 당뇨약제를 줄여 약제에 의한 문제점이 개선됨. 그에 따라 근육통, 피로, 에너지 대사 개선이 임상적으로 관찰되고 있음

- 음식(당지수가 낮은 음식), 운동(유산소 운동), 생활 습관 개선(부교감신경계 활성화를 위해 이완, 스트레스 관리) 등이 중요한 역할을 하였을 것으로 생각

그러나 추적검사에서 여전히 유기산 몇 가지(Xanthurenate, Kynurenate)가 증가되어 있는 것으로 보아 비타민 B6, 나이아신, 트립토판이 충분히 공급되지 않고 있다는 것을 알 수 있는데, 평소 진료실에서 B-복합제제를 영양권장량 범위 내에서 투여한다고 대사가 정상적으로 이루어질 것이라고 단정하면 안 된다. 실제적으로 영양권장량의 4배에서 8배까지 주어도 부족할 수도 있다는 것을 보여준 사례이다.

그렇게 순조롭게 혈당이 조절되고 있던 중, 갑자기 혈당에 이상이 생겼다. 공복 혈당이 120mG/d까지 상승한 것이었다. 혹시 지시한 식이요법을 지키지 않았는지 물어 보았더니 열심히 규칙을 따르고 있다고 답했다. 하지만 무언가 따로 먹는 것이 의심되어 재차 질문하였더니 좀 더 빨리 나을까 싶어 홍삼을 먹고 있다고 했다.

2009년 2월, 내원 당시 부신호르몬인 코티솔 불균형

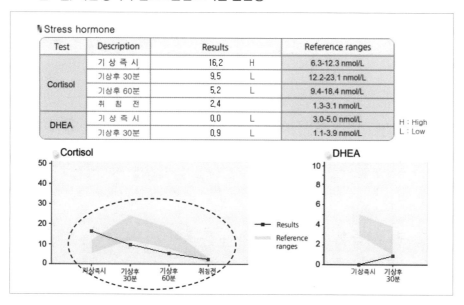

그렇다. 바로 이 홍삼 때문에 혈당이 상승한 것이다. 치료 도중 환자와 보호자가 조급한 마음에 남들이 좋다는 홍삼을 의사 몰래 복용한 것이 문제였다.

다음 도표를 보면 타액호르몬 중 코티솔 수치가 전반적으로 그 전에 비해 급격히 증가된 것을 볼 수 있다. 전과 달라진 것은 홍삼복용 하나뿐이다.

2009년 8월, 치료 중 부신호르몬인 코티솔 개선

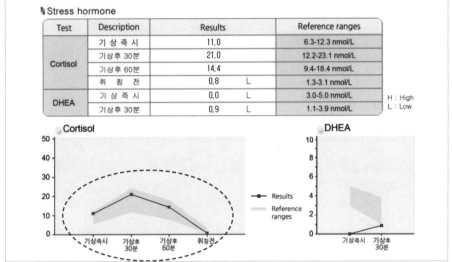

2009년 12월, 치료 중 홍삼 복용 후 코티솔 상승

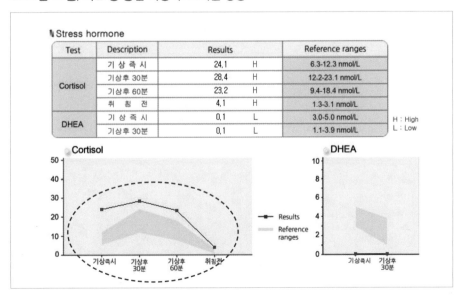

반복되는 이야기지만 나한테 좋다고 해서 다른 사람한테도 꼭 좋은 것은 아니다. 이 때문에 개인별 맞춤치료를 해야 한다는 것이고, 이것이 21세기 의학의 목표인 '환자에게 해가 없는 치료'가 완성되는 것이다. 통합기능의학적으로 영양소의 종류와 양을 결정할 때는 반드시 기능의학 검사로 추적, 확인하여야 한다. 대부분의 의료인들이 책에 쓰여진 대로 일률적으로 영양소를 주고 있는데, 이것은 굉장히 허술한 행위일 수 있다는 점과 향후 규정과 기준 없이 영양제를 투여하는 것은 법적인 문제를 야기할 수 있다는 점에도 유념해야 한다.

또한 환자가 먹고 있는 약초, 채소 등의 음식도 점검해야 한다. 시중 서점에 건강 관련 서적들을 보면, 이런 음식들의 효과 중 의도하는 특정 부분에 한정해서 써놓은 것이 대부분인데 이처럼 모든 질환이나 건강관리에 일률적으로 적용하면 부작용을 유발할 수 있다. 검사를 하면 무엇이 문제가 되는지 알 수 있기 때문에 역으로 추적이 가능하다. 필자 역시 예전에는 약에 대해서만 관심이 있었다. 우리가 흔히 먹는 음식, 약초가 문제를 일으킬 수 있다는 사실은 통합기능의학을 연구하면서 통렬히 깨닫게 되었다.

"음식에 대한 반응은 사람마다 다르고, 오늘과 내일이 다르다.
변하지 않고 영원히 머물러 있는 것은 없다."

05 음식 알레르기에 대한 문제

알레르기 유발원은 굉장히 다양하다. 음식, 환경, 애완동물, 화학물질, 약품, 바르는 로션, 물약, 심지어 자연물까지, 알레르기의 성역은 없으며 비만도 관련이 있다는 연구 보고가 있다. 전에는 경험해 보지 못했던 알레르기가 갑자기 나타날 수도 있다. 재채기, 코 막힘, 소양증, 분비물, 가려움증, 두드러기, 발진, 뾰루지, 눈물 젖은 눈, 집중력 장애, 얼얼함, 피곤함, 코가 충혈되면서 시작되는 두통, 부종 등의 가벼운 증상부터 비만, 심각한 불면증까지 다양한 증상을 유발한다. 악화 시 수면과 일상을 마비시킬 뿐 아니라 최악의 경우에는 생명을 위협하기도 한다.

알레르기의 주된 원인은 첫째, 음식이다. 많은 사람들이 식품 알레르기와 식품 과민증의 차이를 잘 이해하지 못하고 있다. 식품 알레르기는 면역에 매개해서 일어나고 흔히 전신증상을 일으키며 예민하면 과민반응을 일으킨다. 식품 과민증은 면역계보다는 소화기계 반응이다. 음식 내에 포함되어 있는 특정 물질이 소화기계를 자극하거나 그 사람이 적절히 소화시키지 못할 때 일어난다. 흔하게 보는 것이 유

식품 알레르기	식품 과민증
■ 특정 면역	■ 선천성 면역 관련
■ 유전자, 노출 관련성이 있음	■ 유전자, 노출 관련성이 있음
■ 즉각적 증상 발현	■ 지연성 증상 발현
■ 통상 면역글로불린 E 반응 비만세포/호염기성 세포	■ 장 투과성 문제
	■ 간 해독능력 저하
■ 피부반응검사/RAST	■ 효소 부족
■ 히스타민을 유리	■ 히스타민을 유리하지 않음
■ 피부를 찔러서 검사 가능	■ 피부를 찔러서 검사 어려움
■ 검사유용성이 제한됨	■ 음식 과민증이 잠재되어 있어 검사 유용성이 크다

당 과민증이다. 우유를 마시고 위장관 내 반응이 일어나는데 면역과는 관련이 없고 전신반응은 드물게 나타난다. 식품 과민증이 음식 알레르기보다 더 흔하다.

두 번째 원인은 환경이다. 미국 내 환경보호국에 등록된 것이 8만 3,000여 가지 이상으로 알려져 있다.

이런 알레르기에 대한 기존 주류의학의 진단 및 치료는 자세히 언급하지 않아도 환자들이 너무나 잘 알고 있다. 스테로이드, 항히스타민제, 면역조절제, 생물제제로 이루어진 기존 치료법은 만만치 않은 부작용을 보이고 있다. 문제는 그 부작용의 대안을 딱히 가지고 있지 않다는 것이다. 통합기능의학에서는 가능하면 이러한 약제를 감량하거나 아예 끊어 버리려고 노력하고 있고, 실제 많은 환자들을 통해 가능성을 보여 주고 있다.

아토피, 건선, 습진, 과잉행동장애, 자폐증 등 정신문제, 크론씨병, 류머티즘관절염 같은 자가면역질환 등에서 기존 의료에서는 대부분 환자가 먹는 음식과의 관계를 과소평가하는 경향이 있다. 또한 기초 과정에서는 면역글로불린 A, G, E, M, D 등을 가르치고 배우지만 임상에 들어가면 주로 면역글로불린 E에만 관심이 있을 뿐 그 외의 것은 잊어버린다. 히스타민은 아나필락시스를 유발시켜 환자를 쇼크에 빠뜨려 생명까지 위협하지만, 어떻게 검사하고 환자에게 어떤 주의를 주어야 하는지 크게 관심이 없는 게 현실이다.

음식 알레르기에 대해 자주 묻는 질문들

음식물 알레르기 검사는 부비동염과 천식과 같은 계절 알레르기 증상을 감소시키거나 없애는 데 매우 중요한 검사다. 더군다나 문제가 있는 음식을 식단에서 제거함으로써 두통, 장의 불편감, 피로, 염증 등과 같은 만성증상들이 확연히 줄어들어 전신적인 건강 향상에도 도움이 된다. 환자들이 자주 묻는 질문과 그 질문에 대한 답을 정리해보았다.

Q. 음식 알레르기가 무엇인가?

A. 음식물 알레르기는 면역학적 근거가 명확한 음식에 대한 유해한 반응이다. 특정 음식을 항원으로 인식하여 항체를 형성하고, 그 음식이 유입되면 면역반응을 일으키는 것이다. 이런 반응들은 다른 사람과 비교했을 때 특정한 개인에게서 나타나는 특정 음식에 대한 민감도로 유전적 원인이나 현재 건강 상태와 같은 많은 요인이 관여한다.

Q. 어떤 것들이 음식물 알레르기를 일으키는가?

A. 부적절한 음식물 섭취, 스트레스, 항원 과다, 손상된 소화 기능, 장내 미생물 불균형, 면역기능의 저하 등이 있다.

Q. 검사 전에 먹어야 하거나 먹지 말아야 하는 특정 음식이 있는가?

A. 아니다. 가장 좋은 것은 평상시 식습관을 유지하는 것이며 다양한 음식을 섭취하는 것이다. 이전 검사에서 상호작용이 있다는 결과가 나온 음식을 다시 섭취하는 것은 위험할 수 있으므로 그런 음식을 피하는 것이 강력히 권유된다.

Q. 검사 전에 약물을 중단해야 하나?

A. 프레드니손과 싸이클로스포린과 같은 항염증제나 면역억제제 등은 면역 체계를 억제시켜 결과에 장애를 줄 수 있다. 이런 약물들은 검사 전 2~6개월간 혹은 증상이 재발할 때까지 중단하는 것이 좋다.

Q. 검사 결과에서 특정 음식물의 IgG 항체가 상승한 것은 무엇을 의미하는가?

A. IgG 항체의 상승은 특정 음식물에 대한 지연성 면역 반응을 나타낸다. 이는 다양한 증상으로 나타날 수 있다. 증상은 음식을 먹었을 때 바로 나타나는 것이 아니며, 어떤 음식은 아주 경미하게 지나가기도 한다. 일반적으로 증상들은 문제가 있는 음식을 먹은 후 2~72시간 사이에 발현한다. IgG 항체는 21일 동안 신체를 순환하며 비만세포의 잔여 활성도는 2~3개월간 유지된다. 그래서 문제 음식들을 식단에서 제거한 후에도 증상들이 몇 주에서 몇 개월간 유지될 수 있다.

Q. 환자는 한 번도 바나나를 먹어본 적이 없는데 결과에서 바나나에 항체가 올라가 있는 것은 왜인가?

A. 바나나는 과일 셰이크나 스무디, 구이 제품에 흔히 포함되는 성분으로 본인도 모르게 섭취했을 가능성이 있다. 바나나와의 반응이 의심되면 자연 고무 라텍스와의 교차반응 가능성도 고려해야 한다. 라텍스 민감성은 다양한 음식물들과 교차반응을 나타내고 특히 바나나에서 임상적 알레르기 반응을 나타낸다. 고무 라텍스는 풍선, 고무 밴드, 수영복, 전선 피복, 콘돔 등에서 흔히 발견된다.

Q. 글루텐 반응성이 실리악병과 같은 것인가?

A. 실리악병(Celiac disease)의 진단은 소장에서 샘플을 채취하여 병리학적인 손상이 관찰되었을 때 가능하다. 글루텐 항체가 실리악병의 진단을 의미하지는 않지만 추가적인 조사가 필요하다.

Q. 금단증상이 반응성 음식물로 인해 나타날 수 있는가?

A. 그렇다. 우리는 우리가 반응하는 음식에 쉽게 탐닉하게 된다. 만약 어떤 음식에 중독이 있다면 우리가 그런 음식을 피하면 금단증상이 나타나는데 목의 울혈, 코 막힘, 설사, 피로, 불편감, 두통, 불안이나 식욕 증가 등의 증상이 생긴다. 금단증상을 여타 질환과 혼동해서는 안 된다. 음식 반응에 의한 금단 증상은 일시적이다.

만성난치성질환에서 음식물 알레르기의 중요성이 간과되고 있다. 음식물 알레르기는 체질로 설명되는 것이 아니다. 이미 많은 논문과 연구로 입증되어 있음에도 임상에서 충분히 활용되고 있지 못하다. 만성난치질환 진찰 시 기존의 진단방법으로 해결이 안 될 때 음식이 문제일 수 있다는 의심을 품기는 하지만 증명할 방법을 못 찾고 있기 때문에 의사나 환자 모두 고생한다. 알레르기에 대한 검사 방법은 지속적으로 발전하고 있다.

06 과민성장증후군 환자, 어떻게 먹어야 할까?

과민성장증후군은 스트레스를 받거나 긴장되는 상황에서 장의 운동이 비정상적으로 항진되어 경련성복통과 설사, 변비가 번갈아 가며 일어나는 증상을 말한다. 환자는 장의 불편감을 끊임없이 호소하지만 대장내시경 등의 검사에서는 이상이 발견되지 않으므로 원인 파악과 치료가 쉽지 않다. 증상의 발현은 심리적 요인에 기인하는 것으로 생각되며, 환자가 느끼는 일상의 불편감이 상당히 큰 데 비해 명확한 치료법은 알려진 바가 없다. 위키 백과를 보면 "다만 증세를 악화시키는 식품의 섭취를 제한하는 것이 좋다"고 설명되어 있다. 문제는 과민성장증후군에 도움이 되는 음식과 문제를 일으키는 음식을 일반인이 구분하기는 쉽지 않다는 것이다. 이러한 환자들은 아무리 세밀한 검사를 해봐도 뚜렷한 원인을 발견하기 어려운 경우가 대부분이고, 또 여러 가지 약을 써보아도 증상이 좋아지지 않는다고 호소한다.

그렇다면 과민성장증후군을 개선할 수 있는 방법은 무엇일까? 과민성장증후군의 원인으로 추정되는 소장 내 미생물 증식과 연관된 병태생리와 이로 인한 복부 팽만감, 복통, 복부 불쾌감, 가스 참, 트림 등의 증상을 개선할 수 있는 포드맵(FODMAP) 제한 식이요법을 소개하고자 한다.

누군가에게 약이 누군가에게는 독이 될 수 있다

사과, 수박, 양배추, 브로콜리, 마늘, 양파 등을 생각하면 무엇이 떠오르는가? 우리 몸에 좋은 음식인 야채와 과일의 일종으로 생각되는가? 만약 어떤 환자가 자주 반복되는 복통, 설사 등의 증상으로 상담을 위해 병원을 방문하여 의사에게 위와 같은 음식을 먹어도 되냐고 묻는다면 대부분의 의사들은 "그렇게 하세요"라고 대답할 것이다. 하지만 어떤 환자들에게 있어서 위와 같은 음식물들은 오히려 증상을 악화시키는 음식으로 작용할 가능성도 있다. 이제부터 그 이유를 살펴보자.

FODMAP(Fermentable oligo-, di- and monosacharides and polyols) 식이는 약자를 풀어보면 발효성의 올리고당, 이당류, 단당류와 폴리올이며 그 종류를 더 자세히 살펴보면 과당, 젖당, 프룩탄(Fructans), 갈락탄(Galactans), 소르비톨(Sorbitol), 만니톨(Mannitol), 자일리톨(Xylitol), 말티톨(Maltitol)이 있다. 일반적으로 우리 몸에 이롭다고 알려진 위와 같은 영양소를 포함하는 식이가 어떤 사람들에게 좋지 않은 영향을 줄 수 있는지 설명하기에 앞서 먼저 SIBO(Small bowel bacterial overgrowth: 소장 내 미생물 과다 증식)에 대해 알아보도록 하자.

SIBO는 여러 가지 원인에 의하여 소장 내에 미생물이 과다 증식한 상태를 의미하며 정확히는 근위부 공장에서 ml당 10^5CFU 이상의 미생물이 있을 때를 의미한다. 일반적으로 소장에는 미생물이 많지 않다. 위산 분비, 빠른 소장의 운동, 회맹장판(대장 미생물 역류 방지), 소장 내의 면역글로불린 분비, 췌장액과 담즙의 미생물 성장 억제 등의 겹겹의 방어 기전이 있기 때문이다. 하지만 이런 방어 체계가 무너진다면 비정상적인 소장 내 미생물 증식이 일어나게 된다. 그 원인이 되는 것들 중 몇 가지를 자세히 살펴보자.

- **저위산증**
  저위산증은 고령의 환자 중 만성위축성위염에서 많이 보인다. 그러나 최근 소화기계 증상에서 흔히 사용하는 H2-Blocker나 PPI 등의 장기간 복용 시에도 관찰될 수 있다.
- **췌장 외분비액 분비 부전**
- **소장의 기계적 폐색**
  주로 위나 소장을 절제하는 수술에서 관찰된다. 고려해야 할 점은 위를 절제하는 경우 무위산증 혹은 저위산증 역시 함께 동반될 수 있다는 사실이다.

- **크론병**

  수술로 회맹장판이 제거되거나 소장과 대장 사이에 누공이 생긴 경우에 많이 발생하는 것
  으로 알려져 있다.

그 외에도 면역저하질환(장내 면역글로불린 저하), 셀리악병, 방사선장염 등에서 소장 내 미생물 과다 증식(SIBO)이 동반되어 관찰된다.

SIBO의 증상은 무증상인 경우부터 시작해서 비특이적인 증상인 복통, 복부 불쾌감, 설사, 복부 팽만, 가스가 차는 느낌 등이 나타날 수 있다. 심한 경우에는 흡수 장애로 인한 체중 감소, 지방변, 영양소 불균형 및 영양소 결핍 증상이 발생할 수 있다. 특히 장내 미생물에 의해 담즙이 비접합되어 지방 영양소의 흡수를 방해하기 때문에 비타민 A, D, E 같은 지용성 영양소의 결핍이 나타나기 쉽다. 비타민 B12의 경우 미생물이 직접 사용하기 때문에 부족한 경우가 종종 발생한다. 비타민 K의 경우에는 미생물에 의하여 만들어지기 때문에 결핍증상이 흔한 편은 아니다. SIBO는 소장 상피세포의 소화효소인 브러시 보더 효소(Brush border enzyme)의 활성도를 감소시켜 탄수화물 소화, 흡수에 영향을 주며 미생물에 의해 비접합된 담즙이 소장 상피세포에 손상을 가져와서 이로 인해 지방뿐 아니라 탄수화물, 단백질 소화 흡수 과정에도 영향을 미치게 된다. 일부에서는 이로 인해 악순환이 일어나는데 기저 질환으로 인하여 SIBO가 발생하고 SIBO로 인해 생기는 소화-흡수의 장애가 기저 질환을 악화시키기도 한다.

SIBO의 증상을 살펴보면 과민성장증후군과 매우 유사함을 알 수가 있다. 여러 연구에 의하면 SIBO가 있는 환자에게서 과민성장증후군의 진단 적응증을 만족하는 경우가 30~80%에 이르는 것으로 밝혀졌다. 일부는 SIBO로 인한 감염과 그로 인한 장의 문제로 과민성장증후군이 생겼다고 보고 있으며 일부는 과민성장증후군(민감한 장의 운동, 정신·사회적인 스트레스 등)이 발생한 후 이런 장의 운동장애로 인해 SIBO가 생긴다고 보기도 한다. 물론 이 두 가지를 완전히 구분하여 다른 것으로 보는 견해도 있다. 하지만 이는 특정한 질병을 구별하려고만 하는 데서 오는 시각 차이일 뿐이며, SIBO와 과민성장증후군은 완전히 다른 질병도 완전히 같은 질병도 아닌, 위장관의 기능적 장애가 있는 환자에게는 함께 고려해야 할 대상이다.

지금까지 길게 SIBO에 대한 내용을 언급한 이유는 이런 환자군에서 포드맵 식이가 환자의 증상을 악화시키는 결정적 요인이 될 수 있기 때문이다. 그렇다면 포드맵 식이가 이런 SIBO 환자에게서 어떤 문제를 일으키는지 본론으로 들어가 보자.

높은 포드맵과 낮은 포드맵 식이는 다음과 같다.

포드맵(FODMAP) 제한 식이에서 주의해야 할 식품들

지나친 과당	젖당	프룩탄(fructans)	갈락탄(galactans)	폴리올스(polyols)
과일 사과, 망고, 배 통조림 과일, 수박	**우유** 소, 염소, 양의 우유, 커스터드, 아이스크림, 요거트	**채소** 아스파라거스, 비트, 브로콜리, 양배추, 가지, 회향, 마늘, 리크, 오크라, 양파	**콩류** 구운 콩, 병아리콩, 강낭콩, 렌즈콩	**과일** 사과, 살구, 아보카도, 블랙베리, 체리, 리치, 배, 천도복숭아, 복숭아, 자두, 말린 자두, 수박
감미료 과당, 고과당 옥수수 시럽	**치즈** 미숙성 치즈 예) 코티지(cottage), 크림, 마스카폰(mascarpone), 리코타(ricotta)	**시리얼** 밀과 호밀, 많은 양의 빵, 크래커, 쿠키, 쿠스쿠스, 파스타		**채소** 꽃양배추, 녹색피망, 버섯, 사탕옥수수
많은 함량의 과당 과일 소스, 말린 과일, 과일 주스		**과일** 커스터드 사과, 감, 수박		**감미료** 소르비톨(sorbitol), 마니톨(mannitol), 아이소말트(isomalt), 말티톨(maltitol), 자일리톨(xylitol)
꿀 옥수수 시럽		**기타** 치커리, 민들레, 이눌린(inulin)		

포드맵(Low-FODMAP) 제한 식이에 적합한 음식들

과일	채소	곡류	유제품	기타
과일 바나나, 블루베리, 보이즌베리, 멜론, 크랜베리, 두리안, 포도, 그레이프프루트, 감로멜론, 키위, 레몬, 라임, 귤, 오렌지 시계꽃 열매, 파파야, 신딸기, 대황, 남유럽산 멜론, 스타아니스, 딸기, 탄젤로 참고: 말린과일은 소 량만 섭취	**채소** 알팔파, 아티초크, 죽순, 콩나물, 청경채, 당근, 셀러리, 꽃상추, 생강, 껍질콩, 상추, 올리브, 파스닙, 감자, 호박, 붉은 피망, 근대, 시금치, 무, 고구마, 토마토, 타로토란, 참마, 오이 **허브** 바질, 칠리, 코리안더, 생강, 레몬그라스, 마저럼, 민트, 오레가노, 파슬리, 로즈마리, 백리향	**시리얼** 글루텐이 포함되지 않은 빵이나 시리얼 제품 **빵** 100% 스펠트밀로 만들어진 빵 **쌀** **귀리** **폴렌타** **기타** 애로루트, 수수, 금불초, 퀴노아, 타피오카	**우유** 젖당이 없는 우유, 귀리 우유, 쌀 우유, 두유 **치즈** 경질 치즈, 브리 치즈, 카망베르 **요거트** 젖당이 없는 각종 제품 **아이스크림 대체물** 젤라티, 셔벗 **버터 대체물** 올리브 오일	**감미료** 적은 양의 설탕(자당), 포도당, '-ol로 끝나지 않는 인공 감미료 **허니 대체물** 적은 양의 당밀 시럽 및 메이플 시럽, 당밀

앞의 표에서 살펴보면 알 수 있지만 흔히 우리 몸에 좋다고 알려져 있는 식품인 사과, 망고, 수박, 양배추, 브로콜리, 마늘, 양파와 같은 것들이 포함되어 있는 것을 확인할 수 있다. 통합기능의학에서 항상 언급하는 '누군가에게 약이 누군가에게는 독이 될 수 있다'는 것을 명심하자.

포드맵 식이는 다음 3가지의 기능적 특성을 나타내는 것으로 알려져 있다.

① 소장에서 흡수가 잘 되지 않는다.

- 상피세포 통과를 잘 하지 못함
- 브러시 보더 효소(Brush border enzyme)의 활성도 감소
- 분해효소 부족
- 분자량이 커서 단순 확산을 못함

② 삼투압 작용을 증가시킨다.

락툴로오스(Lactulose)는 삼투압 작용으로 소장 내의 액체 성분을 증가시켜 장운동에 영향을 미친다.

③ 미생물에 의해 빠르게 분해된다.

미생물에 의한 분해는 탄수화물 고리의 길이와 연관 있다. 올리고당 같은 탄수화물은 다당류에 비해 빠르게 분해된다.

SIBO가 있는 환자군에서 높은 포드맵 식이를 하게 되면 소장에서 흡수가 잘 되지 않은 탄수화물이 그대로 미생물에 의해 빠르게 분해되면서 수소, 이산화탄소, 메탄 같은 가스들을 만들어 내고 또한 삼투압 작용에 의해 장내 액체 성분을 증가시키게 된다. 이런 원인들이 장운동에 영향을 미치게 되고 또한 생성된 가스들은 복부 팽만감, 복부 불쾌감, 복통, 부글거리는 듯한 느낌, 설사 등을 일으켜 전형적인 과민성장증후군 증세를 일으키게 된다.

따라서 위와 같은 환자들의 증상을 호전시키기 위해서는,

① 소장 내 과다 증식되어 있는 미생물 처리 및 항생제, 유산균 투여

② 가스를 만들어 내는 원료 공급 차단(포드맵 제한 식이)

두 가지를 실행해야 한다. 항생제의 경우에 장내에서 흡수가 되지 않는 리팍시민(Rifaximin) 투여가 권장되고 있다. 한 연구에 의하면 리팍시민 투여로 69%의 환자가 증상의 호전을 보였다고 보고했다. 일부 연구에서 포드맵 제한 식이를 통해 과민성장증후군 환자의 증상을 호전시켰다는 보고도 있다.

그럼 포드맵 제한 식이가 모든 환자에게 효과가 있는지를 생각해보자. 탄수화물을 분해하면서 가스를 많이 발생시키는 균주로는 클로스트리디움(Clostridium) 등이 알려져 있는데 우리 몸에 좋다고 알려진 유산균인 젖산간균이나 비피더스균 등의 경우에는 증상을 일으키는 가스 생성이 적게 되어 같은 포드맵 식이를 해도 증상 발현이 잘 되지 않는다. 이런 유산균은 클로스트리디움 같은 가스 생성을 많이 하는 균주의 성장을 억제시킨다. 또한 소화관 운동에 작용하는 수많은 호르몬들 역시 장의 운동과 민감성에 깊게 관여하고 있으며 이에 대한 개개인의 민감도는 모두 다르다. 즉, 흡수되지 않은 탄수화물, 장내 세균, 장의 운동장애와 민감성 모든 것이 과민성장증후군의 증상에 관여한다는 것이다. 증상은 같을 수 있지만 원인은 다를 수 있다는 것을 항상 고려해야 한다.

다시 말하면 복부 팽만감이나 불쾌감, 잦은 가스 배출 등의 증상이 있는 모든 환자에게 무조건 포드맵 제한 식이를 하는 것 역시 위험할 수 있다. 포드맵 식이는 그 자체로 미생물에 의한 분해 과정에서 단사슬 지방산(Short chain fatty acid)을 생성하여 프리바이오틱스(Prebiotics, 유산균의 먹이 역할) 효과를 나타낸다. 이는 우리 몸의 건강 유지를 위해 반드시 필요한 작용이다. 또한 음식 자체가 좋은 비타민과 미네랄의 공급처가 되기 때문에 환자의 증상 호전을 위해 무조건적인 포드맵 식이 제한을 시행하는 것은 위험한 시도가 될 수 있다.

재차 언급하지만 한 가지 잊어서는 안 되는 것은 모든 통합기능의학적 접근이 그렇지만 증상은 같게 나타나더라도 이를 발생시키는 원인은 다를 수 있다는 것을 명심해야 한다. 복부 팽만감, 복통, 설사 등의 증상이 있는 모든 과민성대장증후군 환자의 증상 발생 원인이 포드맵 식이 때문은 아니라는 것이다. SIBO가 발생할 가능성이 높은 고위험군 환자(위·장 수술 과거력, 장기간 위산 분비 억제제 투여, 염증성장질환 환자, 면역저하 환자 등)를 잘 선별하여 시행 가능한 검사들을 통해 환자 상태를 파악한 후 치료법 중의 하나로 포드맵 제한 식이를 적용하면 좋은 결과가 있을 것이라고 생각한다.

> "치료가 미궁에 빠졌다면,
> 장을 먼저 의심하라."

07 위험한 해독 열풍

해독은 다이어트 프로그램이다?

최근 환경문제로 독성물질에 대한 관심이 대두되면서 해독이라는 테마는 의료계에서도 많은 관심을 불러일으키고 있다. 유사하게 해독치료(Chelation therapy)가 10여 년 전 잠시 주목 받던 시기가 있었는데 불확실한 방법으로 오·남용되면서 문제가 되기도 했다. 일반인들에게 독성물질이 무엇이냐고 질문한다면 역사드라마에서 본 사약이라든가 나폴레옹, 베토벤 등 유명인들의 독살에 사용된 중금속 문제 정도의 이미지만 가지고 있지, 정확한 대답과 이해를 구하는 것은 쉽지 않은 일이다.

이 해독이라는 개념이 잘못 적용되고 있는 사례가 바로 '다이어트 프로그램'이다. 이들 중 일부는 자신들의 제품을 광고하고 판매하기 위해 '독소'라는 말을 강조해서 사용한다. 스트레스, 운동 부족, 음식물 부주의 등의 이유로 대변이 배출되지 않으면 대변이 장에 달라붙어 독소를 방출하고 비만의 원인이 된다고 한다. 장에는 주름이 많아 대변이 낄 수밖에 없는 구조라며 오래된 수도관에 노폐물이 끼는 원리와 같다고 설명하는데, 이것이 꼭 진실은 아니다. 심지어 지방간, 고콜레스테롤, 고지혈증, 피로, 과로, 과음, 복부 가스, 복부 비만, 눈 충혈, 탈모, 불면증, 내성적인 성격, 불 같은 성격, 기미, 구취, 소화 불량, 잦은 트림, 고혈압, 심장질환, 당뇨, 협심증, 간질, 간염, 간경화, 초기 간암, 알레르기성피부염, 천식, 관절염, 요통, 생리통, 수족냉증, 여드름, 닭살, 직장암, 치질 등 온갖 질병의 원인이 독성인 것처럼, 그래서 모든 사람에게 해독이 필요한 것처럼 설명한다. 모든 증상은 한두 가지 원인으로 규명되고, 한두 가지 치료법으로 해결될 수 있다는 말은 그야말로 어불성설이다. 이것은 희망사항에 불과하다.

실제로 천연 식품으로 인한 부작용도 많이 보고되고 있다. 필자도 건강기능식품, 비타민, 영양소 등을 의사 처방 없이 장기간 임의로 복용한 후 생명을 위협할 정도의 부작용을 겪은 환자들을 종종 만난다. 천연물이라고 안심하고 섭취하는 것은 매우 위험한 결과를 낳을 수 있다는 것을 인식해야 한다. 또한 여러 언론에서 '– 은(는) 건강에 좋은 해독 음식'이라는 둥, '체질에 따라 –이(가) 좋다'는 둥 떠드는데, 도대체 그 주장에 어떤 객관적인 데이터를 제시할 수 있는지 묻고 싶다. 자신들이 말하는 독이 무엇인지 명확히 정의하고, 그 물질적·대사적 특성들을 규명할 수 있어야만 비로소 그 주장이 설득력을 가질 것인데 대부분 애매한 설명뿐이다.

지금의 세계는 살충제, 제초제, 폐유, 인공 색소, 식품 첨가물, 보존제 등 여러 합성 물질들이 범람하고 있으며, 우리는 정제되고 가공된 식품들을 먹으며 스스로의 건강을 위협한다. 정부나 관계 기관에서 인체에 해가 되는 물질의 안전성을 검사하고 안전 용량을 정하지만, 이러한 물질이 세월을 두고 우리 몸에 쌓여 나타낼 현상에 대해서는 뚜렷한 대책이 없다. 지속적인 독성 물질의 누적은 어느 시점에선가 가시적인 불편과 고통으로 터져 나올 수 있다.

'해독' 대신 '생체변환'

기존 의료계 내에서도 '해독'이란 용어의 정의에 대해 입장이 다양하다. "해독요법이 현대의학의 하나인가, 아니면 대체의학인가"라는 질문을 종종 받는다. 또 한의원에서 '–해독'과 같은 식으로 이름 붙인 요법이 많아서인지 한의학이 아닌가, 하는 의문도 불러일으키는 모양이다. 하지만 필자의 생각에 해독요법은 대체의학도, 한의학도 아니거니와 현대의학에도 해당되지 않는다. 해독요법은 그 원인이 인간이 먹는 음식과 물과 공기, 그리고 각종 환경으로부터 기인하여 누구나 피해갈 수 없는 각종 중금속이나 화학물의 누적에서 비롯되는데, 이런 축적 상황과 그로 인한 피해 정도를 파악하여 이를 생화학적으로, 영양학적으로 교정해주는 첨단의학이라고 생각한다. 해독이란 지금까지 살펴보지 못하고 간과했던 현대의학을 재해석하는 그 이상 그 이하도 아니다.

외국 사례를 들면 해독에 대해 영양사협회와 영양치료사 사이에 이견이 있다는 사실을 알 수 있다. 2009년 1월 영국 영양사협회(the British Dietetic Association)는 영양을 통해 해독을 한다는 것은 무의미하다고 발표하였다. 우리 인체는 항상 독소를 배출할 수 있도록 화학신호에 신속히 반응하기 위한 피부, 장, 간, 신장 등이 잘 조직화되어 있다고 설명하고, 따라서 적절한 수분 공급과 식이요법, 규칙적인 운동이 이루어지면 해독은 충분히 이루어질 수 있다는 것이다. 반면에 영양치료사들은 해독이란 해로운 물질들을 생체변환시키는 것으로 육체적·정신적 건강을 결정하는 핵심적인 요소로, 영양 상태에 따라 좌우된다고 주장한다. 외부 독소와 내부 독소 등 증가되는 독성부하와 이에 동반된 빈약한 포합반응은 대사 과정에 점진적으로 손상을 주어 염증성관절질환, 신경학적인 문제, 동맥경화, 알레르기, 만성피로와 암 같은 질환에 대한 감수성을 증가시킬 수 있다고 하였다.

영국 내에서도 이러한 극단적인 관념의 차이를 극복하고 만성질환에 대해서 새롭게 접근해 보고자 2011년 가을부터 BANT(British Association for Applied

---

해독에 도움을 주는 식품들

 지용성 분자

1단계 (시토크롬 P450효소)

1단계를 위한 항산화 지원 물질
· 카로티노이드
  (당근, 애호박, 호박)
· 리코펜(토마토)
· 제아잔틴, 아스타잔틴(크릴)
· 안토시아니딘(블랙베리, 포도, 근대)
· 엘라그산(석류, 래스프베스, 딸기)
· 퀘르세틴(녹차, 과일과 채소 껍질)

 활성화 중간대 사산물

2단계 (결합 경로)

2단계 효소의 식물 영양소 유도 물질
· 플라보노이드
  (색깔 있는 과일과 채소)
· 엘라그산(석류, 산딸기, 딸기)
· 녹차, 마테차
· 알리신(양파, 마늘, 부추)
· 십자화과 식물(양배추, 브로콜리, 물냉이, 케일)
· 커큐민노이드(강황)
· 카르노솔(로즈마리)

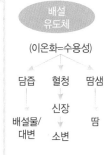 배설 유도체

(이온화=수용성)

담즙   혈청   땀샘
       ↓
      신장
배설물/   땀
대변   소변

Nutrition and Nutritional Therapy)와 미국 IFM(Institute for Functional Medicine)이 주최하는 AFMCP과정을 런던에서 시작하였는데, 이는 의학 역사에서 만성질환에 대한 패러다임이 변하고 있음을 보여주는 인상적인 발자취이다.

지금까지의 '해독'은 의학적인 근거도 분명치 못한 상태에서 막연한 기대감과 긍정성을 이용하는 상업적인 이미지로, 기존 의료계에서는 거부감을 가지고 있다. 때문에 최근에는 좀 더 객관적이고 과학적 근거를 염두에 둔 '생체변환'이라는 용어를 선호하고 있다.

용어 설명 ---

- **Detoxification(중독치료)**: 독성을 가진 화합물을 제거하거나 변화시키는 것(예-알코올 중독 치료, 약물 중독 치료)

- **Detoxication(해독)**: 물질에서 독성을 제거하는 것

- **Depuration(정화, 정혈)**: 인체에서 불순물을 제거하는 것

- **Elimination(배설, 제거)**

- **Biodegradation(미생물의 작용에 의한 생물 분해)**: 생체계가 화학물질을 환경에 대하여 독성이 적은 물질로 분해하는 일련의 과정

- **Bioaccumulation(생물축적)**: 먹이사슬 내에서 세월이 흐름에 따라 생체 내 중금속 등 축적이 늘어나는 현상(예: 참치 섭취 증가=수은 중독 위험도 증가)

- **Bioconcentration(생물농축)**: 엄마와 태아 사이에서 볼 수 있는 현상으로 영양소 농도의 독특한 남용

- **Biotransformation(생체변환)**: 일반사람들이 해독과 혼용하고 있는데 생체변환이 적합한 용어이다. 화합물의 생체 내 변화, 생물 변형, 생체전환 등 다양한 용어로 소개되고 있는데, 생촉매에 의해 물질이 섭취의 과정(또는 이화대사)을 거치지 않고 다른 물질로 전환되는 것을 의미한다. 합성이나 결합 등을 통해 독성물질, 약품, 호르몬, 대사물질들이 생체전환되면 독성이 변화되거나 제거되기 쉬운 상태가 된다. 또한 약물 또는 독성물질대사효소를 매개로 하여 친수성 화합물로 구조 변환됨으로써 배설이 촉진될 수 있는 형태로 바뀌는 것까지 통틀어 정의한다. 또한 상대적으로 해가 없는 물질이 중간대사과정에서 반응성 있는 중간 대사 산물을 만들어 해를 끼칠 수도 있어 꼭 원하는 방향으로만 가는 건 아니다.

영양 상태가 불량하면 비효율적인 생체변환이 유발되어 장기간에 걸쳐 부적절한 건강 불균형 문제가 초래된다. 최적의 생체변환의 또 다른 필수 요소는 건강한 장 환경이며 이는 호르몬 균형과 면역 형성에 절대적이다. 생체변환된 화합물은 장 내의 유해 세균에 의해 포합된 물질을 다시 분해하고, 이는 장간 문맥순환을 통해 재흡수됨으로써 생체 이물질의 체내 저류 기간이 길어지고 그중 일부는 최종 배설물보다 더 큰 독성을 나타낼 수 있다. 물론 생체변환 상태를 정확히 평가하기 위해선 통합기능의학적인 검사가 필요하다.

일생 동안 외부 독소를 해독하는 인체의 수용력을 고려해 볼 때, 매우 어리거나 고령일 경우는 해독 효소의 수치 자체가 낮다. 특히 고령의 경우에는 효소의 합성을 증가시켜 환경에 반응하는 능력이 떨어져 있다. 2억 년 전에 설치류가 포유동물로부터 나뉘었음에도 불구하고 사람이나 설치류의 해독 능력은 크게 차이가 없기 때문에 우리는 동물 실험을 통해 약물에 대한 외부 독소 배설 대사 과정을 연구하고 또 그 결과를 신뢰할 수 있다. 하지만 인간들 사이에서도 개체의 차이는 있으며, 이민자들 사이에서 유전적 차이나 동질 이상, 일부는 환경적 노출(음식)의 차이 같

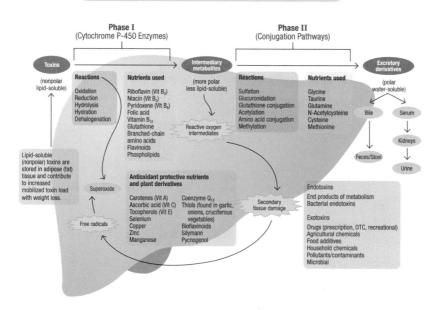

출처: From The Textbook of Functional Medicine © 2005, 2006 The Institute for Functional Medicine p278

은 것들이 질병 발생의 위험도를 변화시키는 요인이 되기도 한다. 미래의 개별 맞춤 의학은 단지 이런 요소들의 역할 이해에 머무르지 않고, 개개인의 해독을 위한 맞춤 식단 장치도 가능하게 할 것이다.

단식이 만능은 아니다

단식은 통합기능의학에서 말하는 칼로리 제한 식이(Calorie Restriction)와 엄연히 구분되어야 하는데 이 개념을 일반인뿐 아니라 의료인들까지도 오해하는 경우를 종종 볼 수 있다. CRAN(CR and Adequate Nutrition) 식이를 권장하는 것이 통합기능의학연구회의 공식적인 입장임을 밝혀둔다. 주형규 선생님이 단식의 문제점을 지적하였는데 참고할 만하여 일부 소개한다.

"단식은 2~5일(혹은 더 길게) 물이나 주스만 마시면서 음식을 섭취하지 않는 과정을 말합니다. 주스 단식 때는, 정해진 기간 동안 고형식을 금하고 당근, 셀러리, 사탕무, 양배추로 만든 주스만 마시거나, 물과 과일 및 채소만 먹는 방법, 또는 약초차만 마시는 방법을 권합니다. 지지자들은 단식을 가장 효과적인 해독 방법의 하나라고 주장합니다. 그들은 단식이 위장을 쉬게 하고 간의 부담을 덜어, 체내 독소 발생의 온상(즉, 장)을 깨끗하게 해 주고, 몸이 청소와 치유에 에너지를 집중하게 한다고 주장합니다. 단식이 면역체계를 보다 효과적으로 작동하게 하고, 보다 많은 산소와 백혈구가 몸에 흐르게 하며, 지방을 더 많이 타게 하고, 치유 기능을 향상시킨다는 것입니다. 또, 몸이 새로운 독을 덜 섭취하면서 축적된 독소(숙변)를 배설함으로써 몸 전체의 독성이 감소된다고 말합니다.

단식으로 치료된다는 것들로는 여드름, 알레르기, 관절염, 천식, 암, 소화기질환, 열, 두통, 녹내장, 심장질환, 고혈압, 염증질환, 암이 아닌 종양, 통증, 폴립, 궤양 등이 있습니다. 단식은 또 몸을 젊게 하고, 체중을 정상으로 유지시키고, 수명과 성욕을 증가시키며, 정신의 명료성, 자각, 자존감을 향상시킨다고 말합니다. 담배, 알코올, 카페인, 또는 약물을 끊는 데 도움이 된다고도 합니다. 어떤 사람들은 영적인 자각과 가난한 사람들에 대한 동정심을 고양시킬 수 있다고 주장하기도 합니다.

하지만, 단식을 어떤 질병 치료에 이용하는 것에 대한 의학적 근거는 없습니다. 과학적으로 확인한 바에 따르면, 몸은 단식과 굶주림을 구별하지 못합니다. 또 암 관련 연구들 중 단식이 암을 자라게 할 수 있음을 암시하는 것도 있습니다."

필자 역시, 민간 요법가의 말만 듣고 니시요법을 임의로 변형하여 'ㅇㅇ자연 치료법'이라고 알려진 단식요법을 시행하다가 암이 급속도로 전이된 환자를 본 적이 있다. 잘못된 요법으로 인해 나머지 삶의 질마저 악화된 것이다. 또한, 류머티즘관절염 같은 자가면역환자에게 단식요법을 시행하여 해독은 고사하고 활성산소 같은 염증물질만 증가시킨 경우도 드물지 않게 볼 수 있다. 이럴 경우 오히려 관절이 부어 보행까지 불가능해지기도 한다. 극소수긴 하나 무조건적인 단식요법에 동조하는 일부 의사들이 존재한다는 것이 문제이며 답답한 노릇이다. 의학적으로는 일부 진단 과정에서 짧게, 소화기 관련 수술 후에는 상당 기간 동안 금식이 필요할 수 있다. 반면, 체중 조절이 목적일 때는 단식보다 칼로리 제한이 바람직하다고 전문가들은 권한다.

짧은 기간 동안의 단식도 건강에 도움이 되기보다 부정적인 효과를 낼 수 있으며, 더구나 오랜 기간의 단식은 심각한 건강 문제들을 야기할 수 있는 것으로 알려져 있다. 단식을 지지하는 사람들까지도 단식으로 두통, 어지러움, 피로, 구역질, 몸 냄새, 불쾌한 맛과 같은 부작용이 나타날 수 있음을 인정한다. 단식은 지지자들의 주장과는 반대로 중요한 신체 기능인 면역체계를 방해하며, 간, 신장 등의 중요한 장기들을 손상시킬 수 있다. 특히 임신, 수유부가 단식해서는 안 된다. 아무리 긍정적으로 보더라도 이처럼 입증되지 않은 방법은 이용하는 사람에게 이익보다 해를 입힐 것이 분명하다.

통합기능의학에서 본 단식의 문제점

- 체중 감량을 위해 지나친 열량 제한 식이요법을 시도하는 것은 염증물질, 즉 독소라고 부르는 물질의 유입을 촉진해 호전반응(Healing crisis)을 유발할 수 있다.

- 식이섬유가 부족해져 변비가 생길 수 있으며, 장간 재순환이 증가되어 독소 과다 현상이 나타난다.

- 생체변환에는 굉장히 많은 에너지가 필요하다. 하지만 단식은 불충분한 열량으로 인해 간과 장의 생체변환이 장애를 일으켜 역시 독소 과다 현상이 나타난다.
- 단식이나 절식은 대사 제1상 반응에 관여하는 시토크롬 P450(Cytochrome P450) 효소를 활성화하여 독성 중간 대사 산물을 과잉 생산하게 만든다.
- 외부에서 항산화제 보충이 부족해지고 인체 내부에서 글루타치온 생산이 결핍되면 체내 활성산소의 억제가 충분하게 이루어지지 못한다.
- 또한 식이영양조효소가 결핍되어 대사2상 반응이 장애를 받게 되어 생체변환 대사가 억제되고 결국 독소 과잉 축적 현상만 초래하게 될 것이다.

의료인들이 사용하는 '해독요법'에서 '독'이라는 개념을 보면 다시 과거로 돌아간 듯한 느낌이다. 아마도 구체적으로 무엇인지를 명시하지 않은 채, 흔히 '몸에 나쁜 어떤 물질' 정도로 막연하게 거론하기 때문일 것이다. 실제로 대체요법에서 말하는 독은 "과학적으로 명백한 근거가 있는 일부를 제외하고는 객관적으로 존재가 불분명하거나, 독성이 확인되지 않았거나, 독성이 있더라도 실생활에서 몸에 영향이 없을 만큼 미미한 것들"이다. 일부 참고는 해야겠지만 환자 개인의 대사문제를 확인하고 접근해야만 논란의 가운데서 빠져나올 수 있을 것이다. 특히 중금속 문제에 대해서, 산업의학적 관점에서 보는 급성중독 상태와 임상에서 흔히 보지만 진단하기 쉽지 않은 만성중독을 어떻게 접근하고 관리할 것인가, 하는 것은 매우 중요한 화두이다.

해독요법을 포함해 모든 대체요법들이 아무리 그럴듯한 주장을 앞세우더라도, 궁극적으로 상업적 의도를 갖지 않은 것은 없다. 하지만 사회적 절대선처럼 받아들여지는 철학적, 환경보호론적 주장들로 적절히 미화하여 감성적으로 접근한다면, 그 상업적 동기는 어렵지 않게 은폐될 수 있다. 따라서 이제는 '해독'보다는 '생체변환'이라는 용어를 사용하고, 방법적으로는 통합기능의학적인 검사를 통해서 이성적이고 과학적으로 접근해야만 설득력을 가질 수 있다. 완전한 생체변환을 달성하려면 위에서 설명한 다양한 요소가 관여하고 있음을 이해하고, 7가지 임상적인 핵심불균형과 메타볼로믹스(Metabolomics), 기능유전체학까지 아울러야 미래의 개별 맞춤의학을 실현할 수 있을 것이다.

"음식은 그저 음식에 불과한 것이 아니다.
살을 빼려는 이에게는 지방이고, 운동선수에게는 근육이며,
과학자에게는 화학물이고, 환자들에게는 약이 된다.
이것 아니면 저것이라는 생각은 중용을 외면한다."
Psychologyofeating.com

08 건강기능식품 복용 방법

종합영양제에 대한 제조 기준이 바뀌어야 한다

현재 시중에 유통되는 대부분의 종합비타민은 수십 년 전의 기준에 근거하여 제조된 것이다. 구성 성분이 알쏭달쏭하게 뒤섞여 제대로 효능을 발휘할지 미심쩍고 또는 전혀 효과가 없는 제품도 있다. 또 우습게도, 경쟁적으로 작용하거나 서로의 흡수를 방해하는 성분들이 함께 포함되어 있는 경우도 있다.

비타민 D의 경우, 최근 연구 결과에서 그 중요성이 밝혀져 예전 함량보다 4~5배 정도 추가할 필요가 있다. 실내 생활을 하는 경향이 많아져 햇빛을 쬘 기회가 줄어들고 있는 것도 감안해야 한다. 고용량인 경우 가격이 비싸다는 단점이 있지만, 심혈관질환과 인지기능예방에 도움이 되는 항산화제의 하나인 코엔자임 Q10 등도 추가할 필요가 있다. 뼈와 심혈관 건강을 유지하기 위한 비타민 K2도 마찬가지다. 비타민 A 역시 비용이 저렴한 레티놀 형태가 아니라 식물에서 추출한 혼합형 카로테노이드로 대체되어야 하고, 비타민 E도 기존의 토코페롤은 과잉 보충을 방지하기 위해 용량을 50IU로 줄이고 더 강력한 혼합형 토코트리에놀 형태로 추가되어야 한다. 최근에는 감마-토코페롤이 폐에 악영향을 미친다는 사실이 밝혀져 감마-토코페롤 형태의 비타민 E가 함유된 콩, 옥수수, 카놀라유에 대해서도 주의를 기울여야 한다. 또 철분, 구리는 포함 여부를 조심해서 잘 살펴야 경우에 따라 과잉 복용을 방지할 수 있다. 임신 예정일 경우 임산부에 중요한 엽산도 합성형인지, 인체친화적인지 여부도 주의 깊게 점검해야 한다. 또한 인체에 흡수되지 않는 탄산염이나 산화물 형태는 피해야 한다.

영양보충제의 품질을 평가할 때 고려할 사항

① 하루에 필요한 용량을 한 번에 복용하게 되어 있는가?

하루 한 알만 간단하게 복용하게 하여 최적 영양에 필요한 효능(역가) 수준을 공급하려 한다면 알약의 크기가 너무 커서 삼킬 수 없을 정도가 된다.

② 성분들의 효능 수준이 충분히 높은가? 최적 일일영양섭취량을 제공하면서도 안전성에 지장을 주지 않을 정도가 되는가?

③ 성분들은 생체이용률이 가장 높은 형태로 제공되고 있는가?

④ 각각의 성분에 대한 안전성 프로필에 대해서 완전한 연구와 평가가 이루어져 있는가?

⑤ 제조 회사가 우수제조과정(GMPs)에 관한 '제약' 지침을 따르고 있는가?

⑥ 이 제품은 완전한 분해·용해에 관한 제약표준에 맞게 제조되었는가?

⑦ 이 제품의 효능은 명시된 유통기한 동안 보증되고 있는가?

⑧ 이 제품의 효능과 안전성에 관해 독립적으로 시험 또는 보증 받고 있는가?

⑨ 이 제품은 자체적으로 생산되고 있는가? 아니면 최저가 입찰회사에 하청을 맡기고 있는가?

⑩ 이 제품에는 축적되어 독성을 일으킬만한 성분이 들어있지 않은가?

영양보충제에 함유되지 않아야 할 성분들: 글루텐, 효모, 밀, 옥수수, 콩, 땅콩, 우유, 유제품, 달걀, 생선, 조개, 소금, 설탕, 방부제, 인공색소, 인공감미료, 부틸레이트하이드록시톨루엔(butylated hydroxy toluene), 크로스포비돈(crospovidone), 수소화된 야자기름.

이 외에도 눈여겨보아야 할 성분들이 있다. 통합기능의학 전문의를 찾아라.

식품보조제 부작용 피하는 방법

식품보조제의 부작용은 대부분 경미하다. 그리고 그런 가벼운 부작용도 선택 방법과 이용 지침을 유념함으로써 예방할 수 있다. 이런 규칙은 식품보조제의 안전성을 높이고, 그 영양학적 효과를 확실히 경험할 수 있게 해준다.

건강보조제의 부작용은 일반적으로 복용을 중지하기만 하면 대부분이 짧은 시간 내에 되돌릴 수 있고, 증상은 사라진다. 그렇다고 무턱대고 복용 후 심각한 후유증(독성표피괴사용해 같은 스티븐스존슨증후군)에 시달리거나 생명의 위협을 받은 환자도 필자는 경험한 바가 있어 식품보조제의 원치 않는 부작용들을 피하기 위해서는 통합기능의학을 연구한 의사를 만나기를 추천한다.

① 과학적 근거가 있는 고품질의 영양보조제를 선택하여 근거 있는 용량으로 복용하라

우리는 식품보조제를 구입할 때, 얻을 수 있는 이득은 되도록이면 크고, 위험도는 낮은 것을 선택하고 싶어 한다. 그런데 식품보조제 시장은 부적절한 법규정 때문에 저품질의 효과가 없는 제품들로 넘친다. 실질적으로 많은 영양보조제들이 중금속, 살충제, 세균, 곰팡이, 처방된 약품들과 다른 기타 화합물들로 오염되고 불순물이 정제되지 않은 채로 방치되어 있다(Cohen, 2009; News & Events -Press Announcements, Dec. 15, 2010, from Official US Government FDA website, accessed Feb. 2011). 이런 위협으로부터 벗어나기 위해서는 고품질 순수 비타민과 건강기능식품을 확인해야 한다. 또한, 식이보조제의 부작용을 피하기 위해서는 순수한 비타민을 추천해야 한다. 유전자 조작생물(GMO) 유무의 확인이 이 과정에 포함된다.

정밀한 공정과 과학적 근거에 기반을 둔 고용량 제품들과 달리 저용량 영양보충제는 거의 이익이 되지 않거나(혹은 건강에 해가 될 수 있는) 바라지 않던 결과를 야기할 수 있다.

연구결과(e.g., Prasad & Kumar, 1996, Nutr Cancer. 1996;26(1):11-9.Effect of individual and multiple antioxidant vitamins on growth and morphology of human nontumorigenic and tumorigenic parotid acinar cells in culture.)에서 보듯이, 예를 들어 저용량 비타민 C는 어떤 종양세포의 성장을 촉진하고, 반면에 고용량 비타민 C는 암의 진행을 막는다. 연구 논문에서 저자들은 어떤 항산화제의 저용량과 고용량 효과는 확연하게 큰 차이가 있다고 결론지었다. 의사가 처방한 과학적인 고품질의 고용량 영양보충제를 오랜 기간 동안 선택적으로 복용하는 것은 건강상의 이득을 최대화하고 큰 부작용을 막기 위해 필수적이다.

통합기능의학에서 말하는 과학적 근거를 둔다는 것은 통합기능의학 검사를 통해서 환자의 상태를 파악한 후 투여할 영양소의 종류와 양을 결정한다는 의미이다.

② 특별한 증상이나 질환이 없는 경우, '오케스트라원칙'에 의거하여 기본적으로 종합비타민보충제를 사용하라

자연적인 것이든 인공적인 것이든, 부적절하게 사용하면 부작용이나 다양한 문제를 일으킬 가능성이 높아진다. 예를 들어, 독성 수준까지 사용하거나 오랜 기간 동안 사용하면 부작용을 일으킬 수 있다. 일반적으로, 원료의 독성은 용량과 시간에 의존적이다. 과도한 용량은 영양학적 보충제의 부작용을 야기할 수 있다. 이것은 어떤 필수 영양소가 결핍되어 문제가 생기는 것과 유사하다. 만약 어떤 특정 영양소가 부족하면 직접적으로 세포의 기능 이상이 초래되어 면역력손상과 같이 인체 전체에 해로운 결과들이 생길 수 있다(Chandra, 1988, Nutritional regulation of immunity and risk of infection in old age.).

영양학적 결핍의 가장 흔한 원인은 잘 먹지 않아서 영양 부족이 되거나, 오염물질, 살충제, 독소, 약물 같은 요소에 의해 필수 영양소들이 손상 받거나 유출되는 것이다. 그럼에도 불구하고 흥미로운 것은 영양소 결핍은 단순히 영양소 부족이나 독소 노출 때문만은 아니라는 것이다. 영양소 결핍은 음식보충제의 부작용 중 하나일 수도 있다. 예를 들어, 어떤 비타민이나 미네랄을 과도하게 복용하면, 다른 필수 영양소들의 결핍을 일으킬 수 있다(Watts, 1990, Nutrient Interrelationships Minerals — Vitamins — Endocrines, Journal of Orthomolecular Medicine Vol. 5, No. 1, 1990). 이것은 세포기능부전과 비타민 부작용을 야기할 수 있다. 또한 어떤 영양학적 결핍은 다른 영양소들의 수치를 독성 수치까지 과도하게 올리거나, 생리학적 부작용을 유발할 수 있다(Watts, 1990).

이런 관계들을 보여주는 몇 가지 예가 있다. 고칼슘은 아연의 수치를 낮추고, 반면에 고아연 농도는 구리의 농도를 낮춘다(Watts, 1990). 구리의 이용도가 낮으면 철의 저장량이 늘어난다(Prasad, 1978). 고용량 비타민 D는 칼슘의 이용도를 높임으로써 마그네슘과 칼륨의 흡수를 저해한다. 철결핍성빈혈을 교정하기 위해서는 부가적인 철분뿐만 아니라, 비타민 A, D, B6도 같이 필요하다(Watts, 1990).

우리는 이런 상호작용으로부터 영양제의 또 다른 문제의 잠재성에 직면한다. 비타민, 미네랄, 효소, 호르몬과 같은 필수 영양소들은 각각 서로 상승작용을 일으키

며 협동적으로 작용한다는 것이다. 이것들은 어떠한 범위 내에서라면, 각각 공생적, 보완적으로 서로 상승 작용을 일으키며, '오케스트라'처럼 조화롭게 기능한다(Nègre-Salvayre, et al., 1991; Niki, et al., 1995; Pal, et al., 2009; Yeum, et al., 2009; Johansson, et al., 2010).

일반인들이 유행에 따라 단편적으로 식품보조제를 복용한다면, 영양소 간에 해로운 상반작용이 일어나 원치 않은 부작용을 경험할 수 있다. 한 가지나 두 가지 단독적으로 영양보충제를 주었을 때 암세포의 성장을 촉진시킬 수 있다는 연구가 보고되기도 하였다. 반면 종합비타민을 똑같은 용량으로 복용했을 때 암세포의 성장을 억제할 수 있다는 연구 결과도 있다(Prasad & Kumar, 1996). 구체적인 예를 들자면, 한 번에 5Gm 이상 트립토판을 복용하면 급성 부작용으로 기면적 의식상태, 두통, 오심, 피곤 등이 유발될 수 있다. 좀 더 장기간 복용하게 되면 간기능부전 등이 올 수도 있다. 하지만 일반적으로, 종합비타민 부작용은 단독 제제 보충제의 부작용에 비해 위험이 훨씬 적다.

또 다른 연구(Prasad, et al., 1994)에선 여러 가지 영양소가 들어간 보충제(종합비타민)가 몇 개의 단독 제제 보충제보다 피부암의 성장을 억제하는 데 더 효과적이라고 언급하였다(개별적인 영양소들은 암세포의 성장에 영향을 미치지 못한다). 종합비타민보충제의 복용에 관한 가장 뜨거운 논쟁거리는, 다른 영양소들(예를 들어 비타민, 미네랄)이 유기체의 여러 생물학적 목표에 따라 다른 작용 기전과 역할을 한다는 사실이다(Prasad, et al., 2001). 놀랄 것도 없이, 케다 프라사드(Kedar N. Prasad) 등이 다음과 같은 사실을 선언했다. 개개의 항산화제를 단독으로 오랜 기간 쓰는 것은 건강상의 이익에 도움이 된다는 어떠한 과학적 뒷받침도 없다(Prasad, et al., 2001). 하지만 간과하지 말아야 할 것은 만성난치성 환자에게 무작위로 종합비타민을 처방하는 것보다, 과학적 검사를 통해 문제점을 찾은 후 개인별 대사에 적합하게 표적 영양요법(Targeted Nutrition Therapy)을 하는 것이 필요하다는 것이다. 증상이 같다 하더라도 환자마다 치료 방법은 다르기 때문이다.

궁극적으로 세포가 제대로 활동하기 위해서는 반드시 필수 영양소들이 적절한 양으로, 각각 영양소에 대하여 생리학적 이익이 되는 비율로 구성되어야 한다. 이것은 단순히 한 가지나 몇 가지의 단독 영양제를 각각 따로 보충하는 것이 생물학적으로 합리적이지 못하다는 것을 의미한다. 여러분의 보충제 처방에는 단독으로 비타민 D나 칼슘보충제만 포함시켜서는 안 된다. 인간의 신체는 다수의 영양소가 각각 조합하여 상호 작용하는 게 필요하기 때문이다.

비타민 B5의 발견자 로저 윌리엄스(Roger J. Williams)는 이러한 생리학적 현실을 반영하기 위해 '오케스트라원칙'이라는 용어를 만들었다. 영양보충제에서 최대한 건강상의 이익을 얻어 내고, 부작용을 피하기 위해서는 신체가 영양학적으로 필요로 하는 것들을 알아 내고 필요로 하는 것을 주어야 한다. 특히 효능이 좋은 종합비타민 같은 보충제들을 사용해야 한다. 그것들은 단독 제제 보충제나 몇 개만 들어간 보충제보다 훨씬 더 안전하고 더욱 도움이 된다(Hoffer & Pauling, 1993). 고품질의 종합비타민-미네랄보충제는 영양보충제 처방의 기초가 되어야 한다. 특별히 건강상 문제가 있을 경우에만 단독 제제를 추가하는 것이 좋다. 신체학적 요구를 반영한 보충제 처방이 식품 보충제의 부작용 위험성을 감소시키고, 동시에 비타민 처방의 이익을 극대화시킬 수 있다. 참고로, 50세 이후 성인 남녀들은 특별한 건강상의 이유가 발견되지 않으면 구리, 철이 함유된 종합비타민은 권하지 않는 게 일반적인 원칙이다.

③ 씹어 먹는 비타민 C 보충제 복용 시 주의하라

비타민 C 혹은 아스코르빈산은 약한 산이다. 부식성은 낮지만 씹어 먹는 형태의 비타민 C를 오랜 기간 복용하면 치아의 에나멜, 즉 치아를 보호하는 경질층을 부식시킬 수 있다(Hausman, 1989). 유사하게 오렌지주스(비타민 C 함량이 높은 음식 중 하나)나 아스코르빈산 파우더로 제조된 음료수를 마신 뒤에는, 잔여 산을 완전히 제거하기 위해 입을 생수로 씻어 내는 것이 치아 건강을 위해 좋다.

④ 음식과 함께 영양보충제를 복용하라

비타민이나 영양보충제에서 사용되는 대부분의 영양소와 성분들은 음식에서 흔히 발견되는 영양소나 물질들이다. 이 사실이 여러분에게 무엇을 의미하는가? 바로 음식을 섭취할 때 영양보충제를 먹으라는 것이다. 식사와 같이 먹거나 식후에 복용하라. 영양소들은 대부분 비타민, 미네랄, 효소 등과 같은 미량 영양소들이다. 이것들은 상대적으로 적은 용량을 필요로 한다. 음식은 주로 다량 영양소, 지방, 단백, 탄수화물, 물로 구성되는데, 이러한 것들은 더 많이 섭취할 필요가 있다. 다량 영양소가 완전히 자기 역할을 하고 인간이라는 유기체의 세포들에 도움을 주기 위해서는 다량 영양소에 관여하는 생리학적 과정의 효소나 활성제처럼 미량 영양소들을 필요로 한다(Mindell, 1991). 음식과 함께 영양분들을 섭취함으로써 여러분은 다량 영양소와 미량 영양소 모두 소화와 흡수를 증진시킬 수 있다.

빈속에 영양소를 복용하게 되면, 식이보충제의 부작용(예를 들면, 놀란 위, 설사, 헛 배부름, 오심)을 경험할 수 있다. 하지만 음식과 같이 영양제를 복용하면 다양한 영양보충제의 부작용들을 최소화하거나 예방할 수 있다(Domrongkitchaiporn, et al., 2004). 영양보충제는 한꺼번에 하루 1번 복용하는 것보다, 식사 때 맞추어 나누어 복용하는 것이 훨씬 더 효율적이다(Heaney, 1991; Nieves, 2003). 이러한 지침에는 몇 가지의 예외가 있지만, 거의 대부분의 영양제에서 이러한 원칙이 유효하다(비타민 D는 운동 전에 복용하는 게 이상적이다).

⑤ 영양보충제로 인해 생길 수 있는 부작용을 예방하기 위해서는 보충제의 라벨에 명시된 권장량을 지켜서 먹어라

개인의 건강 상태에 따라 바람직한 결과를 얻기 위해서는 좀 더 많은 용량이 필요할 수도 있다. 본인 몸에 문제가 있다고 생각되거나, 기존 치료방법으로 호전이 안 될 때에는 임의로 판단하여 영양제를 복용하지 말고 통합기능의학을 연구한 의사와 상담할 것을 권유한다(대한통합기능의학연구회 홈페이지 http://www.ksifm.com 참조).

⑥ 적은 용량으로 시작하고 오랜 기간 동안 꾸준하게 복용하라

식품보충제를 먹기 시작할 때, 또는 이미 먹고 있던 영양제에 새로운 영양제를 추가할 때는, 라벨에 쓰여진 것보다 좀 더 낮은 용량으로 매일 먹는 것이 바람직하다. 권장량의 절반이나 1/3 정도의 적은 용량을 며칠간 유지해라. 그 다음 일일 권장량의 수준까지 점차적으로 증량한다. 이것은 식품보조제 부작용을 최소화하기 위한 조심스러운 과정이다. 일부 영양소들(예를 들어 비타민 C 또는 마그네슘)은 일시적이지만, 몸에서 해독 과정에 관여하면서 경미한 부작용을 일으킬 수 있다. 따라서 영양보충제 프로그램을 천천히 시작하여 점차적으로 용량을 증가시켜 부작용을 최소화하거나 예방해야 한다.

영양보충제의 부적절한 사용으로 인한 부작용 중 하나는 효과를 얻을 수 없다는 것이다. 신체는 영양소가 요구되는 순간에만 영양제의 도움을 받는다. 말하자면, 우리의 몸은 신체를 다시 재구성하고 그것을 유지하려는 본능을 고수할 때만 영양제로부터 이득을 얻을 수 있다는 것이다. 인간의 몸은 필수 영양소로 인해 계속해서 재생되고 재건된다. 이러한 필수 영양소들의 공급이 계속되어야 신체 기능이 적절히 작동되고 유지될 수 있다(예를 들어 심장은 계속 규칙적으로 뛸 수 있다). 이것은 꾸준히 매일 공급해줘야 하는 것이지 계획 없이 닥치는 대로 공급한다고 되는 것은 아니다.

사람은 신체 기능의 완벽한 재생을 위해 어느 정도의 시간(몇 개월)을 필요로 하는 변화의 연속적인 상태에 있다. 이러한 재구성을 위해서는 다량영양소, 미량영양소 둘 다 필요하다. 영양제를 한 번, 또는 때때로 복용하는 것은 이러한 기간의 원칙과 재생의 본능을 위반할 뿐 아니라, 재생을 위한 신체의 의도를 방해할 수 있다. 왜냐하면 신체는 자신을 다시 세우기 위해 시간, 에너지, 적절한 영양소들을 모두 필요로 하기 때문이다. 건강상의 이득은 하룻밤에 얻어지는 것이 아니다. 장기간, 지속적으로 영양을 보충해야만 제대로 된 효과를 얻을 수 있다.

저용량 항산화제를 한 번 복용하면, 암세포들을 방사선 치료로부터 보호하는 효과를 보인다는 연구 결과가 있다. 반면에 똑같은 항산화제를 고용량으로 장기간 매일 복용하면, 방사선치료와 함께하여, 암세포는 죽이고 건강한 세포들이 받는 방사선 피해는 줄일 수 있다고 하였다(Prasad, 2004). 이제 영양보충제 사용의 원칙을 충분히 납득하리라 믿는다.

- 영양보충제는 지속적으로 복용해야 한다(매일).
- 영양보충제는 장기간 복용해야 한다(6개월 이상, 때에 따라서는 5~10년 넘게).
- 영양보충제는 다른 것들과 같이 복용해야 한다(오케스트라원칙).

위와 같은 원칙들이 여러분이 영양보충제를 복용할 때 생기는 부작용을 피할 수 있도록 도와줄 것이다.

⑦ 주치의에게 복용 중인 영양보충제 목록을 알려 주어야 한다

병원을 다니고 있다면, 주치의에게 현재 복용하고 있는 영양보충제들에 대해 전부 알려주어야 한다. 특히 허브나 일정 종류의 식물 영양제 같은 성분들은 이미 처방된 수많은 약물들에 영향을 주어 해롭게 상호 작용할 수 있다.

어떠한 성분들은 그것들의 특별한 생리학적 작용 때문에, 수술하는 도중, 혹은 수술 후에 부작용을 일으킬 수 있다(식품보충제, 영양보충제-약물과의 상호 작용을 좀 더 자세히 보라).

⑧ 처방 약물 복용 시, 고품질의 비타민보충제를 사용하라

이 항목은 '영양보충제의 부작용을 피하는 법'이라기보다는 '처방된 약의 부작용을 피하는 법'이라고 이름 붙이는 게 더 적합할 듯하다. 하지만 많은 사람들이 처방약과 일반 의약품을 원칙 없이 병행하고 있고 그 위험성을 잘 알지 못하기 때문에 여기에서 짚고 넘어가도록 하겠다. 약은 독성이 있다. 비타민, 미네랄, 아미노산과 달리 여러분의 몸이 건강이나 생명에 필요로 하는 성분들이 아니라는 말이다. 왜냐하면 생물학적으로 천연재료가 아니기 때문이다. 사실 약은 몸에서 필수 영양소를 결핍시키거나 파괴하는 경향이 있다.

반면에 영양소들은 대부분 원래 안전하다. 왜냐하면 그것들은 몸을 건강하게 만들기 위한 필수적인 천연 영양분들이기 때문이다. 건강의 악화, 특히 만성질환의 고통은 필수 영양소들의 손실이나 부족 때문에만 생기는 것이 아니다. 약물에 의해 생긴 손상은 영양보충제를 같이 복용해서 생긴 피해보다 빈도나 심각성에 있어 몇 배 더 크다. 이러한 차이는 낮과 밤의 차이만큼 크다. 그러므로 핵심은, 의약품을 복용할 때 특정 영양제들을 함께 복용하면 도움이 된다는 사실이다. 특히, 필수 천연 원소인 비타민, 미네랄, 아미노산을 공급해 주어야 한다. 이것들은 약에 의한 부작용을 최소화하거나 예방한다. 그리고 다른 건강상의 문제들도 동시에 해결해 준다. 만약 입원을 해야 하는 상황이라면 더욱 중요하다. 그러나 여러분의 주치의가 이러한 사실에 동의하지 않는다고 해도 놀랄 일은 아니다.

왜 그런가? 〈영양 보충제들은 무엇인가? 여러분이 반드시 알아야 할 정보〉라는 논문을 살펴보면, 의사들이 영양보충제에 대해서 거의 교육 받지 못했다는 사실을 알 수 있다. 현재 지배적인 의료 체제의 의학 수업에는, 영양보충제에 할애하는 시

약물 종류에 따라 예상되는 결핍 영양소	
에스트로겐/프로게스틴 (Estrogen/Progestins)	비타민 B2(Riboflavin), B6(Pyridoxine), B12(Cobalamin), B9(Folic acid), 비타민 C(Ascorbic acid), 아연(Zinc), 마그네슘(Magnesium)
콜레스테롤저하제(Statins)	코엔자임큐텐(CoQ10)
위산분비억제제(Acid blockers)	코엔자임큐텐(CoQ10), 비타민 B12(Cobalamin), B9(Folic acid), 철(Iron), 비타민 D, 베타카로틴(Beta-carotene), 아연(Zinc)
코르티코스테로이드 (Corticosteroids)	칼슘(Calcium), 마그네슘(Magnesium), 칼륨(Potassium), 아연(Zinc), 구리(Copper), 셀레늄(Selenium), 비타민 C(Ascorbic acid), 비타민 D
아스피린(Aspirin)	비타민 C(Ascorbic acid), 철(Iron), 비타민 B9(Folic acid)
항당뇨병제(Antidiabetes drugs)	비타민 B12(Cobalamin), B9(Folic acid), 코엔자임큐텐(CoQ10)
항경련제(Anticonvulsants)	비타민 B7(Biotin), B1(Thiamine), B12(Cobalamin), B9(Folic acid), 코엔자임큐텐(CoQ10), 비타민 D, 비타민 K, 칼슘(Calcium), L-카르니틴(L-carnitine)
혈압강하제(Antihypertensives)	비타민 B12(Cobalamin), B9(Folic acid), 코엔자임큐텐(CoQ10)
이뇨제(Diuretics)	비타민 B1(Thiamine), B6(Pyridoxine), 비타민 C(Ascorbic acid), 칼륨(Potassium), 마그네슘(Magnesium), 칼슘(Calcium), 아연(Zinc), 나트륨(Sodium)
항생제(Antibiotics)	비타민 B군(B vitamins), 비타민 K, 마그네슘(Magnesium), 칼슘(Calcium), 칼륨(Potassium), 아연(Zinc), 철(Iron)

간이 많지 않다. 그런데 한 가지 알아둬야 할 것은, 영양소를 부정적으로 말하는 논문을 살펴보면, 사용한 영양소가 고품질이 아니고 저품질이거나 복용하면 문제가 되는 성분들이 포함된 제품으로 실험을 한 경우가 대부분이라는 것이다. 과거의 논문들은 아직 인체의 대사나 유전체학이 발전되기 전에 출간되어 제대로 이해하지 않고 실험가설을 세우고 논문을 쓴 경우도 많다. 실제 임상에서 단순하게 유기산 검사 하나만 보더라도, 메틸말론산이 증가하면 코발라민이 부족해진다는 건 상식이고, FIGLU가 증가되어 있으면 엽산 부족이 일차적으로 의심되는 게 당연한데도 불구하고 영양소의 역할을 과소평가하는 현장에 안타까움이 생긴다. 영양소의 능숙한 활용과 처방을 위해서는 영양소의 중요성에 대한 인식전환이 선행되어야 한다.

⑨ 유아들의 손이 닿지 않는 곳에 영양제를 두어라

영양보충제와 부작용에 관한 대부분의 안 좋은 사건들은 6살 이하의 어린 아이들과 유아들을 대상으로 발생한다. 그들에게 과다한 영양소 노출 문제가 발생한다 (American Association of Poison Control Centers, 1983-2008; Bronstein, 2009 & 2010). 물론, 크게 다치는 일은 거의 없지만, 영양보충제를 유아들의 손이 닿지 않는 곳에 두어야 실질적인 위험을 완전히 제거할 수 있다.

⑩ 영양보충제를 복용한다고 건강을 증진시킬 수 있는 다른 행위들을 소홀히 하지 마라

건강을 지키는 것은 의무이다. 하지만 그것이 신체적 도덕성임을 인식하는 사람은 거의 없다(Herbert Spencer, 1820-1903, Scientist). 사람들은 자신의 행동을 정당화하고, 또 스스로에게 좋은 일을 한 뒤에 나쁜 일을 하는 것에 대한 면죄부를 부여한다고 하였다. 과학자들은 이것을 '면허효과'라고 부른다. 비타민이나 건강보조제를 복용하는 사람은 자기 자신이 매우 건강할 것이라 생각하며 역설적으로, 다른 건강을 증진시키는 행동을 무시하게 된다(Chiou, et al., 2011). 예를 들자면, 건강보조제를 복용하는 사람들은 운동을 하지 않거나 안 좋은 음식을 먹을 확률이 높다는 것이다. 고지혈증 치료제를 복용하는 어떤 사람들은 달콤한 음식을 안심하고 자주 먹는다. 고지혈증 치료제가 '금지된' 음식의 유해한 효과를 없애거나 상쇄할 수 있다고 생각하면서 말이다.

면허효과는 착각의 덫을 만든다. 단지 건강에 좋은 일을 한 가지 한다고 건강 문제에 대한 방탄차를 타는 것을 의미하지 않는다. 면허효과 때문에 바람직하지 않은 결과들이 생길 수 있다는 것은 영양보충제를 복용하는 것과는 별개로 생각해야 한다. 건강을 유지하기 위해서 다른 행동들을 무시하지 않으려는 의식적인 노력이 필요하다. 스펜서가 말한 것처럼 "건강 유지는 의무이다." 여러분이 건강을 유지하느냐 마느냐 하는 문제는 많은 인자들의 영향을 받는다. 영양보충제를 복용하는 것은 건강을 유지하는 한 가지 방법일 뿐이다.

이 역설은 영양보충제를 복용하는 것이 건강을 잘못 다스리는 것을 야기할 수 있다는 것이다. 이것으로 인해 전반적인 건강 상태가 안 좋아질 수 있다. 면허효과의 순탄한 망상은 건강보조제를 복용함으로써 식이보충제의 부작용이 될 수 있다. 희망적인 소식은, 앞의 도표에서 보면 건강기능식품 보충제를 복용하는 사람이 복용하지 않는 사람보다 더 건강에 대한 바람직한 습관을 보인다고 보고가 있다(The

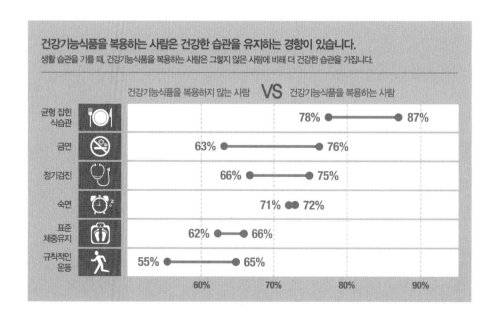

CRN Consumer Survey on Dietary Supplements,2013).

통합기능의학에서 처방하는 영양보충제는 약국이나 백화점에서 쉽게 구매할 수 있는 제품들은 아니다. 단순히 식약청 인허가를 획득했다고 해서 고품질의 순도 높은 효과를 약속하는 경우는 많지 않기 때문에, 통합기능의학회에서는 적절한 성분과 제형, 신뢰 있는 공정을 거친 좋은 영양제를 고르기 위해 국내외를 가리지 않고 스크리닝하여 자체적인 검증사항까지도 통과한 제품을 처방하고 있다. 그뿐만 아니라 설사 좋은 제품이라고 하더라도 통합기능의학에 숙련된 의사의 권고에 따라 복용 하는 것이 도움이 될 것이다. 물론 2~3개월 정도는 큰 부작용이 없겠지만 3개월이 넘는다면 주의를 기울여야 한다. 자동차로 말하면 음식은 휘발유에 해당되고 비타민, 미네랄은 엔진오일, 브레이크 오일에 해당되기 때문에 일반 식사와 달리 비타민, 미네랄을 과용하거나 너무 적게 쓰면 오히려 부작용을 유발할 수 있다. 적정량의 절대 수치는 없다. 건강에 문제가 있거나, 종합건강검진에 이상이 없는데도 본인이 어떤 특정 증상을 느낀다면 당연히 개인별 맞춤 치료를 적용해야 한다. 21세기는 개인별 유전체, 대사에 맞추어 생화학적 독창성을 환자에게 제시하여야 한다. 그래야만 약물을 쓰든 영양소를 처방하든 최선의 치료 결과를 도출해 낼 수 있을 것이다.

> "종합영양제가 모든 문제를 해결할 수는 없다.
> 비타민, 미네랄, 병마와 싸우는 영양소를
> 한 알에 다 넣는다는 것은 불가능하다."
>
> **미국 암협회**

04

우리 의료의
현주소

"

"의료계는 이제 질병이 발생한 환자를 관리하는 정책에서

건강과 활력 증진을 도모하는 예방적, 미래 지향적 정책으로

전환해야 한다."

"

01 의사가 이야기해 주지 않는 것

　　약효를 판정하는 것은 쉬운 일은 아니다. 효과가 있을 정도로 적절한 약을 처방했는지, 환자는 지시한 대로 약물을 복용했는지 등 여러 요소들이 복합적으로 상호 관련이 있기 때문이다. 그런데 여기 다양한 질환에 따른 약물의 효과를 발표한 자료가 있다(Clinical application of pharmacogenetics. TRENDS in Molecular Medicine, 7(5), 201-204).

질환	약물 효과가 없다고 판정한 환자 비율
우울증	38%
천식	40%
심장부정맥	40%
당뇨병	43%
편두통	48%
관절염	50%
골다공증	52%
치매	70%
암	75%

　　이 자료에서 알 수 있듯이 학술적으로 약물의 효과가 없다고 판정한 비율은 질병에 따라 40%에서 무려 70%가 넘는다. 그럼에도 약물은 치료법으로 계속 사용되고 있다. 의사들은 병만 찾아내고 약물만 처방하려 하고 있다. 인체의 자연치유능력을

어떻게 호전시킬 것인가에 대해서는 현대의학, 한의학 모두 관심이 없다. 아니, 모른다고 하는 것이 더 적합한 표현일 것이다.

영국의학저널(British Medical Journal)에서 질병의 상업화에 대해 꼬집은 적이 있다. 약물이 필요하지 않은 7가지 흔한 증상을 제시하면서, 이 증상들은 생활 습관, 식이요법, 운동 등의 변화로 개선시킬 수 있지만 약품의 처방을 정당화하기 위해 제약회사의 입맛에 맞게 병으로 전환시켰다는 것이다. 'Medicalization(의료상업화)'이란 용어를 쓰며 다국적 제약회사와 함께 병을 팔아먹는 행위라고 지적했다. 그 말 많은 7가지 증상은 ① 관절염 ② 콜레스테롤 문제 ③ 인지기능저하 ④ 우울증 ⑤ 당뇨병 ⑥고혈압 ⑦ 골다공증이다. 물론 이 질환들에 대해 무조건 약물 치료를 반대하는 것은 아니다. 다만, 약물에 반응이 없거나 부작용이 생길 경우에 통합기능의학을 강력히 추천하는 바이다.

최근 아토피, 건선, 류머티즘관절염 같은 자가면역질환에서 스테로이드, 항히스타민제의 과다 사용도 문제다. 단기간 사용하는 건 이해할 수 있다고 해도, 1개월이 넘어 3개월 이상 처방하는 것은 용납할 수 없다. 환자들이 스테로이드나 항히스타민제 사용을 기피하거나 마지못해 받아들이는 데에는 다 그만한 이유가 있는데, 정부나 의료진이 치료를 강요한다는 것은 옆에서 지켜보기에 답답한 노릇이다. 이런 고질병 역시 병태 기전에 따라 생체지표를 계량화해 보면 스테로이드, 항히스타민제를 사용하지 않고도 치료법이 나올 수 있다.

약물 일변도의 진료 현장은 의료계와 제약계의 이해관계에서 파생된 부분이 크다. 제약계와 의료계의 공생 구조는 임상연구나 의사가 접하는 신약과 시술의 방향과 선택을 어느 정도 의도적으로 몰고 갈 수 있다. 국가적인 연구과제는 변수가 너무 많은 개인 생활양식의 변화에 대한 연구보다는 신약과 의료기기 기술에 집중되어 있다. 의사는 환자의 생활양식의 변화를 조언해 주는 것보다 모든 것이 투약 위주인 제약회사의 부적절한 약 홍보에 영향을 받지 않을 수 없다. 제약 산업이 연구 주제를 조정하고, 어떤 결과를 출판할 것인지를 선택하고, 의사 재교육 프로그램을 주도하여 여러 가지를 고민하고 생각해 봐야 될 진료 과정이 단순히 약물에 의존하는 표면적인 접근에 국한될 수 있다.

더불어 정부 주도의 비상업적 연구도 흔히 하나의 질환, 하나의 인자, 하나의 결과를 추구하는 방법에 제한되어 있다. 정통의학의 수련과 의료를 에워싸고 있는 의료산업들은 상업적인 요구에 의해 키워지기 때문에 생활양식을 관찰하고 이에 수반되는 생리학적인 결과와 건강의 변화를 조사하는 연구처럼 당장의 이윤으로 연결되지 않는 주제는 후원 받기가 쉽지 않다. 또한 생활양식에 관한 연구는 전향적인 연구를 하기가 어려워 결과적으로 근거중심을 강조하는 정통의학 교과서에는 주로 약물 위주의 자료로 채워지고, 생활 습관의 변화에 관한 자료는 빈약할 수밖에 없다.

> "의사의 급선무 중 하나는
> 대중에게 약물 복용을 자제하도록 교육하는 일이다."
>
> **윌리엄 오슬러 경** Sir William Osler

02 의사와 환자의
인간적 연결이 부족하다

　의사들은 환자와의 '인간적인 연결'을 절대 놓아서는 안 된다. 나는 붕어빵을 찍는 것과 같은 일률적인 의료와 의사들에게 강요된 비합리적인 진료시간에 항거하여 행동하는 의사들을 보면 희망을 갖는다. 하지만 과연 그들이 언제까지 강력하게 버틸 수 있을까? 삭막하고 정신없는 진료 시간이 과연 의사들의 냉담한 마음 씀씀이 때문일까? 한국 의료 현실에 만연하는 이런 배려와 인간미의 부족은 비합리적인 제도와 편견에서 비롯된 구조적 문제이다. 의사, 보험사, 경제학자, 정부, 제약회사, 의료 기기 회사, 병원 경영인과 그 외 이해 당사자들이 임상 진료 지침을 기준으로 기계적 방식으로 진단과 치료 매뉴얼을 결정하기 때문에 윤리적 의료의 진보는 기대하기 어렵다. 의료보험, 의료보호제도 같은 다양한 배상 제도 덕분에 진단과 치료방법은 어떤 환자에 대해서든 미리 결정되어 있다고 봐야 할 것이다.

　국민건강보험공단과 심사평가원에 의한 획일적인 의료 규제는 소비자인 환자 입장에서 경제적인 면만 보고 있을 뿐, 의료의 질이나 의학의 발전에 있어서는 전혀 도움이 되지 않는다. 자본을 갖고 있는 정부와 건강보험관리공단의 뜻대로 이루어지고 있기 때문이다. 의료 공급자와 정부는 환자에 대해 알려고도 하지 않고 그저 포퓰리즘적 방식으로 접근한다. 때문에 국민과 환자는 많은 피해를 입고 있다. 대한민국 의료 발전의 큰 걸림돌에는 정부가 있다. 일부 정치 편향적인 의료인들, 임상과는 거리가 먼 의사들의 말만 듣고 탁상공론하는 정부 관계자들, 그들의 행태가 답답할 뿐이다.

　의료 사회주의를 하려면 전 의료인들을 공무원으로 채용하여 진료 가이드라인을 만들어 놓으면 된다. 그리고 모든 권리와 책임을 정부가 지면 된다. 하지만 지금

정부는 권리만 갖고 책임은 지지 않는다. 의료비가 싼 것은 정부 덕택이고 진료의 질이 저하되면 모두 의료인들 탓으로 돌린다. 비현실적인 진료 수가와 정책은 이미 의료 형태를 기형적으로 왜곡시켰고 장기적인 의료의 역량은 거세당하고 있다. 의료인들은 매너리즘에 빠져 실수가 발생하고 무차별적인 경쟁 때문에 불필요한 검사가 시행된다. 이렇게 조립하듯 기계적으로 이루어지는 붕어빵식 의료 서비스는 명백히 쓸데없는 비용을 증가시킨다. 대중은 당장 내 주머니의 지출이 줄어드는 데 만족하겠지만 부지불식간에 생겨나는 더 많은 손실과 돌이킬 수 없는 희생은 고스란히 국민의 몫이다.

비인격적인 의학은 이제 그만

병원에 가본 적 있는 사람이라면 누구나 느꼈을 법한 문제가 바로 의료진과의 의사소통과 정보 전달의 문제일 것이다. 환자가 의사나 간호사, 의료 전문가들에게 고립되고, 무시당하고, 가르치려 드는 느낌을 받는 일이 종종 일어난다. 이것은 우리 사회에 만연해 있는 큰 문제이며, 구조적 문제이다.

당신은 병원에 오면 어떤 느낌이 드는가? 의사가 환자에 대해 잘 알고 있으며, 의사와 환자 사이에 인간적인 접촉이 제대로 이루어지고 있다고 느끼는가? 아니면 당신이 의료를 제공하는 거대한 기계 속, 한낱 얼굴 없는 톱니바퀴처럼 느껴지는가? 환자는 지금보다 더 나은 대접을 받을 권리가 있다. 의사들 역시 환자 중심의 진료를 필요로 하며 그것의 실현 여부에 따라 우리의 건강은 크게 달라질 수 있다. 환자들과 의료진들 모두 서로 인간적 접촉을 하기를 간절히 원하지만, 환자와 의사 관계는 점차 사라져 가고 있다. 환자들은 단지 전반적 치료 계획이 도출될 수 있도록 컴퓨터에 입력하는 몇 조각의 데이터(나이, 성별, 무게 등)로 취급되어 가고 있다. 하나의 규격으로 모든 '임상 가이드라인'을 충족시키는 시대가 도래하고 있는 것이다. 보험 회사, 병원 경영인, 정부 등에 의해 좌우되는 병원 경영은 환자들의 인격적인 대우를 향한 의사들의 배려를 자유롭지 못하게 한다.

환자 면담법 역시 새로운 패러다임으로 가야 한다. 지시하는 방식이 아닌 안내하는 방식으로 변화되어야 한다. 단순히 환자에게 전문적인 의료지식을 전달하는 것에서 벗어나야 한다. 환자에게 무엇을 해야 할 지 말하기보다는 환자 스스로 방법을 찾도록 도와주어야 한다. 이제 행동을 해야 할 때다. 환자 눈높이에 맞춰 보자.

환자 면담법의 혁신 - 필수적인 의료기법을 위한 새로운 근거 기반 접근법

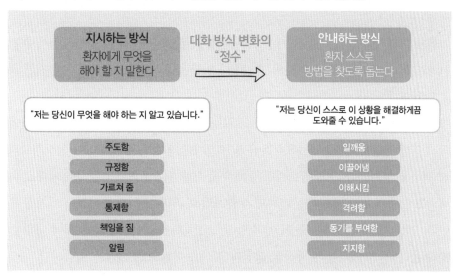

"환자의 말을 경청할 때 환자가 병명을 알려 준다."

윌리엄 오슬러 경 Sir William Osler

03 규격화된 의료에 묶인 의사들, 임상진료지침의 문제

환자가 의사를 만나는 순간 가장 바라는 것은 무엇일까? 누구나 예외 없이 완전한 치료일 것이다. 환자는 의사의 고민이나 판단을 원하는 것이 아니라 완전한 치료를 원한다.

의과대학 첫 시간에 배우는 해부학 책은 굉장히 두껍고 무겁다. 그렇지만 의사가 되기 위한 첫발을 내딛는 데 매우 유용한 물건이다. 임상의들에게 있어 임상진료지침 역시 마찬가지다. 임상진료지침은 매우 중요한 원칙을 담고 있지만, 제대로 이해하고 능숙하게 실천하지 못한다면 부담스럽고 머리 아픈 교과서적인 얘기일 뿐이다. 임상진료지침은 의사들이 어떤 방식으로 치료에 접근해야 하는지에 대해 설명해 준다. 물론 의사들은 자신의 경험과 지식을 바탕으로 결정을 내리지만, 대부분의 의사들은 진료 행위를 개선하고 표준화하기 위해서는 임상진료지침에 충실해야 한다는 압박감을 갖고 있다. 계속해서 세력을 확장하는 보험사와 건강보험관리공단, 보건복지부, 경제부문 부처들은 의료 질을 수치화하기 위해 지침을 고수하고 그것을 보상 공식에 포함시킨다. 하지만 많은 의사들은 자신이 받은 교육과 판단이 무시된다는 생각에 임상진료지침의 규칙들에 불만의 목소리를 내고 있다. 환자를 진료하는 방식에 있어 이런 일률적인 '처방'을 따라야 한다는 사실에 분개하는 것이다. 이론적으로 지침은 흠잡을 데가 없는 것처럼 보인다.

"임상지침은 실제 논거를 기반으로 그것을 유용한 정보로 변환하고자 만들었다. 매우 많은 자료들이 있고 많은 논문들이 있지만, 의사들이 그것들 모두를 숙지할 방법은 없다."

임상지침은 의사들의 의사 결정을 돕기 위해 만들어 놓은 자료다. 환자의 상황에 따라 과학적 근거 하에 합리적인 비용으로 진단과 치료방법을 선택할 수 있도록 의료진에게 정보를 제공하는 것이 목적이다. 문제는 의료의 복잡성을 너무 단순화시켰다는 것이다. 때문에 임상지침을 실전에 적용할 때 혼란이 생기는 경우가 있다. 이것은 진료 현장에서 흔히 일어나는 일이다. 2,600여 가지 임상지침을 일률적으로 적용하는 것도 문제일 뿐 아니라, 각 임상지침들에 대해 이견도 많다. 하지만 어떤 원칙으로 따를 것인지에 대해서는 누구도 자신 있게 이야기하지 않고 있다.

필자를 비롯한 통합기능의학을 연구한 의사들도 응급환자에 있어서는 임상가이드라인이 매우 중요하다는 것을 인정한다. 하지만 만성난치환자는 병의 원인, 진행, 복용한 약 등 여러 가지 요인에 의해 변형되기 때문에 일률적인 원칙을 적용하는 것은 불가능하다. 때문에 모든 환자들에게 무작위로 임상지침을 적용하라는 것은 의사들에게 실망과 의구심을 안겨주고 있다. 문제는 그뿐이 아니다. 인간의 장기는 모두 다 연결되어 있는데 한 가지 장기, 한 가지 질환, 한 가지 증상으로 만들어 놓은 진료지침은 만성난치질환인 고질병 환자들에게는 도저히 설명이 안 된다. 이제 혁명적인 방식으로 임상진료지침을 개선해야 한다고 생각한다. 아리조나 의과대학의 한 가정의학과 교수는, 지침은 '통상의' 환자를 기준으로 작성되는데 실상 그 처방에 딱 들어맞는 환자는 거의 없다고 주장한다.

"의사들은 진료지침을 잘 따르고 있는가?"

이 말은 의사들이 지침을 따르고 있지 않다는 말이 아니다. 절대적으로 지키고 있을 것이다. 그들 중 **일부가**. 가끔씩 말이다. 그러나 지침의 사용자들인 의료인들이 그 지침을 가지고 어떻게 하는지 많이 알지는 못한다. 의료지침이 의료 질 향상으로 이어진다는 것은 의심할 여지가 없지만, 이것은 다시 보상 인센티브의 기초로 사용되고 있다. 하지만 지침을 고수하는 의사들의 객관적 수치는 여전히 얻기 힘들다.

2007년 231명의 의사를 대상으로 실시한 온라인 설문에 의하면, 응답자 중 44%만이 임상지침을 지속적으로 사용한다고 하였다. 또 38%는 지침을 사용할 계획이거나 고려 중이라고 하였다. 젊은 의사들일수록 나이 든 그룹보다 지침을 사용하는 경향이 컸고, 40세를 넘지 않은 대다수의 의사가 스스로를 '경미한' 사용자로 분류하였다. 응답자들은 병원을 설비할 때(80%), 예방적 치료를 목적으로 상담할 때(66%), 외래 환자 치료를 위한 설비를 고려할 때(62%), 진단을 내릴 때(53%) 지침을 가장 많이 이용한다고 하였다. 의사들이 지침을 사용하지 않는 경우는, 진단이 불명확할 때(48%), 관련 지침이 없다고 생각할 때(44%), 지침을 이용하는 일이 번거로울 때(37%), 또 그 지침 내용에 동의하지 않을 때(33%)라고 하였다. 최종적으로 이 설문은, 의사들이 비용을 감소시키는 수단보다는 임상적으로 관련성이 있다 여겨질 때, 그리고 그렇게 함으로써 경제적인 보상이 생긴다고 판단될 때 지침을 사용하는 것이라 결론지었다.

"어째서 우리는 이런 지침을 따라야만 하는가?"

지침에 대한 의사들의 진짜 불만은 지침 그 자체가 아니라 그것을 이용하는 방법과 이유에 있다. 지침은 의사들이 근거에 기반한 결정을 내릴 수 있게 설계되었고 대부분의 의사들은 지침을 받아들이려고 노력한다. 하지만 문제는 지침이 점점 규칙이 되어 간다는 것이다. 지침을 경직되게 받아들이게 되면 원점으로 돌아오는 것이다. 지침은 일반적으로 정답이 있다고 가정하는 것인데, 당신이 판단하는 것만큼 옳지 않을 수 있다. 경직성은 언제나 환자의 이익을 최대화하는 결정을 내려 주진 않는다. 말하자면 혈압 정상 수치를 유지하려고 훨씬 중요한 다른 관점을 놓친 채, 한두 지점에서의 혈압 강하에 지나치게 몰두하는 것을 예로 들 수 있다.

캘리포니아대의 건강정책연구협회의 상임 이사인 셸던 그린필드(Sheldon Greenfield)는 경직된 해석이 지침의 가치와 의도를 전복시킬 수 있다는 점에 동의했다. "의사는 때로는 지침을 기각할 수 있는 여유가 있어야 한다. 그것이 핵심이다." 앞서 말한 "특정 혈압을 유지해야만 한다" 같은 절대적인 의무에 매달리게끔 만드는 것은 경찰이 속도 제한이 100㎞인 지역에서 101㎞로 주행했다고 모든 운전자에게 벌금을 부과하는 것과 유사하다. 그는 또한,

"지침은 억압적일 수 있다. 하지만 의사는 붕어빵 진료(Cookbook medicine)를 해야 한다고 내몰려서는 안 된다. 의료지침인 알고리즘이 나쁘다는 것이 아니다.

그것들이 합리적으로 적용되지 않는다는 것이다. 젊은 의사들은 45살과 95살 환자에게 똑같은 스트레스 검사를 처방한다. 적절히 사용하면 알고리즘은 도움이 되겠지만 그것들이 임상적인 의사 결정을 대신할 수는 없다"라고 말했다.

매사추세츠의사회 의사회장인 심장내과 전문의인 로널드 던랩(Ronald Dunlap)은 의사 결정을 위한 지름길로 알고리즘을 사용하는 것에 대해 우려를 표명한다. 그런데 가장 큰 우려는 정부당국이 자기들 말을 일방적으로 따르지 않는다는 이유로, 지침이 '말을 듣지 않는' 의사들을 벌주고 배제시키는 데 사용되는 것이다. "만약 우리가 현재 가지고 있는 자료에 의거하여 좋은 직업과 나쁜 직업으로 구분을 시도해 본다면, 그건 가능하지 않은 일이다"고 베크먼(Beckman)은 말했다.

응급 환자와 감염질환 환자에 있어서는 임상가이드라인이 매우 중요하다. 하지만 만성난치성질환은 그러한 사고체계의 임상진료지침으로 결코 해답이 나올 수 없다는 것을 다시 강조하고 싶다. 의사협회나 정부에서도 임상지침의 질을 향상시키기 위해 노력하고 있지만 모든 의견은 객관적 자료에 대한 체계적인 고증이 함께 있어야 한다. 그럼에도 불구하고 비전문가인 시민단체들 등이 정치적인 여건을 내세워 이해관계가 충돌하고, 의료 공급자인 의사들의 의견은 무시되고 있는 것이 현실이다. 더욱이 법적인 분쟁을 피하기 위해 불필요한 진료를 양산하게 되고, 다국적 제약회사의 입김이 영향을 미칠 가능성도 짙으며, 진료비를 줄이기 위한 보험회사의 요구가 반영될 수도 있다. 확립된 진료지침이라 하더라도 모든 환자에게 똑같이 적용한다는 것은 21세기 맞춤의학으로 가는 시대에 역행하는 일이다.

한국 정부와 정치인들은 과학에 근거를 둔 최소한의 임상진료지침조차도 무시한다. 정치적, 더 나아가 정책적인 포퓰리즘에 빠져서는 의료선진화를 동력으로 하는 창조경제라는 목표에 도달하기는 요원하다.

임상진료지침은 첨단의학에 발맞추어 정기적으로 개선해야 한다. 현대의학의 문제점 중의 하나는 한 번 지침을 정하면 수정 사항이 생겨도 그대로 오랜 기간 방치한다는 것이다. 또한 규격화된 임상진료지침은 모든 문제를 한 가지 방식으로 해결하려고 한다. 통합기능의학에서는 인간 한 사람 한 사람마다 각기 다르다고 보는데, 획일적인 진료를 적용할 수는 없다.

개개인의 취향, 개성, 자율성을 부르짖는 세상에 하물며 인체의 개인 특이성만큼은 존중하지 못하겠다는 정책은 시대착오적일 뿐 아니라 건강을 담보로 하는 위험한 아집이다. 개인의 생화학적 독창성을 고려한 맞춤치료를 하는 것은 선택이나 선호도의 사안이 아니며, 마땅히 가야 할 방향이자 의료의 필연적인 미래이다.

> "역사를 통틀어서 정부와 의료계는 의학 발전의 주요한 장애물이었다."
>
> **루돌프 피르호** Rudolf Virchow

04 현대의학과 병원 체계를 무비판적으로 공격하는 비전문가

중병에 시달리는 환자 주위에는 너무 많은 사공들이 존재한다. 어디서 봤는데 무슨 음식이 좋다더라, 친구 남편은 뭘 먹고 암이 나았다더라, 등의 불확실한 정보를 흘리는 사람들이 수도 없이 많다. 심신이 지쳐 있는 환자와 보호자는 지푸라기라도 잡는 심정으로 잘못된 조언을 실천한다. 하지만 효과가 없고 상태가 악화되어도 책임 지는 사람은 없다. 정보의 허와 실을 판단하는 것, 잘 써진 책처럼 신뢰할 수 있는 정보원을 선택하는 것은 몸의 치유와 마음의 위로에 상당한 도움이 될 수 있다.

왜곡된 정보는 서점에도 넘쳐 난다. 혁신적인 해법을 제시할 듯 기세등등한 제목을 가졌지만 정작 내용은 기존 의료 패러다임을 답습한다. '이 병에는 이게 좋다', '이 병에는 이렇게 해라'라며 자판기 같은 획일적인 답변만 실어 놓은 건강 서적이 적지 않다. 일반인들이 인터넷에서 얻은 정보와 단편적인 사실들만을 가지고 병원과 현대의학에 대한 비판적인 서적을 출간하여 인기를 얻는가 하면, 때로는 의료인들까지 가세하여 양심 고백인 것처럼 열을 올리고 '병원에 가지 마라' 등과 같은 극단적인 표현을 쓰며 의료와 병원을 꼬집는다. 거기에 가이드 없이 번역된 외국산 건강 서적까지 한몫한다. 출판사는 솔깃하지만 환자는 당황스럽다. 결국 모두에게 오해와 불안만 쌓여 간다. 의사가 직접 고민하고 써도 어려운 것이 의업의 길인데 비전문가의 통찰 없는 비판과 무책임한 대안에는 진정성이 느껴지지 않는다. 간혹 의료인 중에도 현대의학 자체를 부정하는 경우가 있는데, 이것은 근대 실험 과학에 근간을 두고 구축된 현대의학의 발달 과정과 본질을 이해하지 못한 것이며 의사로서의 기본 자질까지 의심되는 부끄러운 일일 수 있다.

현대의학은 급성질환과 외상에서 가장 위력적인 치료법이다. 전쟁과 전염병에서 수많은 인명을 구한 덕분에 인류는 유례없는 장수를 누리고 있다. 100세 수명을 목전에 둔 이 시대에 우리는 노년을 고통스러운 숨쉬기의 연장이 아닌 건강하고 주체적인 시간들로 보내기를 원한다. 그런데 이 부분에서 현대주류의학은 힘겨운 한계를 보이고 있고 문제의식을 드러내고 있다. 현대의학은 진단명이 나온 후 그에 해당하는 치료법을 검색하는 기계적인 방식으로 경직되었고, 원인 불명의 질환이나, 검사 수치에 이상은 없지만 증상을 호소하는 만성난치성질환의 해법은 답보 상황에 처해 있다. 증상이 있는 국소부위에만 집중하고 전체 숲을 보지 못하는 좁은 프레임이 이런 무기력증을 만들었다. 우리는 신체를 다스리고 질병을 바라보는 패러다임을 바꿀 필요가 있으며, 이 모든 변화는 현대의학적 논거 안에서 이루어져야 한다.

통합기능의학의 권위자인 제프리 블랜드(Jeffrey Bland) 박사는 만성질환의 착각과 진실에 대해 이야기하였다. 정확히 진단되지 않은 질병은 일종의 망상처럼 취급된다. 하지만 질병 분류 색인에 정의되지 않았다고 해서 아프지 않다고 말할 수 있을까. 정상치라는 범위 값은 일반적인 경우에는 유효할 수 있으나 난치성질환자의 경우 생리학적 개인 특이성으로 다른 반응을 나타낼 수도 있다. 이 경우, 검사는 정상이나 환자는 불편을 호소할 수 있으므로 좀 더 긴밀하고 입체적인 검사를 시행하여 평가해야 한다.

통합기능의학은 현대의학적 검사법과 정보를 바탕으로 하되, 진단명에 의존하기보다는 크게 7가지 생리학적 카테고리로 분류하여 기능학적 시각에서 풀어 나가는 의학이다. 질병을 진단명으로 분절시키지 않고, 7가지 핵심 생리학적 과정 중 하나 이상의 불균형으로 평가하여 치료한다. 불균형은 개개인의 생활 습관, 식이와 환경이 고유한 개인의 유전자와 상호 작용함으로써 생겨 난다. 진단명은 같을지라도 서로 다른 두 사람에서 그 질병이 실체적으로 똑같다고 말할 수는 없다. 그래서 개인별 맞춤 의학을 실현하기 위해서는 유전체학 등 첨단 기술에 친숙하며 일괄적인 약물 처방이 아닌 개인의 생활양식, 식이, 환경의 다각적인 교정을 독려하는 통합기능의학이 대안이 될 수 있는 것이다.

7가지 임상 불균형

① 호르몬과 신경전달물질 불균형(Hormonal and neurotransmitter imbalances)

② 에너지 불균형과 사립체 병변(Energy imbalance and mitochondropathy)

③ 해독과 생체변환 불균형(Detoxification and biotransformation imbalances)

④ 면역과 염증의 불균형(Immune and inflammatory imbalances)

⑤ 소화, 흡수 그리고 미생물학적 불균형(Digestive, absorptive and microbiological imbalance)

⑥ 세포막 기능으로부터 근골격계에 이르기까지의 구조적 불균형(Structural imbalances from cellular membrane function to the musculoskeletal system)

⑦ 마음-신체-영성 통합의 불균형(Imbalance in mind-body-spirit integration)

미국의 경우 주요 병원들이 통합의학센터를 개설, 운영하고 있으며, 국내에도 개인 의원에서 환자 진료에 도입한 지가 10여 년이 되어간다. 오히려 대형병원들이 이제 통합의학센터를 운영하려고 시도하고 있지만, 정확한 통합기능의학의 방향을 잡지 못하고 보완대체요법 등이 혼입되어 헤매고 있는 경우가 많다. 통합기능의학을 강의하는 의사들 중에도 제대로 이해하지 못하거나 본인도 모르게 기존의 사고체계로 돌아가 설명함으로써 듣는 사람까지 혼동되는 경우가 적지 않다. 새로운 시각과 더불어 최신 지견까지 섭렵하라는 것이 글로는 쉽지만 실제적으로 기존 패러다임에 익숙해진 두뇌를 편견 없이 세팅하는 과정은 지속적인 공부와 임상 경험 없이는 불가능하다.

통합기능의학은 급성, 외상성 질환에 대해서는 주류의학의 강점을 인정한다. 통합기능의학이 주된 목표로 삼는 것은 주류의학이 해결하지 못하는, 주류의학의 약점인 만성난치성질환의 치료이다. 특히 만성피로, 갱년기장애, 중금속해독을 비롯한 암, 치매, 자가면역질환과 알레르기 관련 질환자들이 치료 대상이며, 정신질환으로 분류되어 있는 자폐증이나 과잉행동장애(ADHD) 아동들의 치료에도 효과를 보고 있다.

필자는 이제까지 2,000여 명 정도의 만성난치성질환자를 진료했다. 대부분이 여러 병원을 거쳤음에도 차도가 없거나, 치료 후 부작용 등으로 고생한 후 찾아온 분들이었다. 환자가 내원하면 우선 30분에서 1시간 정도 이전 병원의 진단을 전제로 증상의 종류와 진행 정도를 살펴보고 제안된 치료법의 장단점을 조언한다. 진료가 아니라 상담이다. 지금까지 필자를 찾아온 환자들 중 95%의 환자에게 기존에 그들이 권유 받았던 치료법(스테로이드나 수술, 항암제 치료)과는 다른 치료법을 권했다. 물론 어떤 치료법을 선택할지는 본인이 선택할 문제지만, 환자들은 침습적이거나 비가역적인 방법 외에 다른 대안이 있다는 것에 놀라며 갈피조차 못 잡던 병이 호전됨을 느끼면서 처음으로 희망을 가진다고 하였다.

그렇다면 왜 다른 의사들은 이처럼 자세하고 충분한 설명, 심도 깊은 질문과 첨단의 검사들을 하지 못하는 것일까. 영리에 치우친 의사 개인의 양심과 소양 부족으로 몰아가는 것이 정답일까. 여기에는 통합기능의학적 패러다임의 생소함과 최신 임상에서 기초의학까지 폭넓은 지식을 필요로 하는 학문 자체의 어려움도 이유가 되겠지만, 진료 형태를 기형화시키는 비현실적인 한국 의료 정책 탓이 가장 크다. 필수적인 검사나 처방에 있어서도 보험 급여기준은 까다롭고 심사 기준은 불투명하다. 이 때문에 의사의 소신과 판단에 따른 적극적인 초기 방어와 다각적인 검사를 과잉진료와 진료비 삭감이라는 이름으로 번번이 굴복시키곤 한다. 그래서 환자의 상태가 더 나빠질 때까지 손을 쓸 수 없는 상황도 종종 발생하지만, 정부는 외면하고 모든 원망과 책임은 의료진에게 전가된다. 일부 의사는 삭감이나 불법의 피해를 각오하고 환자를 위해 임의 비급여를 선택한다. 건강 보험의 적자는 의료진의 노동력을 착취하여 메워지며 이로 인한 의사들의 피로와 자존감 저하는 부록 같이 따라온다. 터무니없이 낮은 진료 수가는 의사와 환자를 기계적이고 정신없는 진료의 굴레로 몰아넣고, 병을 추적하는 정확성과 예리함의 희생을 담보로 기약 없이 지속되고 있다. 통합기능의학 역시 매우 효과적인 진료 체제이지만 현 건강보험제도 하에서는 비현실적인 급여 수가로 대중적 접근은 어려운 상황이다.

현재의 건강보험제도는 비급여로 인한 의료비 부담을 의사와 병원 탓으로 돌린다. 국가가 책임지지 못해 발생한 비급여 영역을 환자들한테 감수하라고 부추긴다. 건강보험제도의 치명적 문제점을 그 주체 스스로 알리고 입증하는 셈인데 마치 국민의 권익 보호를 위한 일인 것처럼 홍보하는 것은 매우 부끄러운 일이다.

이런 구조적 모순을 해결하기 위해 건강보험공단과 심평원은 급여 기준을 합리적으로 현실화시키고 건강보험의 보장성 확대를 위해 노력해야 한다. 이런 사회적인 변화를 이끌어내기 위해서는 의사 집단뿐 아니라 대중의 인식과 목소리가 함께해야 한다. 대한민국 의료에 갖는 국민의 막연한 오해와 불신이 올바른 방향을 잡도록, 또 그렇게 힘이 실리기를 바라는 마음이 이 책을 쓰게 된 동기이기도 하다.

이제 환자의 역할도 중요하다. 환자는 의사와 병원을 탓하기 전에 똑똑해질 필요가 있다. 치료 방식에 의문이 생기면 바로 설명을 부탁해야 한다. 만약 의사가 질문을 귀찮아하거나, 못 미덥게 답하거나, 이상하다고 판단되면 즉시 병원을 옮겨야 한다. 반대로 성의껏 정직한 진료를 보여준다면 주치의를 신뢰하고 나를 위한 의사의 조언과 처방에 협조하고 따라야 한다. 그것이 최고의 치료 성과를 가져다줄 수 있다.

통합기능의학 연구 집단 내부적으로도 치료의 고비용 구조를 개선하기 위해 노력이 필요하다. 각종 첨단 검사법과 기능의학적 영양 제제들의 국산화를 도모하고, 숙련된 전문가를 양성하기 위한 세미나와 연수 교육을 내실 있게 진행할 것이다. 아울러 기존 주류의학과 보완대체요법 등도 통합의학의 테두리 안에서 포괄적으로 기능하기 위해 공통의 언어 개발 노력도 지속해야 한다.

건설적인 비판이 상생의 선순환을 만든다. 의사의 뜨거운 가슴과 빛나는 지성이 걸림돌 없이 고스란히 환자를 향할 수 있도록 제도적인 독려와 대중의 공감이 필요하다. 의사 스스로도 히포크라테스 선서를 하던 열띤 사명감과 치열함을 되새기며 무기력과 타성을 떨쳐 내길 바란다.

"소수의 사려 깊고 열정적인 시민들이
세상을 변화시켜 왔음은 의심할 여지가 없다.
사실 바로 그것만이 세상을 변화시켜 온 유일한 요소이다."

마거릿 미드 Margaret Mead

05

통합기능의학의 이해

"

훌륭한 의학이란 과학 기반의 연구로 입증되어야 하며,

새로운 사고 체계에 열려 있어야 한다.

'이것 아니면 저것'의 양자택일 접근법은 균형을 외면하는 방법이다.

"

01 통합기능의학에 대한 오해와 진실

통합기능의학에 대한 잘못된 생각

통합기능의학을 설명하려다 보면 해명할 일이 종종 있는데, 그 연유는 통합의학이라 하면 으레 보완대체요법일 것이라는 착각, 그리고 현대의학의 반대편에 서서 그 성과와 체계를 비판하는 신종 학문이겠거니 하는 오해 때문이다. 그러나 통합기능의학은 현대의학과 대립된다거나 개별적인 개념이 아닌 이로부터 잉태된 동종 학문이다. 통합의학에 대한 일반적인 인식, 나아가 일부 의료 종사자들의 생각까지도 다음의 글과 같은 경우가 많을 것이다.

"현대의학적 치료와 함께 그 효과와 안정성이 검증된 보완의학을 통합하여 제공함으로써 환자에게 포괄적인 의료서비스를 제공하는 이 통합의학은 미래 의학의 청사진이 될 것이며 고령화 사회에 진입한 국내에서 보완의학은 이제 환자들에 의한 시대적 요구가 되었다. 즉, 기존 의료체계에 과학적으로 효과와 안전성이 검증된 보완대체요법을 편입하여 병행하는 의료를 통합의학이라고 칭하고 있다. 통합의료는 기존의 양·한방 협진 시스템보다 한 단계 높은 차원의 개념으로 현대서양의료, 한방의료뿐 아니라, 선별된 보완대체요법을 포함하고 있다."

이러한 설명은 언뜻 그럴듯해 보이나, 실은 진짜 통합의학의 본질을 호도하는 구태의연한 해석이다. 통합기능의학은 여러 요법들을 적당히 섞어 놓은 듯한 보완대체요법과는 전혀 다른 학문이다. 통합기능의학은 현대의학적 연구 방법과 검증에 뿌리를 내리고 자료와 통계를 기본으로 논리와 근거로 치료를 해 나가는 과학, 그 자체다. 통합기능의학의 정체성은 현대 의과학의 연장선상에서 인체를 재해석하는 기본을 벗어나서는 안 되며, 당연히 현대의학과 대립된다거나 개별적인 개념이 아닌 이로부터 잉태된 동종 학문이다. 첨단 의학기술과 지식을 활용하여 기존의 의료정보를 새로운 시각으로 조명하여 개개인에 적합한 맞춤치료를 구현하는 이 모든 단계에서 현대의학적 지식과 수단으로 검증되어야 하는 것이다. 그렇다면 보완대체요법과 여러 요법들이 더해져 통합의학이 된 것이라는 착각은 언제부터 생겨난 것일까.

먼저 대체요법에 대해 알아 보자. 대체요법의 정의와 범주는 입장에 따라 다양하지만 대게는 서양 주류의학과 맥락을 같이 하지 않은 모든 의학을 '대체'라는 용어로 지칭한다. 보완대체요법의 등장 이유에 대해서는 뒤에 '대한통합기능의학연구회 소개' 편에서 간략히 설명할 것이다. 20세기 말, 현대의학으로는 좀처럼 해결되지 않는 만성질환을 극복하고자 해결책을 탐색하던 초반에 등장한 것이 보완대체요법이었다. 서양에서는, 기존 현대의학에 대한 접근 비용이 너무 비싸기 때문에 보완대체요법을 민간요법처럼 좀 더 저렴하게 이용하고자 했던 수요(需要)가 보완대체요법의 보급에 기여하기도 하였다. 이 용어는 1991년 미국국립보완대체의학센터가 설립되면서 의학계를 거쳐 대중에게까지 생소하지 않게 자리 잡았고, 우리나라에서도 지금은 통합의학센터라 소개되는 많은 병원과 대학의 기관들이 몇 년 전까지만 해도 보완대체요법센터라는 이름으로 사용되었다. 보완대체요법은 이처럼 한때 각광 받았으나 자가 발전을 지속할 수 있는 과학적 동력이 없어 이런저런 돌파구를 탐색하던 노력에 아쉬운 발자취만 남기고 열기는 사그라들었다. 미국립보완대체의학센터는 보완대체치료 약제, 산물, 처치에 대한 연구를 후원하고 있지만 이것의 정책에 관해서는 다음과 같은 비판도 적지 않다.

- 자연의학에서 주장하는 장래성 있는 계획이 없다.
- 대부분의 보완대체요법은 가짜 과학이다.
- 보완대체요법의 치료들은 과학적 타당성이 부족하다.
- 미국립보완대체의학센터는 현실성 없는 보완대체요법에 과도한 신뢰를 주고 있다.

- 미국립보완대체의학센터는 보완대체요법에 대해 더 많은 전문가적 의심을 가져야 한다.
- 미국립보완대체의학센터의 존재는 자연의학을 공개적으로 지지하는 것과 같다.

대체요법은 근대과학적인 검증 절차를 중요시하지 않으며 따라서 치료 근거가 빈약하고 정석적인 임상 상황 내에서 수행되지도 않는다. 하지만 의료 선진국인 미국의 연구라는 생각에 국내의 연구진과 정부 기관에서 그 결과를 맹목적으로 신뢰하고 받아들이는 경우가 생긴 것이다.

미국립보완대체의학센터(NCCAM)의 보완대체의학 분야 분류

구분	대체의학체계	천연물	심신요법	수기요법	기타
종류	▪ 한의학 ▪ 아유르베다 ▪ 동종요법 ▪ 자연요법	▪ 생약 ▪ 미네랄 ▪ 천연물 ▪ 아로마요법 ▪ 식이보충제 ▪ 식이요법	▪ 명상 ▪ 요가 ▪ 호흡법 ▪ 심상유도법 ▪ 최면요법 ▪ 점진적이완요법 ▪ 기공 ▪ 태극	▪ 카이로프랙틱 ▪ 마사지 ▪ 반사학 (지압요법)	▪ 운동요법 -알렉산더요법 -필라테스 ▪ 전통적 치료 ▪ 에너지요법 -기공 -레이키(명상요법) -안수기도

출처: 미국립보완대체의학센터(NCCAM) 홈페이지(http://nccam.nih.gov/)

뉴에이지 이후 대체요법의 상징이 되었던 앤드류 와일(Andrew Weil) 박사의 주장을 참고하면 실제적인 질병 해결에 있어서 그것이 통합기능의학적 방식과 얼마나 큰 괴리를 가지고 있는지를 절감할 수 있다. 그는 통합의학이란 치유지향적인 의학으로 생활 습관의 모든 면을 포함한 전인적인 면(인체, 마음, 영혼)을 고려하여야 하며 "진단은 과학이 아닌 예술"이라고 설명하였다. 또한 치료적 관계에 중점을 두며 현대의학과 대체요법 중에서 적절히 치료 방법을 선택해야 한다고 강조하였다. 이때 등장하는 '치유'라든가 '전인' 같은 말들은 뉴에이지에만 통할 법한 감성적인 언어로 굉장히 추상적이어서 실제 임상 적용을 생각한다면 무책임하게 들릴 뿐이다. 또한 치료 방법을 선택하는 데 있어 경험적 결과만이 근거가 된다면 이것 역시 진정한 통합의학이 아니다. 앤드류 와일, 디팩 초프라 같은 인물이 의사라기보

현대의학과 보완대체요법의 비교

	현대의학	보완대체요법
대상	장기 중심 치료	예방 중심, 전인적
처치	병인 제거	자연치유력
방법	약제, 수술	신비주의, 생활 습관 개선
유효성	과학적 증명	미증명
안전성	과학적 증명	미증명
침습성	높다	적다
쾌적성	불쾌	쾌적
비용	고가	비교적 고가
비용/효과	급성질환에 매우 효과적	큰 효과 없음

다는 뉴에이지 무당으로 불렸다는 사실로도 그들이 추구하는 학문의 정체성을 짐작할 수 있을 것이다. 환자를 진찰하는 데 과학적 근거와 객관적 자료가 부족하면 정확한 판단이 어렵고 통합의학적인 건강관리는 멀어지게 된다.

예를 들어 스트레스를 감소시킨다는 대체요법 중 하나인 레이키 요법은 그 테크닉들의 과학적 인과관계가 규명되어 있지 않다. 하지만 그 행위의 결과가 환자를 이완시켜 주고 약물 필요성을 줄이는 경우가 있기 때문에 경험적으로 시행하게 되는 것이다. 즉 대체요법의 지지자들은 이런 치료 행위가 잠재적으로 위험하지 않고 결과적으로 환자들에게 이로운 측면들이 있기 때문이라는 현상 자체를 이론적 기반으로 삼고 있다.

물론 보완대체요법이 일부 효과적인 부분이 있음은 사실이지만, 이것도 위약 효과와 유사한 정도이다. '해 봤더니 이렇더라'식의 존재 방식, '해가 없으니 아니면 말고'식의 자위는 학문으로 평가하고 지속적인 발전을 기대하기에는 매우 모험적이고 장래성이 없다. 통합, 융합이라는 가치를 내세워 세기를 거듭할 의료 패러다임을 선도하려는 의학이라면 규모 있는 체계적인 사업으로 진행돼야 하는데, 일관된 사고체계가 없고 객관적 근거나 통계가 모호하다면 대중을 설득할 수 없다. 통합의학을 논외로 하더라도, 선조들의 경험의 산물이라며 검증을 할 필요가 없다는 주장과, 논리적 설명을 청하면 고유의 비방이며 신비주의를 내세워 얼버무리는 적당주의는 투명하게 관리돼야 할 건강과 질병의 영역에서 악용의 여지를 만들고 사이비를 양산하는 위험요소가 될 수 있다.

중의학과 동종요법

중의학과 동종요법 역시 크게는 보완대체요법의 범주 안에 있으며 이들 역시 통합의학의 실체가 아닌가 혼란을 야기하는 요소들이기에 간략하게 설명하고자 한다. 앞서 열거한 의료는 학문체계로 설명하기에는 다소 모호하다. 이는 각각의 치료법이 당시의 시대정신과 학문 수준과 연관되어 다분히 철학적일 수밖에 없는 데다 그 시기가 현대의학의 초석인 자연과학조차 널리 발달되지 않았던 시점이기 때문이다. 따라서 그 시대에는 증명이라든가 인과적 재현을 위한 방법도 마땅치 않고 대안도 없어서 추상적인 의료라도 받아들일 수밖에 없었다. 게다가 의료의 변화는 어떤 분야보다도 느리고 보수적이라 사람들 뇌리에는 보완대체요법, 중의학 등에 대한 막연한 신뢰가 사라지지 않고 남아 있다. 동종요법은 자연과학을 동반한 기존 의료에 비해 소요 비용이 굉장히 저렴하여 원래 출발지였던 유럽보다도 인도 등 후진국에서 왕성하게 이용되었다. 바로 이 경제적 이유가 파급의 막강한 원천이었다. 이러한 자연요법은 인공적인 것, 합성된 화학물질보다 인체 친화적이고 긍정적인 듯한 인상을 심어 주어, 대중들의 외경심을 타깃으로 상업적으로 악용되어 근거가 미약함에도 불구하고 현대인들이 쉽게 받아들이고 있다.

중의학과 중국 지도부의 모순

1996년 바이에르스타인의 〈과학과 가짜 과학의 구분〉이라는 기사에는, 중의학을 민족문화와 대민선전용으로 부흥시켰으나 본인들의 건강에는 모순된 모습을 보였던 중국 고위층의 생각이 드러나 있다. 독자들에게 그 인상을 전달하고자 일부분을 발췌하였다.

중의학(TCM)에 관한 많은 논란을 불러왔던 문헌을 이해하는 일은, 중국 공산당이 최근까지도 정치적 목적으로 중의학을 강하게 후원해 왔다는 사실 때문에 더욱더 난해해진다. 마오쩌둥과 지배 계층은 대중에게는 중의학의 우수성을 내세웠지만, 정작 본인들의 주치의로는 서양 의학을 배운 의사들을 선호하였다. 이는 민족적 자긍심을 세우고자 하는 이유와 더불어 빈곤한 국가로써 모든 국민에게 과학적인 의료를 제공하기 힘든 형편 때문이었다. 이런 정책이 야기한 행동 중 하나가, 그 시대 중국 병원에서 발표한 연구 논문들을 게재 전에 공산당 정치 위원(생명의학 전공 여부와 상관 없이)이 검열하는 일이었다. 그리고 당연하게도 그 결과, 중의학이 우월하다는 정책 노선이 만들어졌다. 이런 얼룩진 논문들은 문헌 속에 남겨졌고, 과학적으로 설명 가능한 전통 요법이 전혀 없는 것이 아니었음에도, 오히려 중의학의 진정한 가치 평가를 더욱 어렵게 만들었다.

중국 공산 지배 계층이 전통 중의학에 가진 낮은 신뢰감은 리즈수이 박사가 집필한 《모택동의 사생활》에서 엿볼 수 있다. 서양 의학을 공부한 의사인 리즈수이 박사는 1954년부터 모택동 사망에 이르기까지 모택동의 주치의였다. 모택동과 그의 친인척들은 리즈수이 박사에게 언제나 최신의 과학적 치료들을 받으면서 대중에게는 전통의학 치료법을 찬양하였다. 하지만 최근 중국 방문에서, 오늘날 정부에 승인된 의료 기술 중 15%만이 전통적 특색을 가지고 있음을 전통 중의학 임상가들로부터 확인할 수 있었다.

동종요법

동종요법(Homeopathy)의 창시자인 하네만도 그 당시 책을 저술하며 당대의 의학의 한계와 반작용을 열거하고 다양한 문제를 지적하였다. 그 당시 의료 수준은 다음과 같았다. 거머리를 이용하여 사혈을 시도하였고, 피부에 수포를 초래할 정도로 뜨거운 회반죽으로 체액을 빼내도록 하였다. 당대의 의료행위는 환자를 도와주기 위해 그만큼의 해를 끼치는 경우도 많았다. 200여 년 전 하네만 선생이 지적한 동시대 의학의 모순들을 21세기가 된 지금까지도 인용하며 현대의학을 평가 절하하는 시대착오적 의료인이나 민간요법사들이 있는데, 이때 우리가 휩쓸리지 않고 날카롭게 판단해야 할 부분은 이러한 비난 의견이 어느 해 어떤 시대의 자료를 근거로 하였는지, 그리고 현재의 실정에 부합하는 논거인지를 짚고 넘어가는 것이다. 아울러 비난의 주체가 단순히 책만 본 학자인지, 아니면 실전에서 처절하게 환자를 접하고 연민을 느낀 경험이 있는 임상가인지를 판가름해야 한다. 만일 전자의 경우라면 과연 현대의학을 향한 첨예한 평가의 잣대를 들이댈 자격이 있는지 따져 봐야 할 것이다.

동종요법에 대한 유례없던 대규모 연구를 진행한 종합적인 분석이 저명한 의학 저널인 〈Lancet〉 2005년도 판에 실렸는데, "동종요법이 위약효과 이상의 효과가 있다는 확실한 근거가 없다"고 발표하였고(Are the clinical effects of homoeopathy placebo effects? Comparative study of placebo-controlled trials of homoeopathy and allopathy, The Lancet, Volume 366, Issue 9487, Pages 726 - 732, 27 August 2005) 이에 따라 동종요법의 종말을 선언한 학자들도 있었다. 미국 국립보건원에서는 "동종요법의 여러 가지 핵심 개념이 화학과 물리학의 기본적인 전제와 일치하지 않는다"라는 의견을 피력하기도 하였다. 그렇지만 이런 반대에도 불구하고 동종요법의 연구 활동은 미국 국립보완대체의학센터(NCCAM)에서 지원 받고 있다.

이런저런 이유로 필자는 보완대체요법의 실용성에 대해 강한 의구심을 가질 수밖에 없다. 유한한 인생에서 질병 치료엔 우선순위가 있어야 한다. 따라서 주먹구구식 치료가 아닌 시스템화된 방식으로 질병에 접근해야 한다. 같은 인체를 두고 달리 설명하는 의학으로 빚어지는 황당한 촌극들은 사라져야 한다. 근대의학이 자리 잡지 못한 옛날이라면 의사도 이렇게 생각할 수 있었을 것이다. '환자는 있고 방법은 이것뿐이니 당연히 이렇게라도 치료해야 한다'라고 말이다. 그러나 지금은 수술이나 치료 전에 행위의 득실에 대한 평가가 가능할 정도로 학문과 기술이 발달하였다. 근거는 그런 위험과 이득을 평가하는 데 있어서 굉장히 중요하다. 요즘의 의료는 치료의 선택을 '의사가 권해서'가 아니라 '환자가 동의해서' 더 나아가서는 '환자가 선택해서' 이루어지는 방향으로 진전되고 있기 때문에 객관적 자료와 정보는 의료 소비자들의 권리 향상에 매우 결정적이다. 최근에 근거 중심의 치료가 강조되는 데에는 이런 배경이 있는 것이며, 이를 '근거 중심의 의학'이라고 한다.

왜 보완대체요법은 기존 의학과 평행선을 달리는가

예전부터 전해 내려오는 어떤 요법이 '효과가 탁월하네, 영험하네' 하며 몇 개개인의 체험담을 듣고 방송과 언론에서 감탄하는 모습들이 우리가 갖고 있는 보완대체요법에 대한 대중적인 인상이다. 하지만 이런 요법이나 특정 음식에 대한 과학적 증명은 불분명하고, 설령 효과가 있다 해도 사람마다 다른 반응을 보이거나 부작용이 나타나는 경우에 합리적인 설명을 들을 수 있는 경우는 거의 없다. 대체요법에 호의적인 일부는 미래의 의료는 양·한방 협진 단계를 뛰어넘는 통합의료병원을 구축하는 것이라 이야기하는데 이런 화려한 언변들에서 실제로 과학적 근거를 가지고 임상에서 진료를 해본 실용적 디테일을 발견하기는 어렵다. 사람의 자가치유력에 막연히 기대어 자연주의 관점에서 적당히 접근하는 것을 통합으로 혼돈하고 있는 것은 아닌가 하는 반성이 필요하다.

모르는 것은 체질이라고 얼버무리고 신비의 비방이라며 불확실을 위장한다면 그런 치료는 사이비에 불과하다. 불분명한 것에 대해 현재의 연구 수준과 개인 능력의 한계를 설명하고 그 범주에서 최선을 다하는 것이 합리적인 의학이다. 필자가 생각하는 통합기능의학의 적응증은 ① 암성질환 ② 정신질환 ③ 비전염성질환 즉 문화병이라고 불리는 일반적인 만성난치질환, 마지막으로 ④ 의사가 진단하지 못하는 병(검사하면 이상이 없는데 환자는 고통을 호소)으로 접근하고 있다. 이러한 원인을 동시에 규명하고 병태생리를 일관되게 설명할 수 있어야 한다. 복잡하게 보이는 현상을 분자, 세포 수준의 대사 기전의 유사성을 중심으로 일관되게 분류할 수 있어야 하며 그에 따른 처방과 치료도 합리적이고 유기적인 관계를 가져야 한다.

통합의학은 쉽게 오해하듯이 각종 요법과 의료를 적당히 섞어 산재한 형태가 아니라, 건강과 질병을 융합된 일관된 시각으로 통찰하는 과정이다. 과학 이전 단계에 있는 보완대체요법 등은 아직 연구자들 사이에 공유된 패러다임이 없는 상태다. 하지만 현대의학은 20여 년 전 근거중심주의 의료와 정보통신기술의 발달로 통합기능의학이 잉태되면서 융합 가능성에 청신호가 켜졌다.

공통의 언어를 찾아야 한다

다음 그림은 보완대체요법과 통합기능의학과의 관계를 도식화한 것이다. 컴퓨터의 중요한 플랫폼 즉 운영체제에 해당되는 것이 통합기능의학이고, 그 외 중의학, 아유르베다, 자연요법, 심신요법, 에너지요법 등은 컴퓨터의 주변장치 및 응용프로그램에 해당된다. 이처럼 현대의학과 보완대체요법 등 의료 영역의 유기적 결합을 가능하게 하는 운영체제가 통합기능의학의 중요한 역할이다. 보완대체요법의 존재 방식은 근대의학과 상이하여 기전은 규명되지 않았으나 일부 효과적인 영역에서 현대의학과의 교차점이 생긴다. 하지만 이것을 현대의학적 방식의 실체로 규명하기 위해서는 그 둘 사이의 공통 언어가 존재해야 한다.

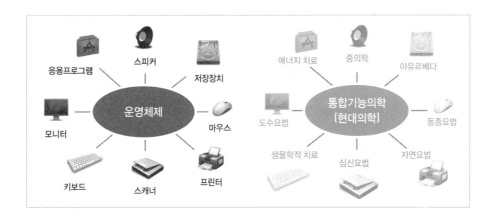

이중맹검을 이용한 블록버스터 방식의 기존 주류의학의 임상시험 방식도 서서히 논란이 되고 있는데 이는 대부분의 실험에서 모든 사람의 생리학적 특성이 동등

하다는 전제로 진행되기 때문이다. '이것 아니면 저것(All or nothing, one size fits all approach)'의 단순화된 명제는 21세기 의학에는 적합하지 못하다. 미래의 의학은 앞서 강조했듯이 개인별 맞춤의학을 구현하는 방향으로 변화하고 있다. 그래서 생화학, 분자생물학, 유전체학, 면역학 등 기초의학의 이해가 선행되지 않으면 만성난치질환의 정복은 불가능하다.

통합기능의학은 각 개인별 신체 전반의 건강한 생리학적 역동성을 유지시키기 위해 현대 기초의학에 대한 이해를 필두로, 현대의학에서 이미 증명된 병력 청취방법과 진단검사의학, 영상의학의 진단 기준을 적용하여 질환에 접근하고 있다. 바꿔 말하면 현대의학과 통합기능의학은 이미 서로를 평가할 수 있는 공통의 언어를 가지고 있는 것이다. 현대의학과 통합기능의학의 다른 점은 시각과 접근 방식의 차이이다. 현대의학이 질환 국소 부위에 집중하는 '줌인(Zoom in)' 방식이라면, 통합기능의학은 병의 극복을 위해 전체적인 생리적 균형을 도모하는 '줌아웃(Zoom out)' 방식이다. 하지만 병태생리, 기전, 원인 등 서로의 문제점을 확인할 수 있고 동질의 언어를 쓰기 때문에 둘 사이의 융합의 미래는 밝다. 이처럼 다양한 대체요법들도 그 안에 담겨진 진실과 효용을 생산적으로 발전시키기 위해서는 결국 현대의학과 소통할 수 있는 공통의 언어와 객관화, 계측화할 수 있는 표준들이 마련되어야 한다.

의학 장르별 지식의 양

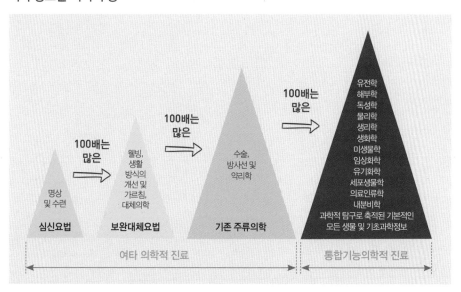

통합기능의학은 식이요법, 생활 습관과 환경 변화, 영양소 투여 등에 중점을 두고 질병을 교정해 나가기 때문에 맞춤 의료이면서도 부작용이 적어 그 무엇보다 인체 친화적인 방식이다. 하지만 심각한 듯 약물을 쏟아붓지 않고 침습적인 측면이 적어 관련 공부가 미흡한 의료인들은 대단치 못한 학문이라 폄하하기도 한다. 하지만 통상적으로 연구 결과가 임상적용에 이르기까지 수십 년이 걸리는 것에 반해, 통합기능의학은 최첨단의 정보와 기술을 찾아 가고 활용해야만 하는 그 어떤 의료 분야보다도 진정한 의미의 최신 의학이다. 이 모든 과정은 현대 의과학의 결실이 있기에 가능하며 그것의 연장선상에서 이루어져야 한다.

"모든 진실은 세 단계를 거친다.
1단계, 조롱 받는다.
2단계, 거센 반대에 부딪친다.
3단계, 있는 그대로 받아들여진다."

쇼펜하우어 Schopenhauer

02 질환을 바라보는 관점이 바뀌고 있다

질환의 연속설

정통 의학은 병에 대한 찬반(贊反), 가부(可否)가 명료해야 했다. '당신은 병이 있다' 혹은 '병이 없다', '당신은 당뇨가 있다' 혹은 '당뇨가 없다'라고 이야기한다. 건강한 상태에서 질병에 이르기까지 중간 회색지대가 없다. 그래서 명확한 질환이 감지되기 전까지 미묘한 신호들을 간과하고, 되돌릴 수 있었던 골든 타임을 허비할 수 있다. 설령 발병 전 징후를 포착하더라도, 적극적인 대처는 잘 이루어지지 않고 있다. 약을 처방하기에는 이르고 "식사 잘 하고 운동하세요" 정도의 조언으로 마무리된다.

이것은 의료인의 성의나 윤리성을 떠나 이 의학체계에 몸담고 있는 한, 그럴 수밖에 없는 구조적 문제이다. 우리는 굉장히 오랫동안 임상 과목에 편중된 의료를 반복해 왔고, 기초의학적 지식이 필요한 세포, 분자 수준의 미시적 변화는 학생 때 이후로 크게 상기시켜 본 적이 없다. 환자에게 과도기적 상태를 회복할 수 있는 섬세하고 치밀한 상담을 해주고 싶어도 근본적인 생리, 생화학적 기전이 너무 까마득해 어떻게 접근해야 할지 낯설기만 하다. 기초의학적 통찰력을 간과하는 것은 만성

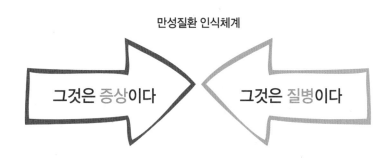

만성질환 인식체계

그것은 증상이다   그것은 질병이다

난치성질환의 추적과 치료를 위한 근본적인 법칙들을 무시하는 것이다.

통합기능의학은 질환을 연속개념으로 본다. 연속설이란 최상의 건강상태에서 드러나지 않는 불균형이 지속되는 상황이 되면 심각한 기능부전에 빠지고 결국 병이 발생한다는 것이다. 따라서 연속선상에 어느 시점에서라도 불균형을 발견한다면, 그 과정을 되돌려 균형을 맞출 수 있다. 물론 그 시점이 빠를수록 결과는 더 좋아진다. 이것이 바로 만성난치질환을 연속선상에서 해석하고 접근해야 하는 이유이다.

주류의학의 관점으로는 만성피로의 흔한 원인 중 하나인 부신피로 진단이 어렵다. 부신피로는 현대인들에게 숙명처럼 따라다니고 있다. 심해지면 정신과에서는 번아웃증후군이라고도 부른다. 힘이 없고, 자주 피로하고, 일에 대한 의욕이 없어지고, 여기저기 아픈 곳만 나타나고, 눕고만 싶다. 아마 그래서 커피가 많이 팔리고 있는지도 모른다. 일반 건강검진에서는 별 문제가 없다. 하지만 나 스스로는 내 몸이 잘못되었다는 것을 느낀다. 병명이 나오지 않으니 주위 사람들은 게으르다거나 꾀병을 부리고 있다고 생각한다. 점점 더 스트레스를 받게 되니, 부신피로는 악순환을 거듭한다. 이것은 현대의료의 문제점을 단편적으로 보여 주는 예이다.

왜 기존 의료계에서는 별 이상이 없다고 할까? 기존 내분비내과 의사들은 부신의 기능이 바닥까지 떨어지지 않으면 병으로 보지 않는다. 달리 표현하자면, 혈액검사에서 부신호르몬인 코티솔이 참고치 범위 이내에 있으니 정상이라고 판단하는 것이다. 부신피로의 증상이나 징후는 흔하게 발견되고, 다른 질환이나 다른 내분비호르몬장애에서도 동반되어 나타나기 때문에 기존 의학의 시각으로는 발견이 어려운 것이다.

그 배경에는 바로 검사의 문제가 있다. 부신은 기존 혈액검사로는 발견되지 않는다. 타액호르몬 측정으로만 진단이 가능하다. 하지만 보통 의사들은 타액호르몬 검사에 대해 알지 못한다. 기존 호르몬검사의 결과로만 진단을 내릴 뿐이다. 참고치 범위가 너무 넓어 진단하는 데 애를 먹으면서 말이다. 또한 부신은 균형도 중요하지만 리듬이 매우 중요하다. 하지만 기존 호르몬검사에는 전혀 준비가 되어 있지 않아 환자의 증상을 이해하지 못한다. 지금 의료계에서는 만성질환을 아직도 급성기 질환방식으로 이해하고 있다. 부신피로는 진단명을 붙이기보다는 인체의 생리학적 기능을 평가해야 하는 것이다.

병을 바라보는 관점의 변화

기존 의학에서는 병의 발현에는 각각의 원인이 따로 있다고 보고 있다. 통합기능의학에서는 대부분의 만성질환이 여러 가지 증상이 동반되어 나타나는데 각 증상의 출발은 공통된 원인과 문제를 공유하고 있는 것으로 본다. 예를 들어, 섬유근육통과 류머티즘 관절염은 감별진단이 필요한 질병이다. 왜냐하면 치료 방법의 차이가 있기 때문이다. 섬유근육통 환자에게 정신신경계약물을 많이 투여하는데 비해, 류머티즘관절염 환자에게는 스테로이드 생물학적 제제 등을 처방한다. 그러다 보니 약물의 부작용이 있을 수 있고 치료 방향도 전혀 달라, 진단이 잘못 내려지면 큰 문제가 생길 수도 있다. 하지만 통합기능의학에서 보는 관점은 다르다. 섬유근육통과 류머티즘관절염의 병의 원인을 찾아보면 동일한 것은 아니지만 완전히 별개의 것도 아니다.

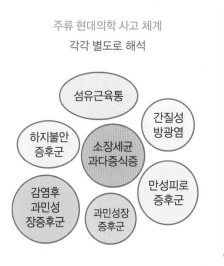

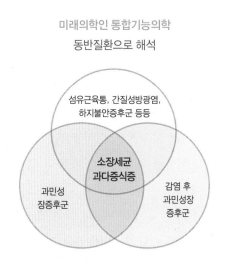

만성질환을 통합기능의학적 프레임으로 해석한 결과, 기존에 증후군 혹은 스펙트럼장애라고 불리는 모든 병은 사촌지간임이 밝혀지고 있다. 아토피, 건선은 단순히 피부질환으로만 접근하면 난치질환으로 분류될 수밖에 없다. 아토피, 알레르기비염, 천식, ADHD, 자폐는 모두 서로 각각이 아닌, 연관된 질병이다. 이 질병들은 모두 몇 가지 원인을 공유하고 있다. 그래서 통합기능의학에서는 아토피 치료, 천식 치료를 따로 하지 않으며, 원인을 해결하면 동시에 두 증상 모두 좋아진다.

여드름은 피부의 당뇨병이다. 난소의 물혹은 난소의 당뇨병이다. 자궁근종, 유방섬유선종, 갑상선염, 난소난종은 서로 연관되어 있다. 사촌간이다. 통풍도 퓨린대사 문제로만 보지 말고 대사성증후군으로 보고 치료해야 한다. 당뇨병 및 대사증후군의 결정적인 원인으로 지목되는 것이 고칼로리 섭취와 에너지 사용의 불균형, 인슐린에 중점을 두는 현재의 치료 패러다임이다. 21세기 당뇨병에 대한 패러다임은 화석 연료를 기반으로 한 산업화, 즉 환경오염 때문에 당뇨병이 급속히 증가한 것으로 보고 있어 진단과 치료에 근본적인 변화가 필요하다고 통합기능의학을 연구하는 의사들은 진즉부터 주장하고 있다. 실제 임상에 적용해 보면 많은 호전을 보이는 것이 증명되고 있다.

통합기능의학적 접근법은 한 가지 증상만 골라 해결하지는 않는다. 그러나 모든 증상이나 불편을 함께 치료할 수 있다. 통합기능의학적 패러다임에는 지엽적인 증상에만 편중하는 외곬은 없다. 기존 현대의학은 기관계통중심 의학으로 일차적인 목적은 빠른 시간 내에 진단명을 붙이는 것이다. 진단에 중점을 두는 것은 급성기 환자 관리에서 특히 중요하고, 신속한 치료를 이끌어 내기 때문이다. 따라서 현재의 주된 불편과 병력이 진단의 결정적인 요소가 된다. 환자가 호소하는 나머지 이야기는 대수롭지 않은 변수로 보고 자주 생략하게 된다.

하지만 이제 병의 정의를 재정립해야 한다. 21세기에는 만성질환 같은 기능성질환의 부담을 평가하게 됨에 따라 질환의 해부학적 위치와의 관련성은 줄어들고 세포 수준의 기능적 평가에 무게가 더해지고 있다. 임상질환을 진단해서 선언한다는 것은 병 진행의 연속선상에 있는 중간지점에 불과한 것이다. 기존 의학에서 쓰는 환원주의적 감별진단법에서는 여러 가지 변수를 줄이는 쪽으로 하는 반면에 21

세기 통합기능의학에서는 모든 변수를 포함하여 질환의 모자이크를 완성할 수 있는 패턴과 연결점을 파악하여 원인을 평가하도록 한다. 중요한 점, 그리고 희망적인 사실은 통합기능의학과 현대의학이 진단과 치료의 관점에서는 차이가 있지만, 질환 자체에 대한 병태 기전과 이용 가능한 진단 검사 도구는 동일하다는 것이다. 필자가 전 내용에 걸쳐 누누이 강조해 온, 이 책을 관통하는 하나의 대전제는 시스템과 사고의 변화가 있어야 한다는 것이다. 현대의학의 기술과 지식은 이미 충분한 역량과 가능성을 가지고 있다. 고정관념과 타성을 떨쳐버리고 열린 마음과 예리한 지성으로 통합기능의학적 패러다임을 실행해 나간다면 환자에게는 정말 강력하고 혁신적인 도움이 될 수 있다.

- 증상이란 근본적인 기능 불균형에 대한 인체의 역동항상성 반응이다.
- 진단검사와 다른 진단방법은 병리학적 소견을 확인하기보다는 질환의 원인과 기전을 평가하는 데 초점을 맞추어야 한다.
- 통합기능의학적 치료는 증상을 억제하는 게 아니라 원인을 제거하고 정상기능을 회복할 수 있도록 목표를 두어야 한다.

"관찰하는 법을 배워라.
모든 것은 그 밖의 것들과 연결되어 있음을 알아야 한다.
과학이 대장이라면, 실용화는 병사들이라고 할 수 있다."

레오나르도 다 빈치 Leonardo da Vinci

03 통합기능의학은 융합의학이다

의학의 메디치 효과

휴대 전화를 전화기로만, 인터넷은 PC로만, 사진은 사진기로만 가능했던 시대는 추억이 됐다. 스마트폰에서 웨어러블 컴퓨터까지, 장벽을 허물고 영역을 넘나드는 융·복합은 지금 이 시대를 대변하는 패러다임의 가장 탁월하고 적절한 표현이다. 의료 역시 예외가 될 수 없다. 현대의학에서 불거지는 고질적인 문제와 한계들은 융합, 통합의 시각으로 접근해 풀어야 한다. 그것은 기존 학문 사이사이의 경계를 허물고 새로운 시너지를 창출하는 것에서 출발할 수 있다. 하지만 유감스럽게도 현 의료계는 한 병원 내에서도 임상 각 과마다 더욱더 벽을 쌓아 가는 상황이며 이로 인해 하나의 인체와 이에 대한 다른 해석들로 말미암은 황당한 촌극들이 발생하기도 한다. 각 진료 과의 확장적 개명들은 그 분야 자체의 본질적 의미 전달보다는 수가와 영역 다툼에서 우위를 선점하기 위한 밥그릇 싸움으로 비춰지며 오히려 선 긋기만 뚜렷해지고 있다. 더욱이 임상전문가와 기초의학자, 생명공학자 간의 원활하지 못한 의견 소통이나 서로 다른 시각 차이 등이 존재하므로 어떠한 방법으로 공통된 언어를 찾아야 할 것인지를 진지하게 고민해 봐야 한다.

기존 이론의 문제점을 알았을 때 과학혁명이 일어나듯이, 의료계에서도 각 분야 간 장벽을 허물려는 노력이 필요하다. 만성질환을 해결하려면 의학에도 새로운 패러다임이 도입되어 의사들이 새로운 도구를 선택해 새롭게 해석해야 한다. 의학에 혁명이 필요한 절대적인 이유이다. 의과학 혁명의 기간에도 의학자들은 기존의 도구를 사용하면서도 색다른 것들을 발견하게 된다. 익숙하게 생각했던 진단검사방법 및 해석들까지도 새로운 대상과 섞여 달리 보이기 때문이다. 이처럼 패러다임의 변화는 의사들이 연구 활동의 세계를 달리 해야 한다는 것이다.

'메디치 효과(Medici Effect)'라는 말이 있다. 서로 다른 이질적인 분야가 서로 교류하고 융합하여 창조적이고 혁신적인 아이디어를 창출하고 새로운 시너지를 가져올 수 있다는 이론이다. '메디치'는 르네상스시기에 이탈리아 피렌체를 지배하던 메디치 가문의 이름이다. 메디치 가문은 당대의 예술가, 과학자, 상인 등 이질적 역량을 한데 모아 르네상스라는 역사적인 창조의 빅뱅을 주도했다. 21세기 기업 세계에서 혁신 역량은 곧 경쟁력이다. 《메디치 효과》의 저자 프란스 요한슨은 이질적 역량을 능숙하고 유연하게 융합했던 메디치 가문을 배우는 것이야말로 치열한 혁신 경쟁에서 앞서 나가는 비책이라고 주장한다.

통합기능의학에서 말하는 진정한 통합이란 그저 여러 가지 치료법을 복합적으로 나열하는 것이 아니다. 다른 요소들이 완전히 합쳐져 하나가 되어, 인체에 일어나는 현상을 과학적으로 설명하는 것이다. 융합의학이라는 용어는 일반적으로 기초의학에서 많이 통용되는 것이고, 통합의학은 임상에서 관습적으로 굳은 용어이다. 개인적으로는 학술적으로 분류하자면 융합의학이라는 용어가 더 적합하다고 생각한다. 지금 통합기능의학을 융합의학이라고 정의하면 엉뚱하다고 느낄 정도로 낯설게 보일 수도 있다. 하지만 10여 년이 채 가기 전에 우리 생활 깊숙이 파고들어 의학계뿐 아니라 산업구조에도 지대한 영향을 미칠 것이다. 천동설에서 지동설로 패러다임이 바뀌었던 것처럼 의료계에서도 그러한 변화가 일어날 날이 머지않아 올 것이다. 산업과 사회의 지각변동을 가져와 환경 친화적인 생태농업이 발전하고, 패스트푸드를 취급하는 업종이 쇠퇴하며, 제약 산업과 건강 관련 산업은 변동, 관련 주식시장의 부침 등 수많은 변화가 예고되고 있다. 제약 산업의 방향은 자연물 위주로 바뀔 것이고, 그에 따라 생태농업, 유기농에 대한 가치도 높게 평가될 것이다. 자연히 의료, 산업구조, 직종에까지 영향을 미쳐 사람들은 혁명적인 패러다임의 변화를 겪게 될 것이다.

통합기능의학이 융합의학으로 실현되면 하나의 의학으로 정립될 것이다. 그렇게 된다면 만성난치질환을 해결하는 방법과 치료에 대한 유효성과 안전성이 동시에 만족될 수 있다. 또한 조상의 지혜와 이상을 실현한 과학적인 근거를 가진 의학으로, 현재 문제가 되고 있는 의사, 한의사 간의 갈등을 사라지게 해 의료일원화에도 기여할 것이다.

"기존 이론의 문제점이 드러났을 때 과학 혁명이 일어난다."

토마스 쿤 Thomas Kuhn

04 대한통합기능의학연구회 소개

2008년 대한통합기능의학연구회(KSIFM)가 현대의학과 자연의학, 보완대체요법 등과 어울려 어떻게 발전해 왔는지 설립 과정에 대한 역사를 도표화했다. 숫자에 맞추어 연대기별로 설명하고자 한다.

① 자연의학, 민간요법, 민속의학

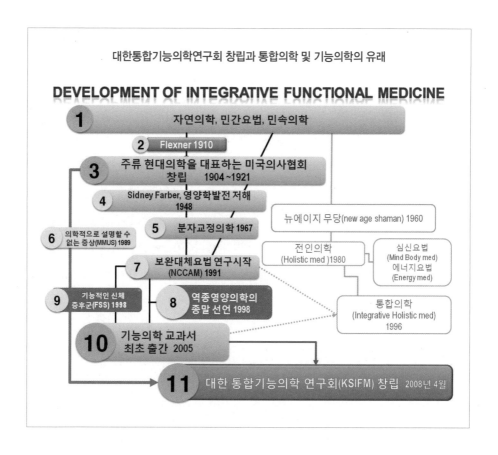

대한통합기능의학연구회 창립과 통합의학 및 기능의학의 유래

DEVELOPMENT OF INTEGRATIVE FUNCTIONAL MEDICINE

1. 자연의학, 민간요법, 민속의학
2. Flexner 1910
3. 주류 현대의학을 대표하는 미국의사협회 창립 1904~1921
4. Sidney Farber, 영양학발전 저해 1948
5. 분자교정의학 1967
6. 의학적으로 설명할 수 없는 증상(MMUS) 1989
7. 보완대체요법 연구시작 (NCCAM) 1991
8. 역종영양의학의 종말 선언 1998
9. 기능적인 신체 증후군(FSS) 1998
10. 기능의학 교과서 최초 출간 2005
11. 대한 통합기능의학 연구회(KSIFM) 창립 2008년 4월

뉴에이지 무당(new age shaman) 1960
전인의학 (Holistic med)1980
심신요법 (Mind Body med) 에너지요법 (Energy med)
통합의학 (Integrative Holistic med) 1996

각 문화권 또는 지역마다 오랜 세월 사용되어 온 단편적 의술이나 요법을 민속의학이라고 한다. 전통의학은 여기서 좀 더 나아가 나름대로 체계를 세우려고 한 것이다. 국가마다 있는 중의학, 월남의학, 티벳의학, 이슬람 세계의 우나니의학, 인도의 아유르베다의학, 우리나라는 한의학 등이 해당된다. 자연의학이라고 하면 멋있고 왠지 병을 치료하는 다른 뭔가가 있을 것 같지만, 그 당시 자연의학은 인간 생명 연장이나 삶의 질에 크게 기여한 바는 없는 것으로 평가된다. 현재는 보완대체요법과 자연의학의 한계 때문에 구분하기가 쉽지도 않다. 20세기 초까지는 동·서양을 막론하고 주로 자연물 중에서도 약초나 식물에 의존하여 처방을 내렸는데, 실제 문제점도 많았다. 그래서 이러한 의료의 문제점을 해결하고자 20세기 초 교육학자인 플렉스너가 등장했다.

② 플렉스너

플렉스너(Abraham Flexner)는 1908년부터 카네기 재단의 후원을 받아 1910년까지 미국을 포함한 북미대륙 155개 의과대학의 의학교육실태를 조사하여 〈플렉스너 보고서〉를 작성하였다. 이 〈플렉스너 보고서〉는 이 시기 의학교육 개혁의 매우 주요한 동인이었다. 이 보고서에는 20세기 초 이상한 자연요법을 가르쳐 능력 없는 의사들을 양산해 의사의 가치를 낮추고 있었던 수준 미달 의과대학들의 실태를 폭로하였다. 또한, 의과대학의 기초의학 교육 과정에서 실험실 교육을 중시하는 데 크게 기여하였으며, 임상 실습에서는 병원의 비중을 높이는 데 큰 역할을 했다. 그 후 10년 동안 80% 이상의 많은 의과대학이 문을 닫거나 통합했다. 또한 의과대학과 병원의 임상적 연계성을 중시하게 되었다(Flexner A. Medical Education in the United States and Canada. A Report to the Carnegie Foundation for the Advancement of Teaching. Boston).

윌리암 웰치는 〈플렉스너 보고서〉 이후 "의학교육은 의과대학에서 완성되는 것이 아니라 단지 시작일 뿐이다"라고 선언하였다.

③ 주류 현대의학을 대표하는 미국의사협회 창립

주류 현대의학을 대표하는 미국의사협회는 1904년에서 1921년에 걸쳐 창립·발전하면서 한국과 다르게 미국 정치, 사회, 경제에 많은 영향력을 행사하고 있다. 초기에는 전염병과 영양부족 해결에 힘썼고, 제1차·2차 세계대전 때는 외상 응급의학으로 많은 사람들을 치료하면서 영웅 대접을 받았다. 하지만 20세기 말, 만성난치질환에 대한 해결책을 내놓지 않아 다국적 제약회사와 미국의사협회는 공동으로 적으로 몰리게 되었다. 이런 배경에서 21세기 초 통합기능의학이라는 새로운 의학에 대한 패러다임이 형성되고 있다.

④ 시드니 파버, 영양학 발전에 큰 타격

20세기 초·중반에 걸쳐서 비타민, 미네랄 등에 대한 역할이 연구되고 임상에 적용되기 시작할 무렵, 항암제의 아버지라고 불리는 시드니 파버(Sidney Farber) 박사가 백혈병 환아에게 엽산을 주었더니 더 빨리 죽고 엽산길항제를 주었더니 더 오래 살았다는 발표를 했다. 이후 항암제는 체계적으로 개발되기 시작했고, 환자의 치료에서 영양제를 언급하는 것은 금기시되었다. 그래서 현재도 암환자에게 영양제를 처방한다고 하면 언론에 냉소적인 기사들이 쏟아져 나온다.

⑤ 분자교정의학

캐나다 정신과 의사인 아브라함 호퍼 박사와 험프리 오스몬드 박사는 1940년대 후반부터 환자들에게 많은 양의 나이아신(비타민 B-3)과 비타민 C, 비타민 B12 등을 투여했는데, 좋은 치료효과를 얻기 시작하였다. 그들의 임상결과가 1952년에 발표되면서부터 질병 치료에 영양물질의 중요성을 인식하게 되었다. 후에 노벨상을 두 차례나 수상한 라이너스 폴링 박사가 그들과 합류하여 인체의 면역력과 질병, 그리고 영양물질과의 관계를 연구하면서 1968년 'Orthomolecular Psychiatry(분자교정 정신의학)'라는 용어를 처음 사용하게 되었다. 이렇게 분자교정의학이라는 용어가 만들어지며 연구그룹이 결성되었다. 분자교정이란 '인체 내의 모든 분자 상태를 정상화하여 본래의 기능을 회복함'이라는 뜻이다. 이들은 분자교정의학을 연구하면서 20세기 말 통합기능의학의 토대를 제공하였고, 아브라함 호퍼 박사는 2009년 세상을 떠날 때까지 통합기능의학, 분자교정의학, 자폐 모임 등에 나와 후학들에게 많은 강연을 하였다. 국내에서는 《의사를 위한 분자교정의학》을 부산에 있는 김종길 박사가 번역하여 출간하였다.

⑥ 의학적으로 설명할 수 없는 증상

21세기에 들어서면서 현대 주류의학은 '의학적으로 설명할 수 없는 다양한 증상들(MMUS)'에 대하여 관심을 갖기 시작하였다. 하지만 과거에는 피로, 하부요통, 복부 불쾌감, 두통, 어지럼증, 몸이 허하다고 느끼는 것에 대해 환자에게 근본적인 답을 주지 못하였다. 1989년에 보고된 논문들을 살펴보면, 이런 환자들이 병원에 가면, 같은 환자 같은 증상이라도 각 과마다 각기 다른 병명이 진단되었다. 당연히 환자 입장에서는 제대로 된 치료를 받기 어려웠을 것이다.

⑦ 보완대체요법 연구 시작

이러한 기존 의학의 한계를 절감한 환자들의 요구에 따라 보완대체요법이 성행하였다. 1991년 미국 국립보완대체의학센터(NCCAM)가 설립되어 대체요법에 대한 여러 가지 검증 작업을 시작하였다. 하지만 이 기구에 대한 반론도 많다. 어떤 사람들은 미국정부에서 보완대체요법(CAM)을 합법적으로 인정한 것으로 이해하는데 그것은 사실과 다르다. NCCAM이 연구를 위한 위원회 역할을 시작한 지 20여 년이 흘렀지만, 이 상당한 세월 동안 뚜렷한 성과는 전무하고 오히려 합리적 근거가 부족한 사이비요법만 양산한다는 비난을 받고 있다는 것도 독자들은 참고하여야 한다. 과거에는 대체요법에 근거한 자연의학을 검증한다고 하는 데 정부예산지원을 끊어야 한다고 주장하는 그룹도 있었다(Why the National Center for Complementary and Alternative Medicine (NCCAM) Should Be Defunded.

Wallace I. Sampson, M.D.). 1991년 보완대체의학센터 문제는 그 당시 미국의사협회와 현대의학에서 해법을 내놓지 않았기 때문에 일어난 사건이라고 생각한다.

⑧ 역종영양의학의 사망 선언

다행히 의학의 방향을 좌우하는 큰 변화가 1998년에 일어났다. 동시에 일어난 두 가지 사건이었는데, 하나는 1998년 3월 윌콧이 분자교정건강의학회 모임(The Society for Orthomolecular Health-Medicine)에서 '역종영양요법의 종말(The Death Of Allopathic Nutrition)'을 제의한 것이다. 이 무렵 영양치료라는 것은 대부분 골다공증에는 칼슘제제, 고지혈증에는 나이아신(B3), 혈액순환장애에는 피리독신(B6), 우울증에는 망종화를, 관절염에는 글루코사민을 처방하라는 식이었다. 열나면 해열제, 아프면 진통제를 주며, 원인은 알려고 하지 않고 증상 호전만 기대하는 기존 주류의학의 패러다임을 그대로 따르고 있었다. 또한, 같은 증상을 보이는 두 사람에게 같은 영양소를 주었는데, 한 사람은 증상이 좋아졌고, 한 사람은 효과가 없고 병은 오히려 악화되는 경우도 많았다. 로저 윌리엄스 박사가 1963년 출간한 《생화학적 독창성(*Biochemical individuality*)》으로 설명하면 각 개인마다 대사가 다르기 때문이었는데, 이런 근본적인 원인은 파악하려 하지 않았다.

⑨ 기능적인 신체증후군(FSS)

드디어 1998년 주류 현대의학에서 통합기능의학의 핵심적인 문제를 풀어 갈, '의학적으로 설명할 수 없는 다양한 증상들'에 대한 과학적 근거를 가진 병태생리가 베일을 벗었다. 간단히 언급하자면 만성피로증후군, 섬유근육통, 과민성장증후군, 생리전증후군, 악관절통과 기능장애증후군, 간질성방광염, 비허혈성흉통증후군, 반복성긴장성부상, 다발성화학물질과민증에 대한 원인을 밝혀 낸 것이다.

이전에는 이런 질병을 입증할 수 있는 구조적인 병변이나 확립된 생화학적 변화가 결여된 육체적 질환이라고 여겼다. 그래서 잠재성질병(히스테리아), 상상의 정신병(건강염려증), 또는 심인적증상 발생(정신신체화증후군, 신체화장애 및 비정상적정신질환)이라고 부르기도 했다. 이런 질병들의 고통은 실제적인 것이 아니기 때문에 치료하기 어렵고, 시간만 소비하고 실패하기 쉽다는 인식이 지배적이었다.

⑩ 기능의학 교과서 최초 출간

1990년에 이르러 기능의학은 제프리 블랜드 박사에 의해 싹을 틔웠다. 2005년에 최초로 《기능의학 교과서(*Textbook of Functional Medicine*)》가 발간되었고, 2009년에 《21세기 의학(*21st Century Medicine*)》이 추가 발간되었다. 19세기와 20세기에 걸쳐 의학 및 의료기술은 유럽에서 미국으로 유입되었지만, 21세기 초 의료 패러다임이 변화되면서 상황은 달라졌다. 영양과 환경, 생활 습관에 중점을 둔 통합기능의학이 만성질환 해결의 실마리를 풀 수 있는 새로운 의학체계를 제공하면서 미국에서 유럽으로 옮겨가고 있다. 현재 세계적으로 44개국 5만여 명의 의료인과 미국 의과대학의 1/5의 교수진이 기능의학 연구에 참여하고 있으며, 2011년도에는 미국 IFM 주최로 영국 런던에서 4박 5일에 걸쳐 AFMCP과정 세미나가 개최되어 기능의학을 유럽에 소개하게 되었다. 한국에도 AFMCP과정을 수료한 30여 명의 의사들이 통합기능의학을 보급하는 데 상당한 기여를 하고 있다.

블랜드 박사는 2013년 9월 포틀랜드에서 개최한 학회에서 만성질환은 음식, 생활 습관, 생활환경과 타고난 유전체에 의해 영향을 받아 일어난다고 말한 바 있다. 약물이나 수술에 의해 급성기질환, 전염병, 외상 등은 해결될 수 있지만 만성질환은 결코 해결될 수 없을 것이다. 약초나 침구 역시 해결해 주지 못한다.

⑪ 대한통합기능의학연구회 창립

2008년 4월 20일 필자가 회장으로 추대되었고 허성희 이비인후과 원장님이 부회장, 김태균 내과 원장님을 총무로 하여 광주 HN호남병원 강당에서 최초로 대한통합기능의학연구회(초기에는 호남통합의학연구회로 불림)를 결성하게 되었다. 비타민연구회 홍수진 학술이사가 비타민에 대한 강의를 하였다. 현재, 2014년부터

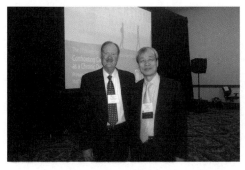

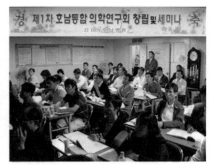

2010년 5월 20일부터 23일까지 4일간 미국에서 개최되었던 제17회 국제기능의학 암 심포지엄에서 블랜드 박사와 필자

2008년 4월 20일 대한통합기능의학연구회 창립 세미나 전경

박석삼 원장이 회장을 맡고 있다.

10여 년에 걸친 시행착오 끝에 통합기능의학의 토대가 마련되었다. 필자에게 통합기능의학은 기대하지 않았지만 뜻밖에 찾아온 세렌디피티였다. 최근 들어 국내외에서 통합기능의학이 각광을 받고 있어 학회를 창립한 보람을 느끼고 있다.

통합의학의 등장 배경에는 현대의학으로는 좀처럼 해결되지 않는 만성질환을 극복하고자, 새로운 접근법을 모색하는 노력이 자리 잡고 있다. 그리고 또 하나는 정치·사회·경제적인 한계로 인해 틀에 박힌 진료를 할 수밖에 없는 기존 의료진들의 상황을 바꿔 보고자 하는 바람이었다. 기존 의료체계와 현대의학의 문제점, 보완대체요법의 한계, 한의학의 한계와 잘못된 변신 등이 새로운 패러다임을 요구하였다.

통합기능의학연구회는 2008년부터 서울, 광주, 전주, 부산, 대전 등지에서 세미나를 꾸준히 개최하여 통합기능의학 보급에 나서고 있다.

세미나 개최 횟수는 의사들의 호응도에 비례하여 해가 갈수록 증가하였다. 2013년도부터는 유사학회가 설립되었고, 다른 학회에서도 통합기능의학을 강의 제목으로 연수교육을 실시하게 됨에 따라 본 학회에서는 양보다는 질 향상을 위해 세미나를 연 15회로 줄이고 학문의 깊이를 추구하고 있다. 통합기능의학연구회에서는

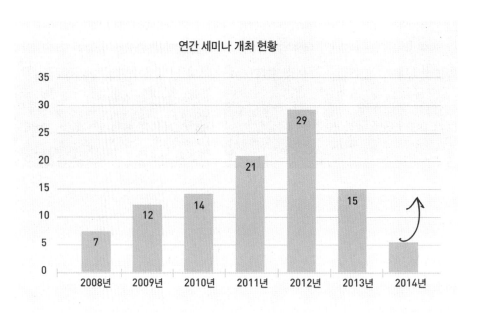

연간 세미나 개최 현황

지난 6년 동안 국내 600여 명의 열의 있는 전문의사가 주체가 되어 임상성과와 정보를 교환하고 치료 결과를 발표하는 행사를 주기적으로 개최하고 체계적인 관련 서적을 발간해 왔다. 2013년 11월에는 서울 인터컨티넨탈호텔에서 제3회 국제통합기능의학세미나를 개최하였다. 통합기능의학의 선두 주자로서 각 대학과 정부 당국에 통합의학의 방향을 제시하고자 물심양면으로 노력해 1년간 준비한 이 국제 세미나는 300여 명 이상 참석하여 뜨거운 반응을 얻었다.

통합기능의학은 주류의학과는 불가분의 관계이다.

지금까지 설명한 대로 통합기능의학은 생명과학이 발전하면서 따라서 발전할 것이고 언젠가는 주류의학에 편입될 것이다. 현재 암환자, 자가면역환자에서 유전체 분석을 하여 약물 맞춤치료를 하고 있는데, 통합기능의학에서도 똑같이 유전체분석을 하여 환자에게 해가 없는 방법으로 음식과 영양소, 생활환경, 생활 습관 등을 개선하여 만성난치질환을 치료하려고 하기 때문에 목표하는 바가 같다고 할 수 있다.

통합기능의학의 원리, 병태생리, 병태기전 등은 너무나 과학적이고 합리적이고 연구하면 할수록 흥미가 깊어진다. 다른 유사 단체나 학회가 대한통합기능의학연구회에서 이야기하는 과학적 검사에 근거를 두고 진료를 한다면, 객관적인 자료가 축적되어 정부나 동료 의사들을 설득하게 될 날이 있을 것이다. 다행히 타 학회에서도 몇 년 전부터 통합기능의학 검사에 대해서 강의를 하고 있고, 유사 단체가 설립되고 있는 것으로 보아 꿈이 이루어질 날이 멀지 않았다.

만성난치질환에 대한 뚜렷한 해결책을 제시하지 못하는 기존 의료에 대한 한계가 국민들 앞에 놓여 있다. 만약 이 책을 읽고 있는 당신이 만성난치질환을 앓고 있다면 통합기능의학을 연구한 의사를 찾아라. 물론 처음 통합기능의학 치료를 접하는 환자들이라면 기존 의료패러다임과 차원이 다르기 때문에 여러 가지 오해가 생길 수 있다. 첫째, 들어 보지도 못한 검사와 처방을 이상하게 생각할 것이고, 또 이 처방을 들고 다른 병원 의사를 만나면 오히려 담당 의사를 돌팔이로 몰 수도 있다. 둘째, 현 의료제도에서 급여가 안 되니 치료비만 비싸다고 생각할 수 있다. 하지만, 대한민국의 대형병원 2~3군데 이상, 2~10여 년 이상 병원을 드나들며 고생한 환자들이라면 통합기능의학 치료를 받아 보라고 적극 권하고 싶다. 만성난치성질환으로 오랫동안 고통받아 온 당신이 통합기능의학의 치료를 받아 본다면, 그동안 해결되지 않았던 당신의 문제가 하나 둘 풀리는 것을 경험할 것이라고 필자는 자신 있게 말할 수 있다. 필자는 지금까지 이런 환자들을 약 2,000여 명 만났고, 치료한 경험을 갖고 있기 때문이다.

환자에게 가장 해가 적은 치료법, 이것은 의학의 꿈이다. 이것은 통합기능의학으로 이루어질 수 있다.

"훌륭한 건강 서비스 제공자는 질병을 예방한다.
보통의 서비스 제공자는 병이 악화되기 전에 병을 치료한다.
열악한 서비스 제공자는 병이 악화된 뒤에 치료한다."

06

통합기능의학의
검사
〈심화 편〉

"

올바른 치료란 개개인에게 꼭 맞는 치료법을 주는 것이다.
그것은 개인 양복을 맞추는 것과 같다.
치수를 재고 당신의 몸에 꼭 맞을 때까지 입어 보는 것처럼 말이다.
당신은 항상 한 번에 몸에 꼭 맞는 것을 얻을 수는 없다.

시드 베이커 Sid Baker

"

인간과 747점보비행기는 둘 다 정교하다. 점보비행기가 작동하기 위해서는 섬세하게 맞물린 450여 만 개의 부품이 일사불란하게 움직여 주어야 한다. 이렇게 엄청난 규모지만 입력이나 조건이 주어지면 결과는 어렵지 않게 예측 가능하다.

반면에 인간의 구조는 크기로 재단할 수 없는 복잡함을 가지고 있다. 크게 보자면 한 덩어리겠지만, 파고들면 어느 수준까지 쪼개야 할지 끝도 없다. 볼트와 너트로 조립해 만든 기계처럼 구분되어 있는 것도 아니고, 품질 좋은 상품들처럼 자로 잰 듯 동일하지도 않다. 수십 억 인구 중 똑같은 사람은 아무도 없지만, 이런 탈표준화, 탈규격화가 인류를 오래도록 존속시켜 온 원동력이며 인체의 연구와 탐색을 더욱 흥미롭고 난해하게 만드는 특징이기도 하다. 모두가 생명 현상을 유지하기 위한 조직과 기전은 동일하게 가지고 있지만, 디테일한 부분의 차이는 제각각이다.

그 보편성 안에 섬세한 차이를 만드는 개인 특이성을 존중하는 것이 질병 치료의 미래이다. 인체의 조직, 기관은 그물망처럼 서로 연결되어 있으며 인체, 마음, 영혼에 의해서도 영향을 받을 수 있다. 하나의 원인이 문제일지라도 저마다 다른 특성과 환경으로 증상이나 징후는 다양하게 나타난다. 그래서 인간과 질병에 관해서는, 엄밀히 조건을 똑같이 맞출 수도 없을 뿐더러, 그 원인과 경과를 정확히 단언할 수도 없다. 갑이란 사람에게는 예상이 들어맞았지만 그 방법이 을이란 사람에게도 똑같이 효과가 있는 것은 아니다. 그래서 과학적 근거를 갖는 검증된 검사법으로 각자의 상황과 원인을 정확히 파악하는 과정이, 통합기능의학적인 개인별 맞춤의학을 실현하는 데 너무나도 중요하다.

01 진단과 치료에 있어 병력청취의 중요성

통합기능의학의 검사는 어떻게 이루어질까? 본격적인 검사에 앞서 이루어지는 병력청취에 대해 알아보자. 기능의학은 환자의 환경요인과 생리기능을 개선시키기 위한 종합적 접근방식으로 환자의 병력청취를 중요하게 생각한다. 병력청취는 진단, 증상, 징후, 임상적 불균형을 통합하는 주요한 도구가 된다. 병력청취 시 중점을 두어야 할 것은 환자중심의 진료를 위해서 선행요인(Antecedents), 유발요인(Triggers), 중재요인(Mediators)을 찾는 것이다.

① 선행요인이란 질환의 출발점으로 환자가 언제부터 문제를 느끼기 시작했는지, 언제부터 특정 문제로부터 자유로워졌는지, 가족 구성원 내 비슷한 증상을 가진 사람이 있는지 등을 포함한다. 선천적인 요소는 성별에 차이가 있고, 성장과 발달에 관계된 요소는 나이와 관련이 있다. 이러한 문제점은 개개인이 모두 다르다.

② 유발요인은 어떠한 조건과 활동 또는 사건이 문제를 일으켰는가 하는 것이다. 유발요인 자체만으로 질환을 완성시키기에 불충분하므로 선행요인 내에서 찾아 보아야 한다.

③ 중재요인은 질환의 완성을 의미하는데 환자의 활동, 생활 습관, 환경 내에 특정한 중재 요인이 있을 것이다. 핵심적인 임상 불균형에서 비롯된 일시적인 항상성(homeostasis)의 반복적인 변화로 만성적인 스트레스 과부하가 일어나 고혈압, 고지혈증, 인슐린저항, 심혈관질환, 복부비만, 면역계질환 등을 일으키게 된다. 어떤 한 사람의 질환이 형성되는 데에는 생화학적, 심리사회적, 문화적인 중재요인이 끊임없이 상호작용해 관여하고 있다.

기능의학의 핵심은 불균형의 패턴을 인식하고 가장 효율적인 접근법을 찾아내는 것이라고 할 수 있다. 기능의학을 도구로 이용하여 임상에서 진료를 하기 위해서는 환자의 상태가 건강과 질병의 연속선상에서 어디에 해당하며 다양한 환경적,

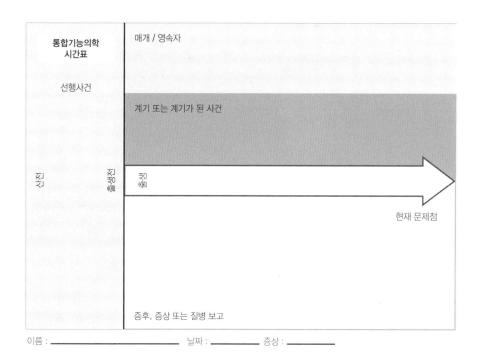

신체적, 생활 습관의 어느 부분이 문제인지를 파악하여야 하는데, 이 과정에서 문진으로 파악할 수 없는 문제들은 그에 합당한 검사를 활용하여야 한다. 이 전체 지도를 완성하는 단계에서 객관적인 검사를 적절하게 사용한다면 의사들이 환자의 불균형의 문제를 좀 더 정확하게 점검할 수 있다.

02 타액호르몬 검사

타액호르몬 검사(Salivary Hormone Test)는 타액에 포함되어 있는 결합단백질과 결합되지 않은 상태의 활성(유리형이라고도 부름) 호르몬을 측정하는 방법이다. 현재 국내에서는 코티솔, DHEA, 에스트로겐, 프로게스테론, 테스토스테론이 측정 가능하다. 스트레스는 흔히 정신적인 압박감으로만 정의하고 있지만 체내에서 지속적으로 발생하는 이상반응도 일종의 스트레스이다. 여기에는 소화 기능 저하와 관련된 장내 세균의 불균형, 새는장증후군 및 특정 음식 알레르기의 일종인 글루텐 과민성 등이 포함되며, 이들은 지속적인 스트레스 반응의 촉발 요인이 된다. 타액 호르몬 검사는 스트레스의 아버지라 불리는 셀리에(H. Selye)가 말한 스트레스의 작용단계(초기저항기, 적응기, 고갈기)를 파악하는 데 아주 유용한 검사 중 하나이며, 호르몬의 기능 불균형으로 인한 증상이 있을 때는 이와 연관된 체내의 스트레스 요인을 감별할 수 있다. 또한 만성피로증후군의 주원인 중 하나인 부신피로증후군의 진단에 유용하며, 여성 및 남성 갱년기 진단에도 이용된다. 특히 스테로이드 호르몬으로 불리는 코티솔은 하루 중 일정한 리듬을 가지고 있어서 코티솔의 일일 주기리듬 변동이 주된 원인으로 나타나는 불면이나 공황장애, 집중력 저하, 불안장애 등을 진단할 수 있다. 다낭성난소증후군, 호르몬 보충요법, 탈모, 노화방지, 심한 생리증후군 등을 교정할 때도 아주 유용한 검사 방법이다.

■ Cortisol Awakening Response(CAR)를 측정하는 이유

시상하부, 뇌하수체, 부신으로 이어지는 부신내분비축(hypothalamus-pituitary-adrenal, HPA axis)은 일정한 하루 주기의 리듬을 가지고 호르몬을 분비한다. 특히

부신내분비축에서 분비되는 코티솔의 농도는 기상 직후에 가장 높으며 취침 전에 가장 낮다. 저녁 취침 후 아침 기상은 부신내분비축에 상당한 부하를 발생시키는 요인이며, 그 자체가 부신내분비축의 자극 요인이 되기도 한다. 코티솔 농도는 특이하게도 기상 직후부터 농도는 급속히 증가하기 시작하여 30분에 하루 중 최고치에 이른다. 이를 '아침 기상 후 코티솔 반응(Cortisol awakening response)'이라 하며 이 과정을 확인하고자 CAR을 측정하는 것이다. 기상 직후부터 최고치에 이르는 코티솔 농도 사이에 이루어지는 증가도(기울기)가 지표로 이용되며 정상인에서는 50~150% 증가가 나타난다. 그러나 급성염증 및 급성정신적스트레스가 있을 경우 정상인보다 기울기가 더 가파르고 최고치의 농도 또한 높게 나타난다. 이와는 반대로 만성피로, 장기간 스트레스, 기능성 부신기능부전 등의 증상이 있는 경우에는 기울기가 완만하고 최고치의 수준이 정상인보다 낮은 특징을 가지고 있다.

이 밖에도 타액호르몬 측정을 통해 프레그네노론 스틸, 에스트로겐 우세, 부신피로에 대한 개념을 임상에 적용할 수 있다.

타액호르몬의 장점과 유용성(혈액 측정과 비교하여)

- 비침습성과 무통성: 바늘을 사용하지 않고 채취하기 때문에 공포감이 없다.
- 혈액측정 방법에 비해 비싸지 않다(단지 현재 의료보험급여는 안 되고 있다).
- 직접 환자가 타액을 받기 때문에 의료진 도움 없이 채취가 가능하다.
- 관리하기가 용이하여 시료의 변질 가능성이 적다.
- 여러 차례 채취가 가능하기 때문에 일주기(Diurnal rhythm) 측정이 가능하다.
- 결합단백질(Binding protein)과 결합되지 않은 상태의 활성형 호르몬의 농도를 알아낼 수 있다.
- 활성형 호르몬 농도를 기반으로 한 일주기 리듬을 확인할 수 있어 기존 의료에서 진단하지 못하는 원인 모를 피로 등 기능적 질환을 과학적으로 접근할 수 있다.

타액호르몬의 측정은 통합기능의학으로 치료를 하고 있는 병원에 가면 가능하다.

호르몬 불균형과 연관된 흔한 증상과 징후

- 심혈관질환
- 우울증과 화를 잘 내는 과민성, 공황, 집중력장애
- 성욕 저하
- 피로
- 체중 증가와 근육긴장도 저하
- 기억력 감소, 멍하고 막연한 생각과 치매증상
- 불면증과 수면장애
- 모발 감소 및 탈모
- 골감소증 및 골다공증
- 여러 종류의 암
- 갱년기, 생리증후군
- 여드름 등

실제 타액호르몬 검사 예

타액호르몬 검사 결과는 다음과 같이 보여준다. 50대 중반 여성의 검사 결과로 가정사에 의한 스트레스 결과로 코티솔이 심하게 저하된 소견을 보이고 있다.

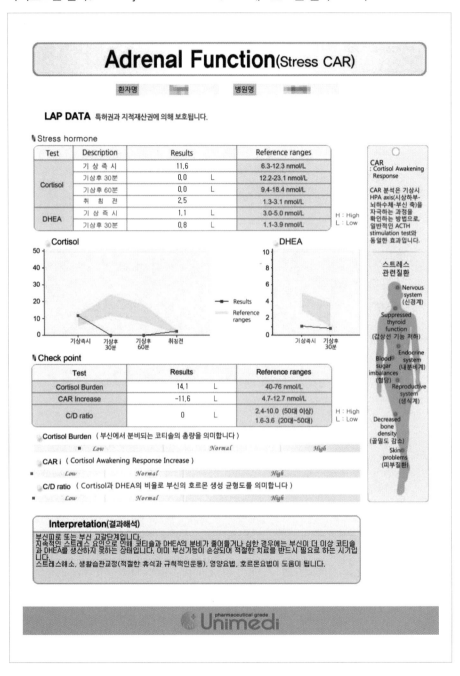

타액호르몬 검사(Salivary Hormone test) 성호르몬 결과 보고서

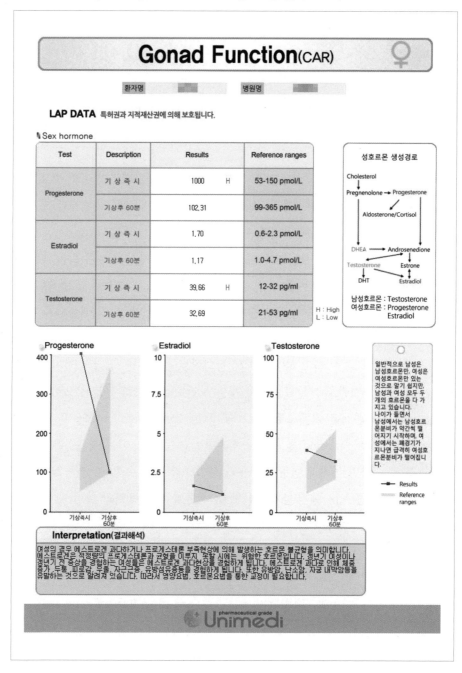

Gonad Function(CAR) ♀

환자명 　　　　　　병원명

LAP DATA 특허권과 지적재산권에 의해 보호됩니다.

▶ Sex hormone

Test	Description	Results		Reference ranges
Progesterone	기 상 측 시	1000	H	53-150 pmol/L
	기상후 60분	102.31		99-365 pmol/L
Estradiol	기 상 측 시	1.70		0.6-2.3 pmol/L
	기상후 60분	1.17		1.0-4.7 pmol/L
Testosterone	기 상 측 시	39.66	H	12-32 pg/ml
	기상후 60분	32.69		21-53 pg/ml

H : High
L : Low

성호르몬 생성경로

Cholesterol
↓
Pregnenolone → Progesterone
↓
Aldosterone/Cortisol
↓
DHEA → Androsenedione
Testosterone   Estrone
↓   ↓
DHT   Estradiol

남성호르몬 : Testosterone
여성호르몬 : Progesterone
　　　　　　Estradiol

Progesterone

(그래프: 400, 300, 200, 100, 0 / 기상측시, 기상후 60분)

Estradiol

(그래프: 10, 7.5, 5, 2.5, 0 / 기상측시, 기상후 60분)

Testosterone

(그래프: 100, 75, 50, 25, 0 / 기상측시, 기상후 60분)

일반적으로 남성은 남성호르몬만, 여성은 여성호르몬만 있는 것으로 알기 쉽지만, 남성과 여성 모두 두 개의 호르몬을 다 가지고 있습니다. 나이가 들면서 남성에서는 남성호르몬분비가 약간씩 떨어지기 시작하며, 여성에서는 폐경기가 지나면 급격히 여성호르몬분비가 떨어집니다.

-■- Results
▨ Reference ranges

Interpretation(결과해석)

여성의 경우 에스트로겐 과다하거나 프로게스테론 부족현상에 의해 발생하는 호르몬 불균형을 의미합니다. 에스트로겐은 적정량의 프로게스테론과 균형을 이루지 못할 시에는 위험한 호르몬입니다. 갱년기 여성이나 갱년기 전 증상을 경험하는 여성들은 에스트로겐 과다현상을 경험하게 됩니다. 에스트로겐 과다로 인해 체중 이 늘고, 피로감, 자궁근종, 유방섬유종증을 유발하게 됩니다. 또한 유방암, 난소암, 자궁 내막암등을 유발하는 것으로 알려져 있습니다. 따라서 영양요법, 호르몬요법을 통한 교정이 필요합니다.

✦ **Unimedi** pharmaceutical grade

03 유기산 검사

이 검사는 아주 강력한 임상적 도구이다. 그래서 검사정도관리가 아주 중요하다. 정도관리가 안 되면 결과값이 혼란스럽고 의사를 당황하게 만들기 때문에 오랜 기간 신뢰도가 높은 검사기관에 검체를 수탁해야 한다.

유기산이란 수용성 대사산물의 하나로 아미노산의 대사산물, 탄수화물, 지방산 등의 중간 대사산물을 일컫는다. 중간 대사과정에서 효소의 결핍이 있는 경우에는 그 전 단계의 유기산의 혈중 농도가 증가하게 되고, 소변으로 다량 배출되게 된다. 혈중 유기산이 증가된 경우를 유기산혈증이라고 하며, 소변 내의 유기산이 증가된 경우를 유기산뇨증이라고 하는데 거의 동의어로 사용된다. 각각의 질환들의 발생빈도는 매우 낮지만 유기산혈증 전체의 발생 빈도는 상당히 높은 것으로 보고되고 있다. 이들 질환들은 기체크로마토그래피(Gas chromatography)와 질량분석법(Mass spectrometric method)을 이용하여 진단이 가능하며, 이들 질환들은 조기에 진단과 치료를 하면 여러 합병증 발생률과 사망률을 낮출 수 있다. 전형적인 유기산혈증은 기본적인 검사에서 대사성산혈증, 케톤혈증, 중등도의 고암모니아혈증을 보이며, 범혈구감소증의 소견을 보일 수 있다.

소변은 혈액보다 농축된 체액이기 때문에 미량의 유기산도 더 잘 발견될 수 있다. 따라서 기능의학 검사 목적인 경우 유기산 검사는 소변샘플을 이용하는 것이 편리하다. 효소구조 내에서 유전자 변이는 조효소에 대한 결합력을 감소시켜 효소 활성도를 방해한다. 이때 조효소 영양소를 증가시킴으로써 적절한 효소 활성도를 올리고 효소기능을 유지시킬 수 있다.

기존 의학(소아·청소년과 등)적 활용

유기산 검사는 오래 전부터 소아과에서 미토콘드리아장애를 포함하여 선천성대사이상 검사 방법으로 많이 이용하고 있다. 선천성대사장애질환이란, 유전적으로 대사과정에 결함이 있어 발병되는 질환이다. 인체는 섭취한 음식물의 영양소로부터 우리 몸의 구성과 성장 및 유지에 필요한 거의 모든 것들을 만들어서 사용한다. 섭취한 음식물에서 필요한 에너지를 만들거나 구성 물질을 만드는 과정을 대사과정이라고 하는데, 우리 몸에서는 매우 복잡한 대사과정이 계속적으로 진행된다. 이러한 대사과정들은 자연적으로는 그 속도가 너무 느리기 때문에 반응속도를 빠르게 하기 위해서 촉매작용을 하는 효소와 조효소들이 작용하게 된다. 각각의 대사에는 그 대사에만 관여하는 독특한 효소들이 있으며, 이 효소들은 유전자에 의해 만들어진다. 만약 이 유전자에 돌연변이가 있다면 정상적인 효소가 만들어지지 못하고 비정상적인 효소가 만들어지게 되어 기능이 떨어지게 된다. 이러한 상황 또는 질병의 상태를 선천성대사장애질환이라고 한다.

우리 몸의 대사과정은 매우 복잡하고 모든 유전자에는 돌연변이가 존재할 가능성이 있기 때문에 질병의 종류 또한 매우 다양하다. 이론상으로 최소한 5,000종 이상의 대사장애질환이 존재할 것으로 추정하고 있으나, 지금까지 밝혀진 질환은 1,000종 미만이다. 이러한 다양한 선천성대사장애질환은 몇 가지의 질환군으로 묶어서 분류할 수 있다. 우리나라에서 발생하는 선천성유기산대사이상질환의 수가 20여 종이 넘는 것으로 나타났다. 한림대 의료원 춘천성심병원 소아청소년과 이홍진 교수는 1997년부터 2005년까지 전국의 100병상 이상 종합병원으로부터 의뢰받은 검체 1,787건에 대해서 유기산 정량분석을 실시한 결과 유기산대사이상질환군으로 총 449건을 진단했고, 그 질환 종류만도 모두 23종이나 되는 것으로 나타났다.

유기산대사이상질환은 선천성대사이상질환 중 하나이다. 특정 효소의 결핍으로 단백질대사에 이상이 생기면 독성물질이 축적되는데, 이로 인해 대뇌, 신장, 간, 안구 등의 장기에 치명적인 손상을 주는 질환이다. 일반적으로 아이가 잘 먹지 않고 늘어지거나 호흡곤란, 구토, 근육이완 및 경직, 경련, 정신지체 증상을 나타낸다.

현재까지 유기산대사이상질환은 84여 종의 유기산 정량분석을 통해서 유기산혈증, 아미노산대사장애질환, 요소회로의 이상질환, 지방산산화이상, 미토콘드리아 대사이상 등 모두 60여 종의 질환에 대해서 진단이 가능하다. 선천성유기산대사이상 질환인 메칠말론산뇨증(MMA), 프로피온산뇨증(PA)은 신생아 집단검진으로 진단이 가능하나 다른 질환들은 진단이 되지 않는 경우가 대부분이다. 신생아가 위나 식도의 구조에 이상이 없는데도 특별한 이유 없이 우유를 토하고 처진다면 반드시 대사이상질환 특수검사를 받아 봐야 한다.

에너지 생산 시스템, 대사 및 활성산소 문제

인체의 시스템을 통제하고 유지하기 위해서 세포 내 미토콘드리아는 ATP라는 전기-화학적 에너지를 끊임없이 생산해내고 있다. 미토콘드리아의 에너지 생산과정은 호르몬의 통제 하에, 특정 유전자의 활동에 의하여 이루어진다. 최근의 연구들에 의하면 많은 질환들이 미토콘드리아의 기능이상과 관련이 있다고 되어 있다. 알츠하이머, 자폐증을 비롯한 신경질환에서부터 당뇨나 대사증후군 및 심장, 혈관질환의 발생 기전에 미토콘드리아 기능이상이 연관되어 있음이 밝혀져 있다. 특히 에너지를 많이 소모하는 뇌는 미토콘드리아 기능이상과 밀접한 연관이 있다. 우울증이나 조울증의 경우 ATP 생산 저하와 활성산소 문제 및 사이토카인의 증가와 관련이 있기 때문에, 조울증 환자에서 대사증후군의 유병률이 높다는 연구도 있다.

이러한 미토콘드리아 기능을 임상적으로 정확하게 측정하여 환자에게 적용하는 일은 아직 보편적이지 않다. 그러나 소변 유기산 검사를 통하여 TCA cycle의 중간 대사물질을 측정하여 미세 영양소를 이용하여 인터벤션을 할 수는 있다. 비타민 B12, 엽산에 의한 임상적 증상이 나타나기 훨씬 이전부터 유기산 검사에서 중간대사산물을 측정함으로써 이상 유무를 조기에 발견할 수 있다.

유기산 검사의 국내외 현황

미국의 경우 유기산 검사는 매우 자세히 판정되고 있다. 검사기관의 종류와 프로그램도 다양하다. 각 개인의 영양상태, 대사기능, 질병의 경과, 치료반응 등 여러 가지의 중요한 정보를 알아서 치료의 효과와 진료의 정확성을 극대화한다. 그뿐만 아니라 해독과 영양의 결핍도 확인해 치료에 많은 도움을 준다. 기능의학에서 가장 중요시 여기는 생화학적 특이성과 인체의 상호연결성, 근거중심의학은 이러한 검사들에 의해 뒷받침되고 있다. 아직까지 국내의 보험혜택을 받을 수 있는 항목은 한정되어 있지만 앞으로 개선될 전망이다. 외국의 경우 보험회사의 사전 허락이 있으면서 질병의 코드에 합당하면 혜택을 받고 있지만 대부분 사비용으로 처리되고 있다. 하지만 비용 면에서 크게 고가로 여겨지지는 않는다. 미국 회사 중에는 74가지의 마커들을 검사데이터로 제공하기도 한다. 그리고 미국 검사회사마다 유기산 검사 항목에 차이가 있고 아직까지는 표준화되어 있지 않은 실정이다. 한국의 경우 다행히 녹십자에서 많은 검사를 하고 있어 통합기능의학 발전에 많은 기여를 하고 있다. 대부분의 검사는 잘 이루어지고 있으며 검사 결과와 분석도 잘 설명되고 있다. 기존의 혈액검사나 소변검사와는 다르게 인체 내 병의 유무를 구별하는 것이 아니라 생화학적 대사의 경로와 그 분비물을 검사하기 때문에 이러한 검사가 기관에서 잘 이루어지며 보편화될 때 건강과 질병 예방에 한몫을 차지할 것이다.

실제 유기산 검사 예

다음은 한 50대 여성의 소변 유기산 검사 자료이다. 유기산 검사를 통해 미토콘드리아의 기능 평가, 대사기능 평가, 영양소 평가, 신경전달물질의 평가, 산화 손상과 항산화 표기, 해독 표기, 내장의 균 불균형 등을 확인할 수 있다.

소변 유기산 검사(Urine Organic acid test) - 녹십자 의료재단(미국, Metametrix사)

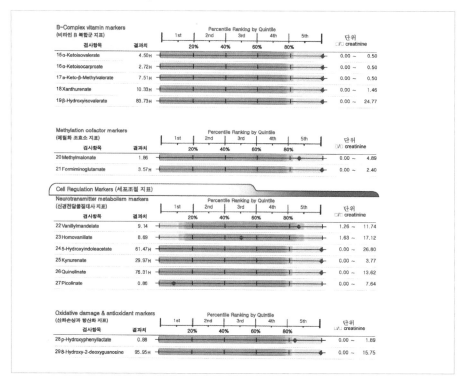

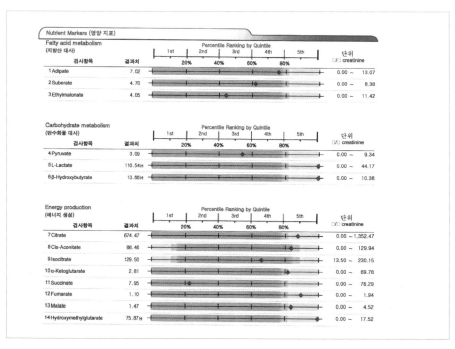

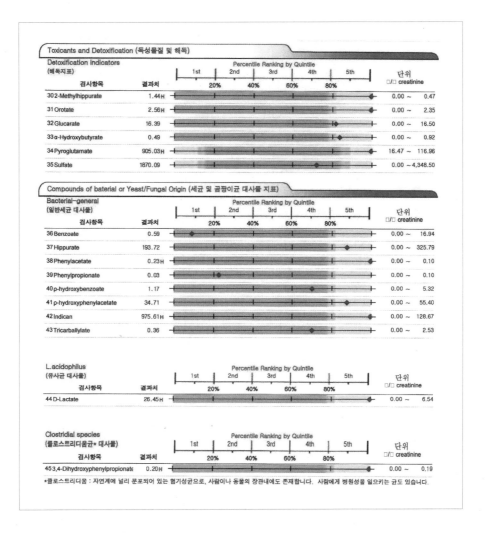

Toxicants and Detoxification (독성물질 및 해독)							
Detoxification indicators (해독지표)			Percentile Ranking by Quintile				단위 ㅁ/ㅁ creatinine
검사항목	결과치	1st 20%	2nd 40%	3rd 60%	4th 80%	5th	
30 2-Methylhippurate	1.44 H					◆	0.00 ~ 0.47
31 Orotate	2.56 H					◆	0.00 ~ 2.35
32 Glucarate	16.39				◆		0.00 ~ 16.50
33 α-Hydroxybutyrate	0.49				◆		0.00 ~ 0.92
34 Pyroglutamate	905.03 H					◆	16.47 ~ 116.96
35 Sulfate	1870.09				◆		0.00 ~ 4,348.50

Compounds of baterial or Yeast/Fungal Origin (세균 및 곰팡이균 대사물 지표)							
Bacterial-general (일반세균 대사물)			Percentile Ranking by Quintile				단위 ㅁ/ㅁ creatinine
검사항목	결과치	1st 20%	2nd 40%	3rd 60%	4th 80%	5th	
36 Benzoate	0.59	◆					0.00 ~ 16.94
37 Hippurate	193.72				◆		0.00 ~ 325.79
38 Phenylacetate	0.23 H					◆	0.00 ~ 0.10
39 Phenylpropionate	0.03	◆					0.00 ~ 0.10
40 p-hydroxybenzoate	1.17			◆			0.00 ~ 5.32
41 p-hydroxyphenylacetate	34.71				◆		0.00 ~ 55.40
42 Indican	975.61 H					◆	0.00 ~ 128.67
43 Tricarballylate	0.36			◆			0.00 ~ 2.53

L.acidophilus (유사균 대사물)			Percentile Ranking by Quintile				단위 ㅁ/ㅁ creatinine
검사항목	결과치	1st 20%	2nd 40%	3rd 60%	4th 80%	5th	
44 D-Lactate	26.45 H					◆	0.00 ~ 6.54

Clostridial species (클로스트리디움균* 대사물)			Percentile Ranking by Quintile				단위 ㅁ/ㅁ creatinine
검사항목	결과치	1st 20%	2nd 40%	3rd 60%	4th 80%	5th	
45 3,4-Dihydroxyphenylpropionate	0.20 H					◆	0.00 ~ 0.19

*클로스트리디움 : 자연계에 널리 분포되어 있는 혐기성균으로, 사람이나 동물의 장관내에도 존재합니다. 사람에게 병원성을 일으키는 균도 있습니다.

유기산 검사가 도움이 되는 장애 및 질병

- 선천적대사이상 이외에 소아 성장장애, 전뇌증

- 위장관 문제: 설사, 변비, 자가면역질환 크론병, 궤양성대장염, 류머티즘관절염 등

- 만성피로, 섬유근육통, 다양한 화학물질과민증

- 불안, 학습장애, 집중력장애, 아스퍼거증후군, 자폐 및 발달장애

- 반복된 감염, 자궁내막증, 다낭성난소증후군

- 경도인지기능장애, 알츠하이머치매, 다발성경화증

04 신경전달물질 검사

신경전달물질 검사는 체내에 존재하는 신경전달물질들의 양을 측정하여 신경계를 비롯한 신체의 건강 상태를 파악하고 질병의 진단과 치료에 활용할 수 있는 도구이다. 신경전달물질(Neurotransmitter, NT)은 뇌를 비롯한 체내의 신경 세포에서, 인접해 있는 신경 세포들에게 정보를 전달하기 위해 방출하는 일련의 화학물질을 총칭하는 말이다. 이미 약 수십 종류가 발견되었으며, 아미노산류(아세틸콜린, 글라이신, 아스파라진산), 아민류(도파민, 아드레날린 혹은 에피네프린, 노르아드레날린), 펩티드류(바소프레신), 지방산류(히스타민, 세로토닌) 등이 대표적이다.

특정 신경전달물질의 특이적인 증가나 감소는 인체의 상태를 예측할 수 있는 하나의 생체학적 지표로 사용될 수 있다. 따라서 이를 통해 신경전달물질 간의 항상성이 깨져서 발생할 수 있는 각종 질병 상태를 예견하는 데 유용한 데이터로 활용 가능하다. 즉, 검사를 통해 신경전달물질의 불균형이 밝혀질 경우, 정상치를 벗어나는 특정 신경전달물질들의 종류와 패턴을 분석함으로써 이와 관련이 높은 신경 질환을 진단해 낼 수 있다는 것이다.

또한 특정 질환이 진단될 경우, 이에 따라 적절한 약이나 치료법을 처방 받을 수 있는데, 치료를 받는 과정에서도 지속적으로 신경전달물질의 변화 양상을 추적, 관찰하여 질병 치료에 도움을 줄 수 있다. 다시 말해, 약물치료가 진행되는 동안에 약효에 의해 실제 그 신경전달물질이 정상 범위로 회복되는지 확인함으로써 약물의 효과를 모니터링할 수 있다는 것이다.

하나의 대표적인 예로 우울증 환자의 경우 소변에서 신경전달물질의 일종인 카테콜아민(노르에피네프린과 에피네프린)이 대조 집단에 비해 유의하게 높은 것을 관찰할 수 있다(Mooney and colleagues, 1988). 따라서 우울증 의심 환자를 진단하는 상황에서 카테콜아민이 소변에서 높은 수준으로 관찰된다면 우울증을 진단하는 생체학적 지표로 활용이 가능하다. 또한 항우울제의 일종인 벤조다이아제핀을 처방 받은 환자들의 경우 소변에서 노르에피네프린이 현격하게 감소하는 것을 확인할 수 있는데(Duggan et al. 2002), 이는 증상의 감소와도 높은 상관관계를 보인다.

신경전달물질 검사의 유용성

신경전달물질 검사는 뇌척수액, 혈액, 소변을 통해 이루어진다. 혈액과 소변 중 통상 소변을 이용한 검사가 다른 검사들에 비해 비교적 비용이 저렴할 뿐만 아니라, 빠른 시간 내에 결과를 확인할 수 있다는 장점이 있다. 또한 피를 뽑거나 조직을 떼어 내는 등의 침습적 절차가 필요하지 않기 때문에 매우 간편하고, 여러 번 반복적으로 측정해도 높은 일관성이 유지된다는 점 또한 큰 장점이다.

뇌척수액을 검출해 검사하는 방법도 있지만 별로 선호하는 방법은 아니다. 이 경우 좀 더 정확성이 높은 결과를 얻을 수 있는 것이 사실이나, 뇌척수액은 뇌나 척수에서 직접 뽑아야 하기 때문에 현실적인 어려움이 있다. 그러나 소변을 이용한 경우에도 신경전달물질이 충분한 양으로 검출될 수 있다는 것이 이미 여러 연구진에 의해 확인되었다. 이는 뇌에서 형성된 신경전달물질이 혈뇌장벽을 통과하여 소변으로 배출될 수 있기 때문인데, 혈뇌장벽에 존재하는 많은 수송체(트랜스포터)들이 신경전달물질을 뇌 밖으로 전달해 주기 때문이다. 신경전달물질은 혈액을 이용하여 혈청이나 혈소판에서 검출할 수도 있으나 소변을 이용하는 것에 비해 뚜렷한 장점이 없으며, 오히려 검출 가능한 신경전달물질의 종류가 제한되어 있다는 한계점이 있다(혈소판 검사는 GABA나 엔도르핀 같은 물질은 측정 불가, 카테콜아민 계열의 신경전달물질을 검출하는 용도로만 적합하다).

신경전달물질 검사를 고려해야 하는 경우

- 신경전달물질이 인체 신경세포뿐 아니라 각 기관, 조직, 세포 내 정보교환을 통제하고 있다.

- 환자는 무엇이 잘못되었다고 말해 주진 않는다. 환자는 여러 가지 다양한 증상을 의사에게 이야기할 수 있지만 이런 문제를 초래하는 근본적인 불균형에 대해 설명할 수 없다. 하지만 신경전달물질 검사는 환자가 말할 수 없는 것에 대해 도움을 줄 수 있다.

- 환자는 각기 독특하지만, 증상이 각각 유별나진 않다. 많은 환자들이 말하는 증상인 피곤, 갑작스러운 체중 증가, 불안과 수면장애에 대한 각각 다른 놀랄만한 잠재적인 원인들이 있다. 불안하다고 호소하는 환자라도 한 사람은 세로토닌이 결핍되어 있을 수 있고, 다른 사람은 글루타메이트가 올라갈 수도 있다.

- 만성난치질환의 많은 병태생리적인 기전은 신경내분비면역조절장애에 기인한다고 밝혀져 있다. 신경, 정신건강질환의 객관적이고 과학적 근거를 제공하려면 신경전달물질에 대한 고민이 필요하다. 신경전달물질 검사는 신경계 균형에 영향을 미치는 부신과 면역문제를 밝혀내는 데 도움을 줄 수 있다.

- 생체지표를 측정하는 것은 개인별 맞춤형 환자 관리에 도움을 준다. 일단 환자의 검사 결과를 보고 개인별 통합된 정보를 얻게 되면 기저에 깔려 있는 불균형을 쉽게 알아낼 수 있다. 결국 환자에게 효과적인 치료가 가능하고 관리비용은 감소된다.

검사 대상 및 진단 가능 질환(최근 힌즈 모델까지 포함)

일반적인 적응증은 다음과 같다.

- 어린이: 학습 능력 저하, 주의력결핍 및 과잉행동장애(ADHD), 자폐증, 폭력성, 발달장애 등

- 일반인: 기억력 감퇴, 우울증, 정신분열증, 파킨슨병, 중독증, 공포증(외상후스트레스증후군, PTSD), 불안장애, ADHD, 충동장애, 스트레스로 인한 만성피로증후군, 대사증후군, 불면증 등

- 노년층: 치매, 우울증, 파킨슨병 등

신경전달물질을 측정하여 교정하면 다양한 증상과 질환 치료에 도움이 된다.

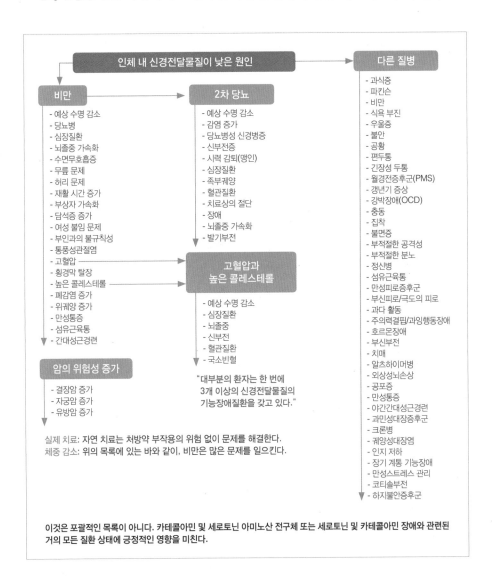

이것은 포괄적인 목록이 아니다. 카테콜아민 및 세로토닌 아미노산 전구체 또는 세로토닌 및 카테콜아민 장애와 관련된 거의 모든 질환 상태에 긍정적인 영향을 미친다.

실제 신경전달물질 검사 예

　다음은 한 자폐아에게 소변을 이용해 신경전달물질 검사를 시행해 얻은 결과이다. 살펴보면 특징적인 패턴을 보이는 것을 알 수 있다. 국내 대행사는 유니메디에서 하고 있다.

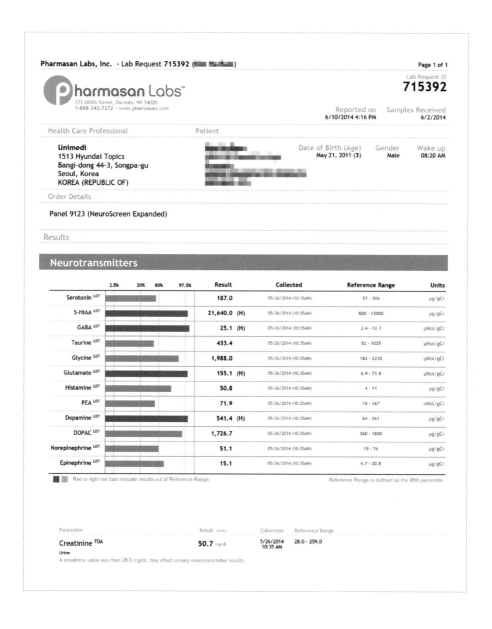

Neuro
Transmitter
Assay

병원명   환자명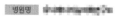

Neurotransmitter Profile

NT	Result	Graph
Epinephrine	10.9	1 ··· 8 ··· 11 ··· 25 Day 8~11 Night 3~6 Observed range 1~25 (㎍/gCr)
Norepinephrine	59.3 High	4.5 ··· 35 ··· 45 ··· 93 Day 35~45 Night 15~25 Observed range 4.5~93 (㎍/gCr)
Dopamine	169.53	48 ··· 125 ··· 175 ··· 435 Day 125~175 Night 80~120 Observed range 48~435 (㎍/gCr)
Histamine	10.9	5 ··· 10 ··· 20 ··· 45 Day 10~20 Night 5~15 Observed range 5~45 (㎍/gCr)
Glutamate	27.7	3 ··· 15 ··· 35 ··· 125 Day 15~35 Night 10~25 Observed range 3~125 (μM/gCr)
Serotonin	177.7 High	15 ··· 125 ··· 175 ··· 335 Day 125~175 Night 100~175 Observed range 15~335 (㎍/gCr)
5-HIAA	4182.9	858 ··· 2500 ··· 5000 ··· 12000 Day 2500~5000 Night Observed range 858~12000 (㎍/gCr)
GABA	5.4 High	0.5 ··· 1.5 ··· 4 ··· 18 Day 1.5~4 Night 1~3 Observed range 0.5~1 (μM/gCr)

- 정상인 및 환자 준거집단 자료 : 해외 자료 참고
- Normal Range : 정상인에서 측정되는 범위
- Observed Range : 준거집단 환자 95%에서 측정되는 범위
→ 현재 국내에서 정상인 및 환자의 Database를 구축중
→ 정상인 및 환자 준거집단의 database 구축이 완료되면 한국인의 정상 범위 및 관찰 범위를 설정할 예정

05 포괄적 장기능 균형검사

대변을 이용한 장기능 균형검사는 고질병의 원인을 찾고 해결하는 데 큰 도움을 준다. 기존 검사 방법으로는 한계가 있을 때 이 검사를 실시한다. 포괄적 장기능 균형검사(CDSA, Comprehensive digestive stool analysis)를 할 때마다 느끼는 것은 환자들의 만족도가 크다는 것이다. 지금까지 추측만 했던 것이 실제 과학적 방법으로 증명이 되기 때문에 환자들을 설득하고 교육시키기에도 좋으며, 동기 부여가 잘되어 치료 효과도 높다. 첨단 검사를 통해 몸의 상태를 파악하고 몇 가지 기능식품을 먹으며 음식 조절만 잘하면 환자 스스로의 자연치유력으로 좋아지는 것이다.

오랜 치료에도 증상이 나아지지 않는 질병을 갖고 있다면 소화와 장기능이상을 의심해야 한다. 음식과 소화 관계는 매우 중요하다. 정확한 검사를 통해 치료해야 한다. 위장관불균형을 평가하는 데 최소한 5가지를 기억해 두면 좋을 것이다.

① 소화, 흡수: 음식 섭취, 소화효소, 위액을 이용한 화학적 소화, 위장관 운동과 연관된 기계적 소화, 흡수와 대사 문제를 보아야 한다.

② 장 투과성: 장점막의 투과성, 음식의 큰 입자가 세포 사이로 들어가는지 여부

③ 장내 미생물, 미생물 불균형: 공생 균주의 균형과 상호작용을 포함한 장내 균총 성분의 변화

④ 장내 염증, 면역

⑤ 신경계: 장 신경계는 장운동, 혈류, 영양소의 흡수, 분비를 조절하고 장내 염증과 면역에도 관여하고 있다.

위장관 기능은 전신 건강에 결정적인 역할을 하므로 우리 몸에 필요한 유익균의 균형을 맞춰 주는 것이 중요하다. 위장관 내 유익한 균총, 공생균의 균형을 적정하

게 유지하고 우리 몸에 해로운 병균이 침투하지 못하게 하려면 장내 유익균을 잘 보호해야 한다. 장내세균총은 어떤 음식을 섭취하느냐에 따라 변하는데, 포화 지방을 많이 섭취하는 것보다는 잎이 많은 채소가 장내 면역을 좋게 하는 것으로 보고되고 있다. 위장관 건강은 위에서 소화뿐 아니라 대사산물, 노폐물을 제대로 배설해야 하기 때문에 간, 쓸개, 췌장 등과 함께 평가해야 한다. 소화불량과 영양소 흡수 불량은 면역기능장애, 영양소 결핍과 다양한 질환을 유발하게 된다. 위장관 기능이 문제가 되면 음식 알레르기 반응과 독소축적이 일어날 수 있다.

〈위장관 문제로 인한 포괄적 장기능 균형검사가 필요한 경우〉

- 소화불량, 복통, 복부 팽만감, 가스, 식도역류, 속 쓰림
- 위장관 내 감염이 의심될 때
- 설사, 변비, 장내 세균 불균형
- 대변의 눈에 띄는 변화, 대변 내 혈액, 점액 또는 고름
- 과민성장증후군, 내시경을 수회 시행해도 위장관 증상이 좋아지지 않을 때. 크론씨병, 궤양성대장염

〈위장관 이외 다른 문제로 인한 포괄적 장기능 균형검사가 필요한 경우〉

- 오한, 열감, 만성피로
- 장기간 항생제 투여, 관절염·관절통, 두통·편두통
- 혀, 입술이 부어오를 때
- 류머티즘관절염, 루프스, 약에 반응하지 않는 갑상선질환 같은 자가면역질환
- 피부 문제: 두드러기, 피부발진, 습진
- 원인 모를 체중 감소·체중 증가, 호흡 곤란
- 골다공증, 섬유근육통, 당뇨

〈포괄적 장기능 균형검사에서 알 수 있는 것〉

- 장내 염증
- 면역기능과 글루텐민감도(시행 가능 여부를 미리 알아보아야 한다)
- 곰팡이, 기생충

- 장내 세균 비율
- 병균 유무(헬리코박터 포함)
- 균주에 대한 약물과 식물 감수성
- 암 예방 효과가 있는 단쇄지방산
- 췌장효소기능
- 소화와 흡수에 대한 지표

예전 방식으로 대변시료를 1회 받아서 검사하게 되면 몇 가지 문제점이 있다. 첫째, 기생충과 다른 소화기관 내 균주들이 모든 대변 샘플에 항상 보이는 것은 아니다. 결과적으로 확인이 안 되면 여러 차례 샘플을 받아서 검사를 반복해야 한다. 둘째, 변비를 가진 환자는 완벽하게 검사를 하기가 어려울 수 있다. 환자에게 샘플을 여러 번 요구하게 되면 프라이버시 문제도 있고 시간을 내는 것도 쉽지 않다. 셋째, 특히 기생충 같은 경우는 수차례 대변을 채취해도 발견하기가 쉽지 않다. 넷째, 캔디다 같은 곰팡이와 특정 세균을 찾기 위해서는 최소한 24시간 이상 배양을 해야 한다. 이러한 경우 호기성 균주는 번식하지만 산소를 싫어하는 혐기성 균주는 죽어버린다. 당연히 결과는 장내 환경과는 전혀 다르게 나올 수 있다. 다섯째, 미생물을 취급하는 사람의 숙련도에 따라 의원적인 오차가 있을 수 있다.

반면, 포괄적 장기능 균형검사의 장점은 다음과 같다. 첫째, DNA 핵산 평가방법은 구체적이고 정확하여 시료 수송의 단점을 극복할 수 있고, 검사 결과도 구체적인 수치로 나오기 때문에 기존 검사 방법보다 정밀한 상태 파악이 가능하다. 둘째, 미생물의 DNA분석법은 매우 정확해서 호기성 균주와 혐기성 균주를 정확히 구분해 낸다. 예전의 배양기술로는 산소가 함입되어 혐기성 세균이 95% 이상 차지하는 장내 균주를 찾아내기가 쉽지 않다. 셋째, 항생제내성 유전자를 가졌는지를 DNA 분석을 통해 알아낼 수 있어 환자를 관리하는 데 효과적인 가이드라인을 제공해 준다. 넷째, 기존의 배양방법에 비해 단 한차례 샘플 채취로 검사가 가능해 무엇보다 환자의 만족도가 커진다. 다섯째, 시료 운반 시 에러를 줄일 수 있다. 여섯째, 기존의 기생충 검사방법보다 유전체 중합효소연쇄반응 증폭 방법이 5,000배 이상 민감도가 높은 것으로 보고되고 있다. 하지만 아무래도 검사 비용이 다소 고가라는 단점이 있다.

고질병을 찾아내고 치료할 때는 일차적으로 위장관이 중요하다는 것을 환자들도 이해하고 의사들을 믿고 따라야 한다. 외국의 어떤 의사는 이런 정확한 방법일지라도 필요하면 반복해서 대변검사를 하라고 충고한다. 장내 미생물 분포는 각 균의 유전체 물질을 중합효소연쇄반응 증폭하여 평가하기 때문에 통합기능의학에서는 기존 검사실에서 배양하기 어려운 유기체를 발견하고 동정이 가능한 민감도 높은 검사 방법들을 이용하고 있다.

위장관 문제를 조기에 잡아주면 다른 질병들까지 호전되는 경우를 흔히 볼 수 있다. 일반인들이 많이 경험하는 것에 식초요법, 식이섬유 섭취 등이 있다. 대게는 그것들의 정확한 작용은 잘 모르고 그저 지인들이 좋다고 해서 꼬박꼬박 챙겨 먹은 것들이 많을 것이다. 식초 같은 효소, 발효 음식들은 장내 유산균하고 관련이 많다. 배를 따뜻하게 해 준다거나 복부마사지를 하는 것도 장운동에 영향을 주어 변비 등을 완화시켜준다. 나이가 들면 위산이 저하되는 경우가 많은데, 이 경우 단백질 소화가 힘들어져 고기가 먹기 싫어지고 철분, 칼슘, 아연 등의 흡수가 잘 안 되어 부족 현상이 나타날 수 있다. 그래서 식후 2시간 정도는 물 마시는 것을 삼가면 소화에 필요한 위산 농도를 유지하는 데 많은 도움이 된다. 부분적으로 접근 하자면 만성 난치질환의 초기치료는 대부분 위장관에 초점이 맞추어져 있다. 위장관 치료의 핵심인 5R 프로그램을 간단히 소개하고자 한다.

위장관 치료의 핵심 5R

① 위장관에 해로운 물질이나 음식을 피해야 한다. 잘 모를 때는 음식 알레르기 검사를 하면 흔하게 먹었던 음식, 또는 남들이 좋다고 추천했던 음식이 원흉으로 밝혀질 때도 있다.

② 소화를 촉진할 수 있는 소화효소(식물성, 동물성 소화제)를 필요에 따라 보충해 주어야 한다. 위산 저하가 심하면 인공위산을 보충해 준다.

③ 장내 유산균이 중요하다. 따라서 좋은 유익균을 보충해 주어야 한다. 또 유산균이 좋아하는 식이섬유도 같이 주면 도움이 될 것이다. 앞장에서 자폐 환자 보호자가 이야기한

대로 유산균 하나 바꿨는데 환아의 아토피, 정신증상이 몰라보게 좋아졌다. 유산균 역시 책 한 권을 다 써도 부족한 항목이라 보다 자세한 내용은 통합기능의학을 연구한 의사를 만나보길 바란다.

④ 장내점막을 회복시키기 위해 오메가-3, 아연, 알로에, 글루타민, 담즙 분비를 원활하게 하는 생강, 비트, 타우린, 비타민 C 등을 복용한다.

⑤ 마지막 단계로 인체와 균형을 이루기 위해서 충분한 수면, 정기적인 운동, 스트레스 조절을 함께 관리해야 위장관이 완전하게 회복될 것이다.

실제 포괄적 장기능 균형검사 예

다음은 심각한 주부습진이 있는 40대 여성의 검사 결과이다. 검사 결과 장내 곰팡이가 다량 검출되었다.

포괄적 장기능 균형검사(Gastrointestinal Function Profile)

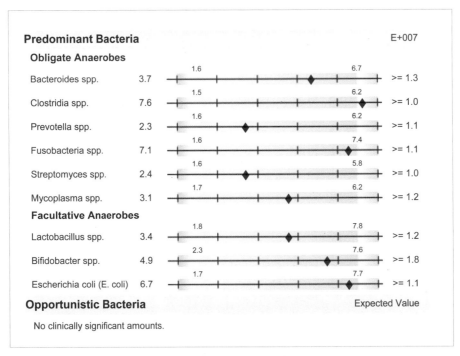

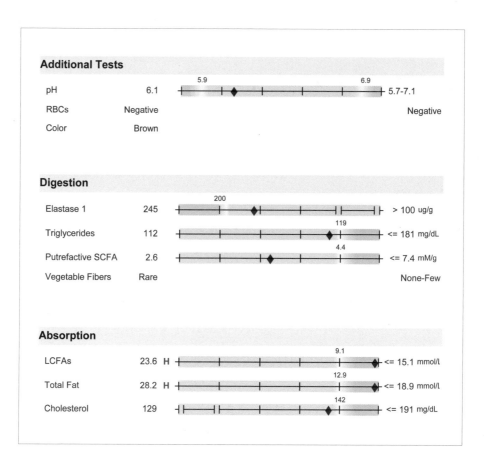

Additional Tests

pH	6.1	5.7-7.1
RBCs	Negative	Negative
Color	Brown	

Digestion

Elastase 1	245	> 100 ug/g
Triglycerides	112	<= 181 mg/dL
Putrefactive SCFA	2.6	<= 7.4 mM/g
Vegetable Fibers	Rare	None-Few

Absorption

LCFAs	23.6 H	<= 15.1 mmol/l
Total Fat	28.2 H	<= 18.9 mmol/l
Cholesterol	129	<= 191 mg/dL

새는장증후군이 의심될 때 도움이 되는 검사

① 장투과성 검사: Lactulose/Mannitol challenge test

② CDSA: GI effects stool tests

③ 소변 유기산 검사: 장내 미생물 불균형, 독성부담, 간 해독

④ Calprotectin test: IBS, IBD(염증성장질환) 활성화 여부

⑤ Ig G food sensitivity: Korean panel

⑥ Candida Ig G ab test

⑦ SIg A and Antigliadin ab test

⑧ Zonulin test

⑨ H. Pylori test

06 생체임피던스 검사

생체임피던스 검사(Bioimpedance analysis)는 세포 내 발전소인 미토콘드리아 기능 이상과 필수지방산(W3 & W6 balance) 결핍에 의한 염증 유무, 생체나이를 추정하는 검사이다. 생체전기 임피던스 분석은 인체에 미세한 전류를 흘려 저항을 측정하는 기술이다. 인체는 근육과 지방, 뼈, 물로 구성되어 있다. 인체에 전류를 흘리면 전기는 전도성이 높은 체수분을 따라 흐르고, 인체의 저항은 이 체수분의 많고 적음에 따라 달라지는데 이 구성에 따라 건강 유무를 판단할 수 있다. 즉 생체임피던스 검사는 신체를 구성하는 조직과 유동성 체액의 상태를 측정함으로써, 신체를 구성하는 기본 조직인 세포의 건강상태를 측정하는 검사이다.

생체임피던스 검사는 외래에 환자가 일차적으로 내원했을 때 영양 상태를 쉽게 알아낼 수 있는 스냅샷과 같은 역할을 할 수 있다. 예를 들어 위상각도 하나만 보더라도 사립체 에너지 대사, 해독 기능, 세포내액과 세포외액의 전해질 차이, 간접적이지만 생체 나이와 실제 나이의 차이를 보여주기도 한다.

생체인피던스 검사는 환자의 증상이나 질환에 따라 오메가-3, B 비타민, 마그네슘, 칼륨 같은 세포 내에 많이 함유된 멀티미네랄 처방 여부 등을 간단하게 판정할 수 있다. 예를 들어 마그네슘 부족은 만성질환의 원인이 되기도 하는데, 이때 어느 정도의 물을 보충해야 할 것인가 판단할 때 생체임피던스 검사로 알아낼 수 있다. 그중, 위상각도(Phase angle)는 세포막을 통한 전기신호 변화의 값으로 세포 건강도를 나타내는 지표이며, 값이 크면 클수록 건강하다고 할 수 있다. 일반적으로 성인에서의 위상각도의 범위는 3~15이며 평균값은 6~8이다. 5 이하의 상태는 질병 상태로 진행되고 있음을 나타내며, 4 이하의 아주 낮은 값은 세포가 파괴되고 있는 것을 나타낸다. 따라서 암 발생 지표 및 예후를 추정하는 데 사용되기도 한다. 병원에 처음 내원했을 때 위상각도가 4 이하이면 악성질환이나 전신상태에 문제가 있는 것으로 판단한다. 이 경우에는 집중적으로 전반적인 검사를 시행하여 원인을 밝혀내야 한다. 하지만 치료를 함에도 불구하고 위상각도가 4 이하로 지속된다면 평균 여명기간이 얼마 남지 않았다는 신호이다.

생체인피던스 검사의 장점 중 하나는 비용과 시간이다. 일반적인 통합기능의학 검사는 많은 비용을 요하기 때문에 검사 후에 추적검사를 목적으로 추가로 하는 검사에 적잖은 부담이 있다. 이때 생체임피던스 검사를 통하면 저비용으로 단시간 내에 호전여부를 파악할 수 있다.

07 중금속 중독 검사

급성중금속중독은 현재 의학 체계에서도 진단과 치료에 무리가 없다. 하지만 만성 노출인 경우가 문제다. 이 경우에는 급성중금속중독 같이 전형적인 증상이 나타나지 않으며, 환자들은 전혀 예상치 않은 증상을 호소한다. 이런 환자들은 여러 병원, 여러 과들을 돌며 그야말로 병원쇼핑을 하는 경우가 많다. 결국 환자가 호소하는 증상이나 징후가 일반적인 치료로 호전되지 않을 때 반드시 추정해 봐야 할 원인이 몇 가지 있는데 그중 하나가 바로 중금속 노출이다.

중금속중독이 예상되는 증상과 징후

- 알코올 불내성(술에 약해졌을 때)
- 알레르기(환경과 음식에 대한 과민성 증가)
- 불안하고 안절부절 못할 때
- 머리가 혼란스럽고 분명하게 생각하거나 표현하지 못하는 상태
- 체중이 잘 안 빠질 때
- 설명할 수 없는 만성통증
- 혓바늘이 돋은 혀
- 손발이 찰 때
- 눈 밑 다크서클
- 우울증
- 소화불량
- 극심한 피로
- 감기나 독감에 자주 걸릴 때, 원인 모를 두통
- 혈액, 소변, 모발 등에서 중금속이 높게 검출될 때
- 불면증

- 약물이나 비타민에 대하여 과민증이 있는 경우
- 기억력 소실과 건망증이 심해질 때
- 체온이 평소보다 약간 저하되어 있는 경우
- 입에서 금속성 맛이 날 때
- 원인 모를 근육통과 관절통
- 근육이 실룩거릴 때
- 근육진전
- 야간에 식은땀이 흐를 때
- 기분의 변화, 변덕이 심할 때
- 두드러기가 쉽게 날 때
- 치아가 예민해질 때
- 담배 연기, 향수, 페인트, 화학 물질이 민감하게 느껴질 때
- 민감성 피부로 변할 때
- 잇몸에 작은 검은 반점이 보일 때
- 잇몸이 아플 때
- 손발이 저릴 때
- 불안정하게 뒤뚱거리며 걸을 때
- 비타민과 필수미네랄이 부족할 때

중금속중독은 이와 같이 많은 증상들이 나타나기 때문에 다른 질환으로 오진할 가능성이 많다. 중금속오염은 장기적으로 체내에 많은 양이 유입되어 일어나는 것이 기본이지만, 사람에 따라 중금속이 아주 미량 유입되어도 문제를 일으키는 경우가 있다. 그 이유는 체내에서 중금속을 배출하는 데 필요한 미량미네랄 섭취가 부족하기 때문이다. 정제된 곡식, 빵, 가공된 음식물, 패스트푸드, 식이섬유가 부족한 음식 등을 계속해서 먹는 경우, 의도하지 않는 만성중금속중독을 일으킬 수 있다. 당뇨병, 고혈압, 아토피 등 많은 자가면역질환 등 기존 약물치료를 받아도 호전이 없으면 반드시 중금속 문제를 짚어 봐야 한다.

현재 중금속 검사 중 가장 비용이 저렴한 것은 모발 검사다. 정확하게 현재 중금속 상태를 알고 싶으면 적혈구를 이용한 중금속 검사를 시행해야 한다.

모발 중금속 미네랄 검사

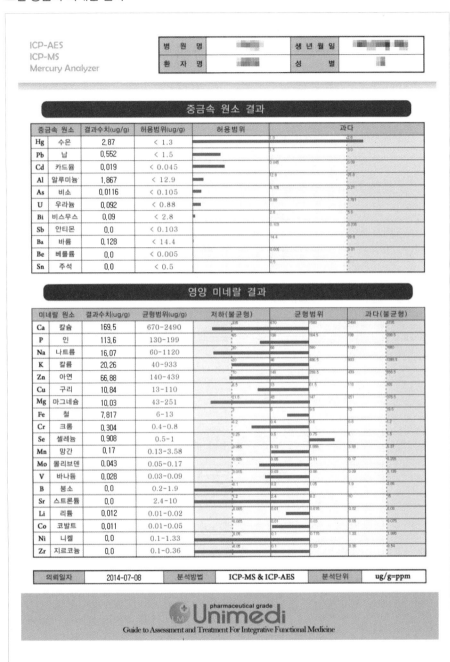

ICP-AES
ICP-MS
Mercury Analyzer

병 원 명		생 년 월 일	
환 자 명		성 별	

중금속 원소 결과

중금속 원소		결과수치(ug/g)	허용범위(ug/g)	허용범위	과다
Hg	수은	2.87	< 1.3		
Pb	납	0.552	< 1.5		
Cd	카드뮴	0.019	< 0.045		
Al	알루미늄	1.867	< 12.9		
As	비소	0.0116	< 0.105		
U	우라늄	0.092	< 0.88		
Bi	비스무스	0.09	< 2.8		
Sb	안티몬	0.0	< 0.103		
Ba	바륨	0.128	< 14.4		
Be	베릴륨	0.0	< 0.005		
Sn	주석	0.0	< 0.5		

영양 미네랄 결과

미네랄 원소		결과수치(ug/g)	균형범위(ug/g)	저하(불균형)	균형범위	과다(불균형)
Ca	칼슘	169.5	670-2490			
P	인	113.6	130-199			
Na	나트륨	16.07	60-1120			
K	칼륨	20.26	40-933			
Zn	아연	66.88	140-439			
Cu	구리	10.84	13-110			
Mg	마그네슘	10.03	43-251			
Fe	철	7.817	6-13			
Cr	크롬	0.304	0.4-0.8			
Se	셀레늄	0.908	0.5-1			
Mn	망간	0.17	0.13-3.58			
Mo	몰리브덴	0.043	0.05-0.17			
V	바나듐	0.028	0.03-0.09			
B	붕소	0.0	0.2-1.9			
Sr	스트론튬	0.0	2.4-10			
Li	리튬	0.012	0.01-0.02			
Co	코발트	0.011	0.01-0.05			
Ni	니켈	0.0	0.1-1.33			
Zr	지르코늄	0.0	0.1-0.36			

의뢰일자	2014-07-08	분석방법	ICP-MS & ICP-AES	분석단위	ug/g=ppm

pharmaceutical grade
Unimedi
Guide to Assessment and Treatment For Integrative Functional Medicine

적혈구 중금속 미네랄 검사

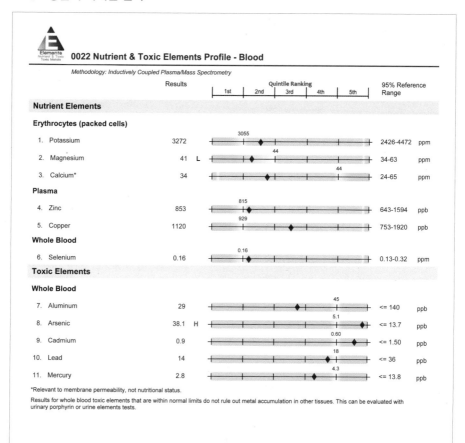

0022 Nutrient & Toxic Elements Profile - Blood

Methodology: Inductively Coupled Plasma/Mass Spectrometry

		Results		1st	2nd	Quintile Ranking 3rd	4th	5th	95% Reference Range	

Nutrient Elements

Erythrocytes (packed cells)

1.	Potassium	3272			3055				2426-4472	ppm
2.	Magnesium	41	L		44				34-63	ppm
3.	Calcium*	34					44		24-65	ppm

Plasma

| 4. | Zinc | 853 | | | 815 | | | | 643-1594 | ppb |
| 5. | Copper | 1120 | | | 929 | | | | 753-1920 | ppb |

Whole Blood

| 6. | Selenium | 0.16 | | | 0.16 | | | | 0.13-0.32 | ppm |

Toxic Elements

Whole Blood

7.	Aluminum	29					45		<= 140	ppb
8.	Arsenic	38.1	H				5.1		<= 13.7	ppb
9.	Cadmium	0.9					0.60		<= 1.50	ppb
10.	Lead	14					18		<= 36	ppb
11.	Mercury	2.8					4.3		<= 13.8	ppb

*Relevant to membrane permeability, not nutritional status.

Results for whole blood toxic elements that are within normal limits do not rule out metal accumulation in other tissues. This can be evaluated with urinary porphyrin or urine elements tests.

08 밀, 조눌린과
난치신경계질환

　위장관은 우리가 일반적으로 알고 있는 소화, 흡수기능 이외에 장점막의 보호막 기전에 의해 외부세계로부터 미세물질의 출입을 조절하는 기능이 있다. 정상적으로는 이 미세물질의 출입은 세포 사이의 치밀한 융합막에 의해 안전하게 보호를 받고 있는데, 최근 발견된 조눌린(Zonulin)이라는 단백질에 의해 이 융합막이 조절되고 있다는 사실이 알려졌다. 조눌린은 면역학적으로 관용(Tolerance)과 비자기(Non-self)에 대한 면역을 조절하는 물질인데, 조눌린이 지속적으로 상향조절상태가 되면 미세물질이 장점막을 통해 과도하게 들어옴으로써 유전적으로 감수성을 가진 사람에게는 창자와 창자 외 장기에 자가면역반응을 일으킬 수 있다는 것이다. 그래서 조눌린을 상향 조절시키는 환경유발인자를 조절하면 자가면역 반응도 중단시킬 수 있다는 놀라운 개념이다.

　알레시오 파사노 교수는 밀과 조눌린에 대한 연구로 2013년도 미국기능의학학회에서 라이너스폴링상(Linus Pauling Award)을 수상했다. 미국의 자연의학회 회장 피조르노 박사는 파사노 교수에 의해 조눌린의 판도라 상자가 열림으로써 밀에 대한 수수께끼가 거의 풀렸다며 아주 위대한 발견이라고 평가했다. 대한통합기능의학연구회에서는 조눌린이 난치성신경질환의 많은 영역들을 해결할 수 있을 것이라고 기대하고 있다. 여기서는 조눌린의 세포 사이 융합막의 조절자로서의 역할과 장막투과성 관련 병태생리와 치료에 대해 간단하게 소개하고자 한다.

밀과 조눌린에 대해 관심을 갖는 이유

2000년 미국 보스턴에 있는 매사추세츠병원 소아과 의사인 알레시오 파사노(Alessio Fasano) 교수는 최초로 비브리오 콜레라균으로부터 어떤 장독소를 발견했다. 그는 이 독소가 콜레라의 대표적 증상인 수양성 설사의 원인 물질임을 알게 되었고, 이 물질을 조눌린이라고 명명하였다. 장내 면역, 미생물, 밀 등은 자가면역질환과 연관이 있다. 그중 장내 미생물은 오래 전부터 자가면역질환의 병인에 연관이 있다고 알려져 왔지만 밀이 어떻게 새는장증후군을 유발하고 자가면역질환에 관여하는지는 알려지지 않았다. 21세기에 들어와 비로소 수수께끼가 풀린 것이다. 조눌린과 관련한 선천성면역반응이 만성적으로 또는 과도하게 세균이나 바이러스에 의해 자극되면 창자의 보호막 기능은 소실될 수 있다. 또 다른 자가면역질환의 환경적 요소로 글루텐을 생각할 수 있는데, 세균이나 바이러스 같이 글리아딘이 조눌린 경로를 활성화시켜서 장내투과도를 증가시킨다. 특히 유전적으로 감수성이 있는 사람은 실리악병(Celiac disease)이 발생할 수 있다.

조눌린과 연관되어 있을 것으로 언급되는 만성난치질환

- 자가면역질환
- 강직성척추염, 천식, 실리악병, 염증성장질환, 다발성경화증
- 류머티즘관절염, 전신성홍반성낭창, 제1형 당뇨
- 신경계질환
- 조현증, 다발성경화증, 만성 염증성탈수초성 다발성 신경병증
- 연관된 암 종류
- 뇌종양, 유방암, 뇌교종, 난소암, 췌장암, 폐선암(Lung adenocarcinoma)

조눌린은 국내에서도 검사가 가능하다

미국 던우디랩(Dunwoodylabs)사에서 실시하는 조눌린 검사를 한국에서도 할 수 있다. 국내에서 통합기능의학을 임상에서 적용하는 의사들은 새는장증후군이

실제 질환으로 진행하는 중요한 변수임을 확인하고 대한통합기능의학회에서 경험한 포괄적 지식을 치료에 적용하여 환자의 질병경과와 예후를 좀 더 좋은 방향으로 유도 하고 있다.

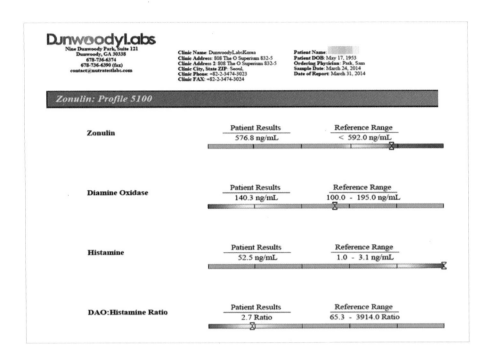

조눌린의 치료적 이용

조눌린은 세포 사이 이물질 이동을 증가시키므로 약물 흡수 강화를 위해 이용될 수 있다. 더군다나 최근 연구에서는 상피점막뿐만 아니라 내피세포수준에서도 작용하는 것으로 보여, 항암제의 약물이송에 도움을 줄 수 있고, 중추신경계에서 치료제가 잘 흡수되도록 이용되고 있다. 또 점막 보조제(Mucosa adjuvant)로도 이용될 수 있다. 점막에 작용시키면 세포매개면역(Th-1)이 강화된다고 알려져 있다.

조눌린은 자가면역질환, 퇴행성신경질환, 어떤 종양에 대한 장점막장애의 생체 표지자로 사용될 수 있다. 유전적 성질에 따라 흥미롭게도 이들 세 질환군들은 16번 염색체에 위치하고 있는데 조눌린 유전자도 똑같은 16번 염색체에 위치하고 있

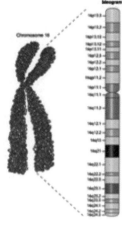

Major diseases associated to Zonulin (Pre-HP2)

AUTOIMMUNE DISEASES
- Ankylosing spondylitis
- Celiac disease
- Inflammatory bowel disease (Cronh's disease)
- Rheumatoid arthritis
- Systemic lupus erythematosus
- Type 1 diabetes

CANCERS
- Brain cancers (gliomas)
- Breast cancer
- Lung adenocarcinoma
- Ovarian cancer
- Pancreatic cancer

DISEASES OF THE NERVOUS SYSTEM
- Chronic inflammatory demyelinating polyneuropathy (CIDP)
- Multiple sclerosis (Autoimmune disease?)
- Schizophrenia (Autoimmune disease?)

Major diseases associated to Chromosome 16

AUTOIMMUNE DISEASES
- Adult polycystic kidney disease
- Inflammatory bowel diseases (NOD2 locus)
- Systemic lupus erythematosus
- Type 1 diabetes
- Rheumatoid arthritis

CANCERS
- Acute nonlymphocytic leukemia
- Breast cancer
- Fanconi's anemia
- Lymphoma, diffuse large B-cell
- Myeloid leukemia, acute
- Prostate cancers

DISEASES OF THE NERVOUS SYSTEM
- Batten's disease (juvenile onset neurodegenerative disorder)
- Lou Gehrig's disease
- Leukodystrophy
- Multiple sclerosis
- Autism

조눌린 유전자는 16번째 염색체에 위치해 있다(Chromosome 16 contains about 98 million bases, or some 3%of the human genome, encoding for ~1,300 genes Fasano A. Physiol Rev. 2011 Jan;91(1):151-75).

어 이들 질환과 유전적으로도 연관성이 있음을 시사하고 있다. 세균과 글루텐이 조 눌린 분비의 가장 강력한 유발요소이다. 그러므로 장내감염 또한 알레르기, 자가면 역질환, 염증성질환의 병인에 중요한 역할을 한다. 현재 미국에서는 자가면역질환 이 질병 유병률 순위에서 3번째를 차지할 정도로 증가하고 있는 상황이다. 국내에 서도 음식물 섭취 내용과 생활의 서구화로 인해 꾸준한 증가 추세에 있으며, 이러 한 질병의 근원적 예방과 치료를 위해서 조눌린의 활용은 중요하다고 할 수 있다.

난치성 신경계 질환과 밀의 연관성

난치성신경질환의 원인은 여러 가지가 있다. 중금속, 생체이물질 및 환경호르 몬 축적, 산화스트레스, 유전자 조작 음식, 장내 미생물, 글루텐과 교차반응을 일으 키는 음식, 그 외 자가면역질환 등이 있다. 최근에는 글루텐과 연관되어 있다는 보 고가 증가하면서 조눌린이 조명을 받고 있다. 완벽한 인과관계는 단정 지을 수 없 지만 관련은 있다고 보는 중요한 보고가 2002년도에 있었다(J Neurol Neurosurg Psychiatry 2002 72: 560-563). 원인을 알 수 있는 신경계질환의 경우 글루텐에 대

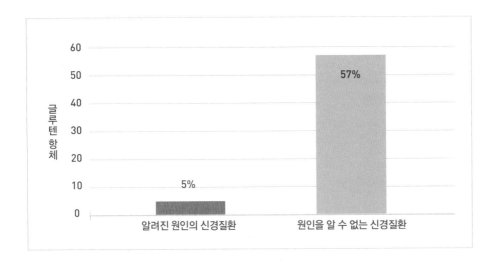

한 항체 발견율이 5% 정도였고 신경계질환의 원인이 미상일 때는 57%로 증가되었다.

그리고 미국 2010년도 신경방사선학회지(Am J Neuroradiol. 2010 May;31(5):880-1)에 32세 남자가 균형감각장애 등 근위축성측색경화증(ALS) 환자로 진단받았는데, 글루텐 제한식이를 하여 증상이 좋아짐과 동시에 23개월 후 추적 대뇌 MRI 검사에서 병변이 소실된 것이 보고되었다. 이러한 유사 예들이 여러 학회지에 계속 보고되고 있다.

현재 조눌린 계통은 장점막뿐만 아니라 기도에도 작용한다. 폐투과도를 증가시

뇌 자기공명 영상사진

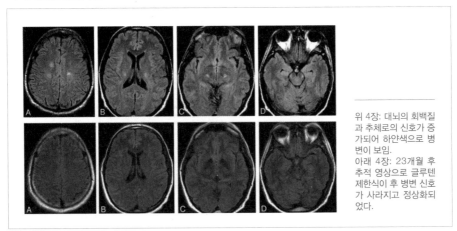

위 4장: 대뇌의 회백질과 추체로의 신호가 증가되어 하얀색으로 병변이 보임.
아래 4장: 23개월 후 추적 영상으로 글루텐 제한식이 후 병변 신호가 사라지고 정상화되었다.

켜 급성 폐손상 때 보체(Complement C3a, C5a)를 활성화시키고, 폐포부종을 유발하는 것으로 알려져 있다. 또한 뇌혈액관문에서도 존재하고 작용하여 다발성경화증, 뇌교종질환과도 연관이 있는 것으로 밝혀지고 있다. 특히 글루텐 대뇌 연결(Gluten-brain connection)과 관련하여 퇴행성신경질환의 원인으로 알려지고 있다. 결국 조눌린의 발견으로 만성난치성질환의 원인과 치료에 대한 실마리를 찾게 되었다. 통합기능의학에서 강조하는 음식물로 인한 염증 발생이 서로 연결되어 전체 몸의 불균형을 유발해, 결국 여러 질환 발생의 원인으로 작용한다는 사실 또한 조눌린을 통해 입증되었다.

09 메틸화 대사의 중요성과 영양유전체학 검사

메틸화 대사의 중요성과 영양유전체학에 대해서는 솔젠트 이병철 박사의 자문을 거쳐 작성되었음을 밝힙니다.

몸이 필요로 하는 영양소, 몸이 피해야 하는 영양소, 이제는 유전자가 말해 준다

각종 암, 대사성증후군, 만성질환에 대한 통합기능의학적인 치료가 점점 증가하고 있다. 이를 위해서는 원인 및 저해 인자의 진단이 필요한데, 메틸화는 병태생리에 중요한 요소로써 작용하고 있다. 메틸화에 대한 정확한 이해가 뒷받침되어야만 기존 역종의학(Allopathic medicine)에 비교우위를 가지고 환자 진료에 적용할 수 있다. 1965년 DNA 메틸화현상이 처음으로 발견되고 20세기 말에 구체적으로 증명됨에 따라 유전자가 발현하는 데는 염기서열뿐 아니라 DNA 메틸화가 중요한 역할을 한다는 사실이 밝혀졌다. 이로써 염기서열에 의해 모든 질병이 결정되어 있고 그대로 표현형으로 발현될 것이라는 고정관념이 깨지고 있다.

학문적으로는 영양유전체학은 후성유전체연구(Epigenetics)가 임상적으로 구현되는 데 한 축을 담당하고 있다. 영양유전체학(Nutrigenomics)은 질병의 발생 위험을 낮추기 위하여 다양한 식품과 유전자와의 상호작용을 연구하는 학문이다. 분자생물 영양유전체학(Biomolecular Nurtrigenomics)은 이러한 개념을 보다 발전시

Cytosine → 5-Methylcytosine (SAM, Dnmt, Methyl group CH₃)

켜, DNA의 특정 단일염기변화가 신호전달경로에 미치는 영향을 분자수준에서 분석하고 영양소, 식품, 천연 리보핵산을 활용하여 DNA의 염기변화를 막고 신호전달 경로의 복구를 시도하는 학문이다.

여기에서 메틸레이션이란 탄소가 포함된 메틸기가 한 물질에서 다른 물질로 이동하는 반응을 말한다. 메틸레이션을 통해 단백질, 신경전달물질, DNA, RNA와 같은 생체 분자들의 기능이 선택적으로 조절되고 체내 산화스트레스를 해독하는 물질인 글루타치온의 합성도 이루어진다.

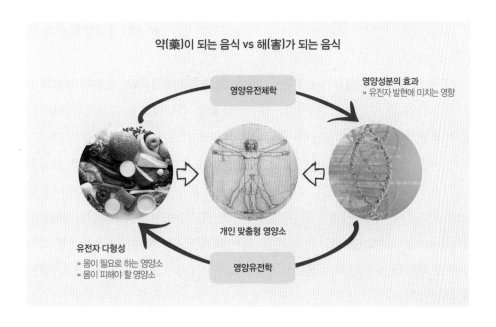

분자생물 영양유전체학 분야에서 유전적 취약성(즉, 돌연변이)을 선별하기 위하여 자주 이용하는 중요한 대사경로는 메티오닌/엽산 경로(Methionine/Folate pathway)다. 메티오닌/엽산 경로의 활성도가 떨어지면 메틸기(-CH3)가 고갈되어 메틸화를 통하여 대사활동을 조절하는 기작이 영향을 받게 되고 이에 따라 중요한 신체 기능에 악영향을 끼친다. DNA 메틸화는 유전자의 발현을 켜고 끄는 스위치 역할을 한다. 메티오닌/엽산 경로에는 유전적 취약성(돌연변이)을 초래할 수 있는 몇몇 특정한 대사과정이 있는데 적절한 식품과 영양소를 공급하여 메틸화 경로의 기능을 회복시키고 유전자 구성성분인 염기를 합성하며 유전자의 안정성을 유지할 수 있다. 실제로, 쌍둥이들의 후생유전학적 프로필(Epigenetic profiles)을 비교해 보면 떨어져 자라 생활 습관이 다른 쌍둥이들이 비슷한 환경에서 함께 자란 쌍둥이들보다 후생유전학적 프로필에 더 많은 차이를 보이는 것으로 나타났다. 또한, 일란성 쌍둥이는 항상 같은 질병에 걸리지 않으며, 어린 쌍둥이들 사이의 DNA 메틸화 양이 비슷한데 반해, 나이 든 쌍둥이들의 DNA 메틸화 등의 유전자 변형의 양이나 패턴은 상당한 차이가 있는 것으로 보고되었다.

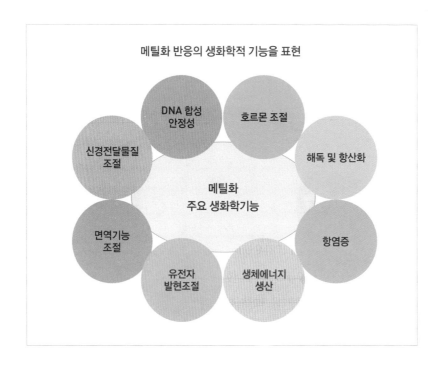

최근에 영양유전체와 메틸화 대사 사이에 각광 받고 있는 대사와 검사를 간략히 소개하고자 한다. 메틸화 대사는 다음과 같이 많은 만성난치질환을 해결하는 데 중요한 조절 요소이다.

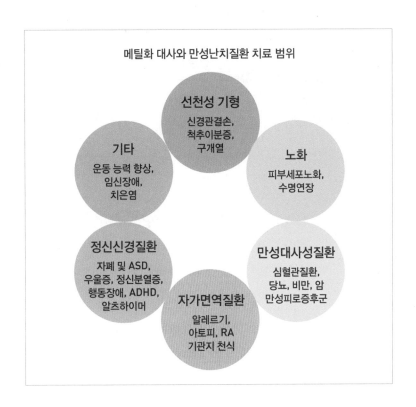

다음 그림은 메틸화 대사집단과 메틸화 대사경로에 대한 모식도이다.

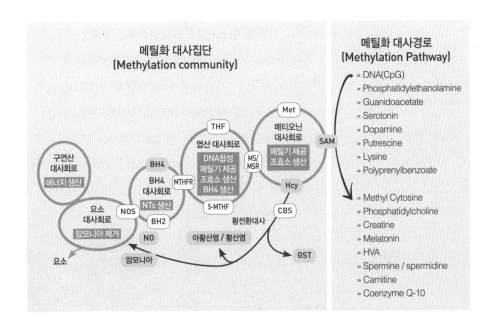

메틸화 과정에 부정적 결과를 가져오는 8가지 요인

① 유전: 우리들 중 20% 정도가 유전적으로 높은 수치의 호모시스테인을 가지고 있다.

② 바람직하지 못한 식사

③ 흡연: 담배의 일산화탄소 성분은 비타민 B6를 불활성화시킨다.

④ 흡수불량: 소화기 질환, 음식 알레르기 노화

⑤ 위산의 감소

⑥ 약: 제산제, 메토트렉세이트(암, 관절염, 자가면역질환 약), 경구피임제, 하이드로클로로 티아지드(고혈압 약), 딜란틴(간질 약) 등이 비타민 B군 결핍에 영향을 준다.

⑦ 몸 상태의 변화: 갑상선기능저하증, 신부전, 하나의 신장, 암, 임신 등

⑧ 독성에의 노출: 비타민 생성을 방해하는 몇 가지 독성 등이 있다.

메틸화 대사 장애에 의해 유발되는 주요 질환은 앞의 그림과 같다.

메틸화 대사 장애의 검사에는 간접적으로 알 수 있는 간단한 검사 방법과 직접 유전자 검사를 하여 알아내는 방법이 있다.

▪ 영양신체검사

입: 구순구각염, 입술 주위 및 입가의 갈라짐

혀: 탈유두화(유두의 위축 및 부재) 혀의 좌우 바깥 모서리

불안, 긴장 반응 증상: 임상적으로 부족 시 비타민 B 부족 증상 때문일 수도 있다.

▪ 일반혈액검사

거대적혈구나 빈혈은 부실한 메틸화대사의 징후이다. 90 이상의 적혈구(MCV) 수치는 메틸화 문제를 시사한다.

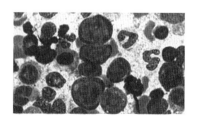

말초 혈액소견에서 거대적혈구가 보임

▪ 내시경검사에서 위축성위염인 경우 저위산증을 의심한다.

▪ 호모시스테인

정상 농도 호모시스테인의 참고치는 5.9-16 μmol/L 범위로 간주하나, 7-8 μmol/L 정도를 최적의 상태로 보고 진료하길 추천한다.

▪ 유기산 검사(Organic Acid Test)

아래 표와 같이 Serum or urinary methylmalonic acid. 이것은 비타민 B12 결핍의 특이적인 검사이다. 혈청 비타민 B12 또는 호모시스테인 농도가 정상이라 하더라도 초기 유기산 검사에 MMA 수치가 올라가 있으면 B12 결핍을 의미한다.

검사항목	-100	-50	31.5	0	31.5	50	100	%Status	결과치	참고치	단위
α-Ketoisocaproate								17%	0.1	0~0.3	μmol/L
α-Ketoisovalerate								7%	0.1	0~0.4	μmol/L
α-Keto-β-methylvalerate								17%	0.1	0~0.3	μmol/L
β-Hydroxyisovalerate								512%	27	0~4.8	μmol/L
Methylmalonate								86%	3.93	0~2.9	μmol/L
Formiminoglutamate								0%	0	0~0.5	μmol/L
Xanthurenate								149%	1.59	0~0.8	μmol/L

▪ 소변 아미노산 검사

이것들은 MMA나 호모시스테인을 검사하는 것만으로는 알 수 없는 비타민 B6, B12, 엽산을 포함하는 비정상적인 대사장애에 대하여 알아볼 수 있다. 메티오닌, 시스테인 같은 아미노산 함량을 측정하면 메틸화나 황산화(Sulfation) 작용 정도를 간접적으로 파악할 수 있다.

▪ 쉴링시험

내인자의 비경구적 투여 유무에 따라서 경구 투여한 방사성 비타민 B12 (cobalt-60부착)의 소변 배설량이 변화되는지의 여부를 평가할 수 있다. 내인자의 투여 없이 비타민 B12를 먹고 환자의 소변 내 비타민의 배설량이 정상 범주이면 악성빈혈은 없는 것(정상)이고, 소변 내에 비타민 배설이 감소되어 있으면 소장에서의 흡수장애로 판단한다. 내인자를 비경구적으로 투여한 후에 비타민 B12를 먹고 소변 내 비타민 배설량이 정상으로 증가되면 악성빈혈로 진단한다. 메틸화 대사의 영양요소 부족 외에 내인자 문제를 측정하는 검사이다.

▪ 유전자 메틸화 검사(영양유전체검사, 국내에서는 솔젠트에서 시행)

유전자 메틸화 검사

#	GeneSymbol	RsNumber	Polymorphism	DNA	Call
001	ACAT Acetyl-Coenzyme-A-acetyltransferase	rs3741049	G/A(+T/-C)	hetero	+/-
066	ACE Angiotensin I-converting enzyme	rs4343	T202T(+G/-A)	hetero	+/-
002	AHCY S-adenosylhomocysteinehydrolase	rs819147	G/A(+G/-A)		-/-
009	BHMT Betainehomocysteinemethyltransferase	rs651852	A/G(+T/-C)	TT	+/+
022	BHMT Betainehomocysteinemethyltransferase	rs617219	A/C(+C/-A)	CC	+/+
008	BHMT Betainehomocysteinemethyltransferase	rs3733890	Q239R(+A/-G)		-/-
021	BHMT Betainehomocysteinemethyltransferase	rs567754	C/T(+T/-C)	TT	+/+
012	CBS Cystathionine-beta-synthase	rs234706	C699T(+T/-C)		-/-
013	CBS Cystathionine-beta-synthase	rs1801181	A360A(+T/-C)	hetero	+/-
014	CBS Cystathionine-beta-synthase	rs2298758	N212N(+A/-G)		-/-
015	COMT Catechol-O-methytransferase	rs4680	V158M(+A/-G)	AA	+/+
018	COMT Catechol-O-methytransferase	rs4633	H62H(+T/-C)	TT	+/+
016	COMT Catechol-O-methytransferase	rs6267	A72S(+T/-G)		-/-
020	COMT Catechol-O-methytransferase	rs4818	L136L(+C/-G)	CC	+/+
023	MAOA MonoamineoxidaseA	rs6323	R297R(+T/-G)	hetero	+/-
025	MTHFR Methylenetetrahydrofolatereductase	rs1801133	C677T(+T/-C)	hetero	+/-
027	MTHFR Methylenetetrahydrofolatereductase	rs1801131	A1298C(+C/-A)		-/-
026	MTHFR Methylenetetrahydrofolatereductase	rs2066470	P39P(+T/-C)		-/-
028	MTR Methioninesynthase	rs1805087	A2756G(+G/-A)		-/-
029	MTRR Methioninesynthasereductase	rs1801394	A66G(+G/-A)		-/-
032	MTRR Methioninesynthasereductase	rs2287780	R415T(+T/-C)		-/-
030	MTRR Methioninesynthasereductase	rs10380	H595Y(+T/-C)		-/-
034	MTRR Methioninesynthasereductase	rs1802059	A664A(+A/-G)		-/-
033	MTRR Methioninesynthasereductase	rs2303080	S257T(+A/-T)		-/-
031	MTRR Methioninesynthasereductase	rs162036	K350A(+G/-A)		-/-
036	SHMT Serinehydroxymethyltransferase	rs1979277	C1420T(+A/-G)	hetero	+/-
038	VDR VitaminDreceptor	rs731236	Taq(I352I)(+T/-C)	TT	+/+
040	VDR VitaminDreceptor	rs10735810	Fok(N:T)(+T/-C)		-/-
039	VDR VitaminDreceptor	rs1544410	Bsm/Taq(+A/-G)		-/-
035	NOS NitricOxidesynthase	rs1799983	D298E(+T/-G)		-/-
037	SUOX Sulfiteoxidase	rs773115	S370S(+C/-T)	CC	+/+
056	MnSOD Manganese Superoxide Dismutase	rs4880	C(-28)T(+C/-T)		-/-
065	SOD3 Superoxide Dismutase3	rs1799895	C760G(+G/-C)		-/-
064	GSTT1 Glutathione S-transferase theta 1	no_rs#	Null	Null	+/+
058	GSTM1 Glutathione S-transferase Mu 1	rs1695	Null		-/-

-/- : 정상, normal
+/- : 이형접합, heterozygote
+/+ : 돌연변이, homozygote

※ GSTM1, GSTT1의 -/- 유전자형은 -/-와 +/-를 모두 포함 합니다.

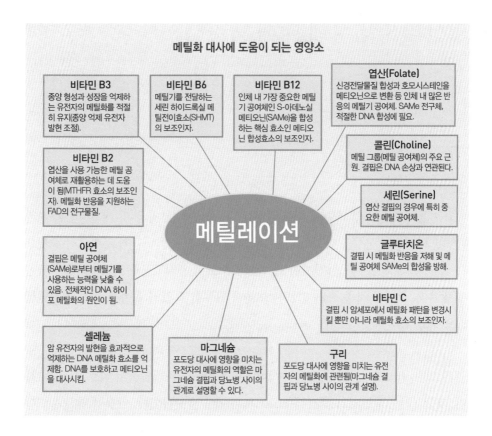

메틸화 대사에 도움이 되는 영양소

비타민 B3
종양 형성과 성장을 억제하는 유전자의 메틸화를 적절히 유지(종양 억제 유전자 발현 조절).

비타민 B6
메틸기를 전달하는 세린 하이드록실 메틸전이효소(SHMT)의 보조인자.

비타민 B12
인체 내 가장 중요한 메틸기 공여체인 S-아데노실 메티오닌(SAMe)을 합성하는 핵심 효소인 메티오닌 합성효소의 보조인자.

엽산(Folate)
신경전달물질 합성과 호모시스테인을 메티오닌으로 변환 등 인체 내 많은 반응의 메틸기 공여체. SAMe 전구체, 적절한 DNA 합성에 필요.

비타민 B2
엽산을 사용 가능한 메틸 공여체로 재활용하는 데 도움이 됨(MTHFR 효소의 보조인자). 메틸화 반응을 지원하는 FAD의 전구물질.

콜린(Choline)
메틸 그룹(메틸 공여체)의 주요 근원. 결핍은 DNA 손상과 연관된다.

메틸레이션

세린(Serine)
엽산 결핍의 경우에 특히 중요한 메틸 공여체.

아연
결핍은 메틸 공여체(SAMe)로부터 메틸기를 사용하는 능력을 낮출 수 있음. 전체적인 DNA 하이포 메틸화의 원인이 됨.

글루타치온
결핍 시 메틸화 반응을 저해 및 메틸 공여체 SAMe의 합성을 방해.

비타민 C
결핍 시 암세포에서 메틸화 패턴을 변경시킬 뿐만 아니라 메틸화 효소의 보조인자.

셀레늄
암 유전자의 발현을 효과적으로 억제하는 DNA 메틸화 효소를 억제함. DNA를 보호하고 메티오닌을 대사시킴.

마그네슘
포도당 대사에 영향을 미치는 유전자의 메틸화의 역할은 마그네슘 결핍과 당뇨병 사이의 관계로 설명할 수 있다.

구리
포도당 대사에 영향을 미치는 유전자의 메틸화에 관련됨(마그네슘 결핍과 당뇨병 사이의 관계 설명).

　　유전정보가 염기서열에 담겨 있다는 고정관념이 바뀌고 있다. 유전자가 발현되는 데는 염기서열과 함께 메틸기가 중요한 역할을 한다는 사실이 증명되고 있기 때문이다. 후성유전체 연구는 앞으로의 생명공학산업의 성장을 위한 필수적인 과제이다. 생활습관병으로 대표되는 현대사회의 복잡한 질병들의 경우, 유전적인 요인뿐만 아니라 환경적 요인이 질환 유발에 큰 영향을 미치고 있다. 따라서 이러한 질병의 원인을 찾고 치료하는 방법으로 후성유전체 연구의 중요성이 부각되고 있다. 외부 환경에 의해 유전자와 유전자의 상호작용이 어떻게 변하는지를 연구하는 후성학을 임상에 적용하는 데 중요한 도구로써 메틸화 대사를 잘 이해해야 한다. 메틸화 문제는 통합기능의학적 문제를 해결하는 데 중요한 요소를 차지하고 있고, 특히 만성질환의 원인이 되기도 하지만 난치성질환을 치료하는 데 가역적인 요소로써 작용하고 있다. 즉 치료가 가능하고, 희망이 있다는 의미다.

10 엽산의 양면성에 대해

최근 들어 영양소의 역할에 대한 관심이 급증하면서 부작용 및 해결방법에 관한 편향된 의견들이 물살을 타고 있다. 이런 오해들은 객관성과 근거로 바로잡을 필요가 있다. 특히 산전부터 임신까지 필수 영양소로 복용되고 있는 엽산에 대한 관심이 많은데, 그만큼 각종 근거 없는 정보들이 난무하고 있어 올바른 정보를 전달할 필요가 있다.

1962년 허버트는 엽산이 결핍된 식이요법 4개월 후 피험자들이 피로, 우울증, 불면, 짜증스러움과 인지기능 저하를 호소하는 것을 발견하였다. 이것이 엽산의 연구의 시초가 되었고, 현재까지도 엽산 결핍에 대한 진단 근거는 주로 허버트 소견에서 비롯하고 있다.

폴산은 1940년대 발견된 것으로 합성된, 산화되어 있는 화합물로 간주하고 있고, 비교적 저렴한 음식물 보충제로 영양 강화에 이용되고 있다. 엽산은 간이나 장에서 디히드로엽산환원효소라는 효소에 의해 우리 인체에서 활용할 수 있는 테트라히드로폴산으로 변환된다. 엽산은 수용성 비타민 B군으로 대부분의 음식에 포함되어 있으며 자연계에서는 엽산으로 불리는 5-methyltetrahydrofolate(5-MTHF), 10-formyltetrahydrofolate와 5-formyltetrahydrofolate로 존재하는 것으로 밝혀졌다.

폴산 음식 섭취를 강화한 이후 신생아에서 신경관결손(척추이분증, 언청이) 발생률은 현저히 감소되었다는 보고가 있다. 따라서 고농도 폴산의 장기간 복용에 대한 지속적인 안정성 관리가 필요하며, 명확한 결론이 필요한 시점이다. 과잉 폴산 복용과 관계된 주된 위험요소 중 하나는 암의 진행이다. 미국과 캐나다, 칠레에서는 폴산보조제의 대장암과의 연관성에 대해 발표한 적이 있으며 무작위 연구 결과 매일 폴산 1mg을 보충했을 때 전립선암 위험도가 증가한다는 연구결과가 있었다. 과잉의 폴산은 기존의 신생물을 자극하여 암으로 진행될 수 있을 것으로 추정되고 있다. 혈액 내 대사되지 않은 폴산은 세포 면역이 감소하는 것과 연관이 있다. 자연 살해세포는 종양세포파괴에 중추적인 역할을 하기 때문에 과잉의 폴산이 잔존할 경우 전암성 병변과 암성 병변을 유발할 가능성이 있다.

또한 엽산을 과잉 복용할 경우, 비타민 B12 부족을 심화시켜 노인들에서 중추신경계기능을 악화시킬 수 있다. 노인들에게 하루 엽산 400mcg 이상 복용시킨 후 인지기능을 측정한 결과 엽산을 복용하지 않은 군보다 인지기능이 유의하게 저하되었다는 보고도 있다.

시드니 파버(Sidney Farber) 박사는 현대 항암치료의 아버지라 불리고 있다. 그는 유명한 소아병리학자로 폴산이 백혈병 세포 성장을 자극하고 질환을 악화시킨다는 것을 알고 실험을 진행했다. 폴산 길항제를 투여하면 암세포의 성장이 감소, 또는 억제될 것이라는 가설 아래, 급성미분화성백혈병 소아에서 엽산길항을 투여하여 일시적인 완화를 관찰하였다. 또한 전이성 윌름씨 종양치료에 악티노마이신 D를 적용하기도 했다. 이는 영양요법에 대한 과잉된 관심을 상당기간 위축하게 만든 계기가 되기도 했다. 또한 임신, 출산기의 여성과 일반적인 남성들에게 합성형태의 영양소는 불필요하고 심지어 해로울 수 있다고 알려지기도 했다. 그 후로도 폴산 섭취가 암 진행과 성장(대장, 직장암, 유방암, 전립선암)에 연관되어 있다는 연구결과들은 지속적으로 보고되고 있으며, 고농도의 대사되지 않은 폴산이 이런 결과와 밀접한 관련이 있을 것으로 추정하고 있다.

명심할 것은 폴산의 섭취가 너무 적거나 혹은 너무 과다한 경우 모두 문제가 될 수 있는 양날의 칼이라는 것이다. 환자에게 필수적이라는 객관적인 근거 없이 고농도의 폴산이나 엽산을 복용시키는 것은 현명하지 못한 일이다. "모든 게 적절해야 한다"는 옛말이 사실 엽산뿐 아니라 모든 영양소에 해당된다. 무작정 모든 비타민이 다 좋다거나 혹은 나쁘다고 말할 수는 없는 노릇이다. 비타민이 유익하게 작용할 것인가 혹은 해롭게 작용할 것인가는 여러 요소에 의해 좌우되는 것이고 각 개인에 따라 적정량이 결정된다. 이것은 로저 윌리엄스가 이야기하는 개인별 맞춤 의학의 개념이다. 이런 맥락에서 UMFA와 5-MTHF 검사를 시행하면 각 개인별 적정 엽산 요구량을 판단할 수 있다.

이러한 엽산에 관한 검사는 녹십자의료재단을 통하여 미국의 제노바사에 의뢰하면 측정이 가능하다.

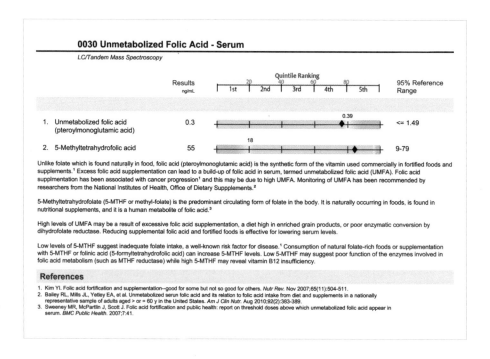

폴산과 엽산의 차이는?

앞에서 언급했듯이 영양전문가와 건강관련 종사자, 일부 의료인들도 폴산(Folic acid)과 엽산(Folate)을 별반 다르지 않은 것처럼 혼용해서 사용한다. 심지어는 똑같은 영양소라고 주장하는 경우를 종종 접할 수 있다. 그러나 폴산을 엽산의 보조 형태로 간주한다 할지라도 이 두 화합물 간에는 중요한 차이가 있다.

폴산은 산화된 합성 화합물로 간주되고, 식품보조제와 음식물에 영양소 강화를

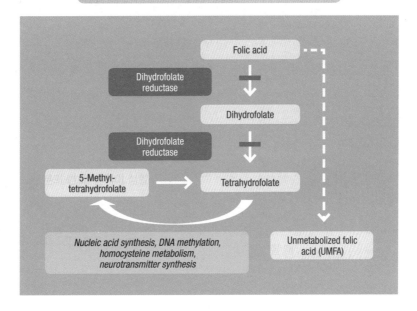

엽산 대사 경로

위해 이용되고 있다. 엽산은 수용성인 B비타민의 일반적인 통칭으로 B9으로 불리어지고 있으며 폴산과 달리 자연계에 존재하는 다양한 테트라히드로폴산유도체를 의미한다. 주된 엽산 대사회로에서 이용되는 형태는 테트라히드로폴산(THF)이다. 폴산이 활성형 엽산으로 대사되는 경로에 9가지의 유전자와 15가지 효소가 관여하고 있다.

엽산은 산화형과 환원형이 존재하는데, 환원형은 인체 내에서 존재하고 쉽게 불안정화되기 때문에 상품화하기 어려웠다. 따라서 초창기에 실온에서 안정성을 유지하고 생산비용도 저렴한 산화형으로 폴산을 택했는데, 그 때문에 유전자 변이가 있는 경우 대사되지 않은 폴산 때문에 일부 환자에서 암을 유발할 것이라고 생각하고 있다.

자연 상태의 엽산이 소장의 점막 내에 테트라히드로폴산(THF)으로 대사되는 것과 달리, 폴산은 일차환원이 이루어진 다음 간에서 디히드로엽산환원효소라는 효소의 도움으로 메틸화되어 테트라히드로폴산으로 변환되어야 한다. 간 내에서 이 효소의 활성도가 저하되거나 과량의 폴산을 섭취하였을 경우에 대사되지 않은 폴산은 전신순환계로 유입되게 된다(상기 그림 참조).

따라서 필자는 자연 음식에 존재하는 엽산을 섭취하는 것이 가장 이상적이라고 이야기하고자 한다. 엽산은 많은 자연제품에 함유되어 있기 때문에 건강 유지를 위한 필요량은 충분하나 임신 중인 아이에게까지 적절한 양이 공급되기는 힘들다. 일반적으로 날것의 짙은 녹색 빛을 띄는 잎줄기채소(예를 들어 브로콜리, 시금치, 완두류, 아스파라거스, 콩나물), 오렌지, 멜론, 콩류, 편두, 땅콩류, 간은 천연엽산의 가장 좋은 재료이다. 만약 식이로 섭취하는 양이 불충분하다면 엽산으로 보충할 수 있다. 메타폴린을 가지고 있는 상품이나 5-methyltetrahydrofolate가 적혀 있다거나, 5-MTHF가 상표로 있는 생산품을 찾아봐야 하며 라벨에 'Folic acid'라고 적어져 있는 제품은 피해야 한다.

현재 복용하는 종합비타민도 체크해 볼 필요가 있는데, 왜냐하면 대부분의 종합비타민은 엽산(Folate)이 아닌 폴산(Folic acid)을 함유하기 때문이다. 통합기능의학연구회는 현재 국내 유통 사정을 고려할 때 유니메디의 활성형 비타민인 'B-activ'를 권장하고 있다.

따라서 남자나 나이 든 여성들은 적절한 채소 섭취로 식이에서 충분한 양의 엽산을 섭취할 수 있어, 특별한 문제가 없는 한 보충적으로 엽산을 섭취할 필요는 없다. 그렇지만 암환자나 폴산에 의해 문제가 예상된 경우는 UMFA와 5-MTHF를 측정하여 그 결과에 따라 치료하고 그래도 문제점이 지속되는 경우는 메틸레이션에 대한 단일염기변이 유전자 분석을 해보면 많은 도움이 될 것이다. 영양보충제 역시 활성형을 투여하게 되면 결과가 달라질 것이다. 또한 자폐가 의심된 소아에서 폴산 문제를 심도 있게 고려해 보아야 한다.

러시안룰렛 게임 같이 엽산을 처방할 수는 없다. 환자 대사형태에 따라 적절한 엽산을 권장해야 한다. 항상 옛 경구에서 보듯이 어떠한 것이든 적절한 것이 좋다. 문제는 어떻게 균형과 조화를 이룰 수 있도록 우리 인간에게 도움을 줄 것인가! 구체적인 방법을 찾아서 환자에게 적용하는 것이다. 그 기저에 과학적 논거가 뒷받침되어야 함은 물론이다.

11 통합기능의학 검사의 기능별 분류

통합기능의학 검사의 기능별 분류

　7가지 임상 불균형을 객관적으로 수치화하는 데 필요한 검사를 보다 자세히 분류하였다. 최첨단 검사들로 공식 한글 용어가 자리 잡지 않았고 원어가 통상적으로 쓰이고 있으므로, 검사의 정확하고 섬세한 뉘앙스를 손상시키지 않기 위해 영문 그대로 옮기게 된 것에 대하여 독자들에게 양해를 구하는 바이다. 보다 널리 통용되는 검증된 검사와 자료를 얻기 위해서는 국제기능의학학회가 인정한 포괄적인 통합기능의학 검사를 적용하는 것이 바람직하다.

〈기본적인 검사〉

- **소화기능(Gastro-intestinal assessment)**
- Helicobacter pylori serum antibody or stool antigen
- Helicobacter pylori breath test
- Small bowel bacterial overgrowth breath test
- Stool for ova and parasites
- CBC-differential(neutrophil/lymphocyte ratio)

- **호르몬 대사 평가(Hormonal Assessment)**
- Insulin Response(glucose tolerance with insulin) and hemoglobin A1C
- Cardiovascular risk: lipids and particle size, triglyceride/HDL ratio, fibrinogen,

Lipoprotein (a)

- Thyroid: TSH, free T3, free T4, thyroid peroxidase antibodies, anti-thyroglobulin antibodies

- Hormone analysis: male, female, IGF-1(insulin like growth factor-1), adrenal (DHEA-S)

- 24 hour urinary cortisol

- Osteoporosis assessment-PTH(parathyroid hormone), ionized Ca, serum protein electrophoresis

▪ 염증과 면역기능(Inflammation/Immune Function)

- High sensitivity-C-reactive protein

- Fibrinogen

- Complete blood count(CBC)-differential

- Celiac panel: IgG, IgA anti-gliadin antibodies, IgA tissue transglutaminase, total IgA HLA DQ2/8(celiac genes)

- Autoimmunity: anti-nuclear antibodies, sedimentation rate, rheumatoid factor, anti-cyclic citrullinated Peptide(anti-CCP) antibodies, etc.

- Infection screening(serology, PCR-polymerase chain reaction)

- Natural killer cell function

- Immunoglobulins

- Lymphocyte Analysis

▪ 생체변환 또는 해독기능(Biotransformation or Detoxification Function)

- Hepatic function(NASH, drug reactions)

- Whole blood or RBC metals(Hg, Pb, Ar, etc.)

- Genomics: GSTM1(glutathione), ApoE(apolipoprotein E polymorphisms)

- Urinary Porphyrin profile

▪ 영양상태 평가(Nutritional Assessment)

- Methylation: homocysteine, methylmalonic acid(folate and B12 status)

- Iron status(transferrin saturation, ferritin, serum iron, total iron binding capacity)

- 25 OH vitamin D

- RBC magnesium

- Plasma zinc

- Alkaline phosphatase(Zn status)

- MCV, MCH(folate, B12 status)

- Genomics: MTHFR(methylation), VDR(vitamin D) polymorphisms

〈추가로 필요한 기능의학 검사〉

▪ 소화기능 검사(Digestive Function)

- Digestive stool analysis

  Digestive enzyme function, microbiology, absorption, immune function, metabolic function and microbial analysis with culture or PCR

- Intestinal permeability: Lactulose/mannitol challenge

- Urinary polypeptides(gluteo/caseomorphins)

- Urinary dysbiosis markers(Clostridia, yeast, small bowel bacterial overgrowth)

- Zonulin

▪ 호르몬대사 평가(Hormonal Assessment)

- 타액호르몬 분석 Adrenal stress index(saliva cortisol)

- Estrogen metabolism and detoxification-urine, blood, saliva

- Salivary sex hormone assessment

- Bone resorption assays

- RMR(resting metabolic rate)

- DEXA body composition and bone density

- Heart rate variability-autonomic function

- Urinary Neurotransmitter

▪ 생체변환 또는 해독기능(Biotransformation or Detoxification Assessment)

- Hair analysis: methylmercury(fish)

- Provocation/chelation challenge: heavy metals

- Detoxigenomics: Phase 1 and Phase 2

- Blood and urine testing for pesticides, PCB's, solvents, parabens and phthlates

- Mycotoxin antibody assessment

- Visual contrast sensitivity

- Gamma glutamyl transferase

- Environmental Pollutants

▪ 염증과 면역기능 평가(Inflammation/Immune Function)

- Allergy Testing-IgG and IgE antibodies to foods, and environmental allergens,
  ALCAT, MRT

- Gut immunology: EPX(eosinophil protein X), calprotectin in stool

- Microbial analysis(virus, bacteria, ticks, parasites, worms, etc.)

- Histamine, DAO

▪ 영양상태 평가(Nutritional Analysis)

- Vitamin and mineral assessment

- Essential fatty acid analysis

- Amino acid analysis(blood, urine)

- Organic acids(B vitamin status, etc)

▪ 사립체 에너지대사와 산화환원상태 평가(Mitochondrial Function/REDOX)

- Organic acids(fat, carbohydrate and Kreb cycle metabolites)
- V02 max-Cardiometabolic Testing
- Lipid peroxides
- 80H-2DG(DNA adducts)

최근에는 유전체 검사에 대한 신기술이 계속 발전하고 있고, 새는장증후군에 대한 랄툴로오스 만니톨 검사도 임상에 적용하기 용이하게 소개되고 있으며, 심장마비의 조기검진에 이용되는 galectin 3 같은 검사가 다른 만성난치질환에도 응용이 가능하다는 것이 밝혀지고 있다. 여기 소개한 것 외에도 다양한 유전체 검사, 단일염기 다형성에 관한 메틸화대사 검사(One carbon metabolism), 텔로미어 검사, 후성유전체 검사, 약물유전체 검사, 자가면역질환에 대한 생체지표 등 헤아릴 수 없이 많은 검사법이 있으며, 계속 개발되고 있는 연유로 통합기능의학은 꾸준히 연구하고 진료하지 않으면 따라가기가 쉽지 않다. 지금까지 언급한 검사들은 현재 국내에서는 녹십자의료재단, 유니메디, 솔젠트, 한국 던우디랩 등을 통해 대부분 가능하다는 것을 말씀드린다.

퍼즐의 완성

최근 필자의 출퇴근 시간은 오전 7시에서 밤 10시 언저리이다. 까다로운 환자의 치료를 고민하고 공부를 하고 자료를 찾아보기에 그 시간도 빠듯하다. 주변 사람들은 내게 말하곤 한다. 이제 여행도 다니고 운동도 즐기면서, 젊은 시절의 치열함으로 얻은 지금의 여유를 좀 더 느긋하게 만끽하는 게 어떻겠냐고 말이다. 노는 즐거움, 게으름의 미학을 모르는 것이 아니다. 단지 통합기능의학을 공부하면서 생겨나는 궁금증과 배움의 흥분들을 쫓아가다 보면 쉴 틈 없이 일에 몰두하게 되는 것뿐이다. 그것은 마치 매력적인 소설책을 발견해 모든 것을 제쳐 두고 밤 새워 읽어 내려가던 기분과 비슷한 것이다.

이런 집중은 학문에 대한 확신과 내가 책을 써야겠다는 조급증의 출발점이기도 하다. 기능의학의 줄기를 잡기 전까지 나는 대체의학이며 아유르베다, 중의학 등을 경험했다. 입문은 했으나 지속할 수 없었던 연유는 학문으로서 이해하고 납득할 만한 과학적 체계와 인과 관계가 불분명했기 때문이다. 과학적 사고 체계와 객관화된 실험적 결과들을 기반으로 하는 의과대학의 커리큘럼으로 단련된 나에게, 감성적이고 형이상학적 면모를 차별적 우위라 내세우는 방식은 이질적이기만 할 뿐이었다. 하지만 통합기능의학은 원인과 결과를 객관적 수치와 데이터로 보여주며, 관련 기전과 대사 경로를 통한 체계적인 설명이 가능한 학문이었다. 이런 명백한 전개 과정은 내가 올바른 흐름에 들어섰음을 확신하게 해주었고 그때부터 공부는 물 흐르듯 진행되었다.

의학은 빠른 속도로 발전하고 있으며 인체와 질병에 관한 경이롭고 섬세한 정보들이 속속들이 밝혀지고 있다. 하지만 이러한 속도감이 무색하리 만큼, 만성난치성 질환의 치료 성과는 피부에 와 닿지 않는다. 이것은 시각과 접근의 문제이다. 인간의 의학 기술은 이미 상당한 역량과 해답을 가지고 있는데, 이것들을 원활히 활용하기 위해서는 건강과 질병을 판단하는 프레임의 근본적인 개혁이 필요하다. 기존 의학의 패러다임에 갇힌 사람들은 새로운 영역으로의 한 걸음 내딛는 것조차 힘들다.

언어적 정의와 분류는 실체와 사고방식까지도 좌지우지하는 힘을 가지고 있다. 익숙한 단어로 정의되지 않은 것들은 인식의 그물을 벗어나 받아들이기 어려운 막연한 존재가 된다. 현재 주류 의학의 분과적, 개별화된 분류 방식은 질환에 대한 판단과 접근 방식까지도 분절시키고 있다.

1만 4,000여 개의 질병 분류의 범주 안에서 정체를 확인할 수 없다고 신경성이니 스트레스성이니 하는 단어로 환자의 호소를 함몰시키고 끈질긴 고민을 포기해서는 안 된다. 기존의 경직된 체계를 준수해야 한다는 강박에서 벗어나, 유연하고 연속적인 기능의학적 시각을 편견 없이 받아들이는 것이 혁신의 시작이다. 가능한 많은 이상 증상들이 분류의 함정에서 소외되지 않고 포용될 수 있도록 카테고리를 기능적으로 구분한다면, 이전에는 놓쳐 왔던 질환 중 많은 부분을 새롭게 발견할 수 있을 것이다. 이런 기능적인 범주화는 질환명을 입력하지 않으면 치료법을 검색할 수 없는 기존 의학의 무기력증을 일깨운다.

특정 질환의 해결만을 목표로 하는 약물의 폭격은 인체의 시스템을 서서히 망가뜨린다. 조화와 균형은 인문학에서 의학까지 아우르는 이상적인 가치이다. 건강의 도모는 인체의 생화학적 항상성을 유지하며 이루어져야 한다. 이것은 퍼즐 큐브를 맞추는 과정과 유사하다. 한 블록의 제자리 찾기에만 몰두하다 보면 퍼즐은 절대 완성될 수 없다. 모든 요소가 있어야 할 자리에 있는 것, 그것이 큐브의 완성이고 온전한 건강이자 통합기능의학의 목표이다.

필자가 공부를 시작한 시점에 우리나라는 전문가는 말할 것도 없고, 통합기능의학적 시도나 정보가 전무한 불모지였다. 백지 상태에서 임상 케이스부터 아주 작은 것 하나까지 일일이 찾아 가며 발굴할 수밖에 없는 고된 과정을 거쳐야 했지만,

덕분에 지금은 통합기능의학의 비전을 제시하며 학회의 많은 의사들의 호응을 얻을 만큼 성장하였다. 더군다나 요즘엔 통합이니 융합이니 하는 이념들은 분야를 막론하고 미래와 목표를 논할 때 빠지면 안 될 건설적이고 긍정적인 시대의 아이콘이 되었다.

그런데 통합기능의학에 대한 인식이 확대되면서 생겨난 문제는 바로 통합기능의학에 대한 왜곡과 아류 단체들도 늘어나고 있다는 것이다. 많은 사람들이 통합기능의학의 개념과 목표가 명료하고 이상적임에는 이견이 없지만, 실체적 구현과 임상적 적용에는 어려움을 갖는다. 그래서 통합기능의학은 자신의 전공 분야를 바탕으로 깊이 있는 식견이 있고 어느 정도의 임상 연륜이 쌓여야만 원활하고 효과적인 공부가 가능하다. 통합기능의학을 내세워 전문 센터를 설립한 대형병원조차도 실제로는 개념을 정립하지 못한 채, 몇몇 과의 합동 진료 혹은 양·한방의 혼합 진료 정도로 엉뚱하게 운영하고 있다. 또 진단, 치료 과정을 적절하게 이끌어 갈 설비도, 전문가도 미흡한 경우가 적지 않다. 통합의학, 보완대체요법 등을 간판에 내걸고 만병통치라도 할 듯이 요란한 의원들도 있지만, 이것 역시 검증되지 않은 애매모호한 요법들로 신비한 비방이라도 있는 것처럼 환자를 현혹시키는 경우가 많다. 이렇게 중구난방 혼란으로 인한 피해는 환자들에게 돌아갈 수밖에 없다. 그래서 하루빨리 통합기능의학에 대한 일치된 기준을 만들고 정확한 정의와 방향을 제공해야만 쓸데없는 소모와 피해를 줄일 수 있고, 진지한 관심과 저변을 넓힐 수 있을 것이라 생각된다. 바로 이런 고민들로 마음이 분주해져 책을 내게 되었다.

현대의학의 답보 상황과 문제점들은 사회 정책에 의해 의료가 기형적으로 왜곡된 결과이기도 하다. 최신 진단 설비와 고품질의 치료법은 의료 보험에서 권장되지 않기 때문에 의사들은 최고가 아닌 차선을 택할 수밖에 없어 상투적인 상담과 처방을 반복하게 된다. 통합기능의학 역시 진단과 치료의 상당 부분이 해외의 첨단 기술과 영양소들을 통해 이루어지므로 현 제도권 내에서 지원하지 못하는 만큼 고비용 구조가 고스란히 환자에게 부담되는 실정이다.

이제 만성질환 등이 동반자처럼 노후를 함께하며 긴 수명을 채워 가는 100세 시대가 도래했다. 건강하며 질 높은 삶을 영위하기 위해서, 우리는 질병을 가역적이며 인체친화적인 방식으로 조절해야 하며, 이것은 통합기능의학적 저변의 확대를 절대적으로 필요로 할 것이다. 통합기능의학을 공부하고 청사진을 제시하는 일은 나 개인의 노력으로 가능한 일이지만 제도적 변혁의 힘은 대중의 자각이 함께해야 한다. 이 책을 통해 대중의 지각과 저력을 기대해 본다. 그 관심들이 모여 정책을 개선시키고 생각을 바꾸고 의료를 윤택하게 할 것이다.

이 책을 쓰면서, 또 통합기능의학을 공부하면서 많은 분들이 필자와 함께해 주었다. 소박한 세미나로 시작한 학회 초창기부터 7년 여 동안 동고동락했던 대한통합기능의학연구회 박석삼 회장과 임원분들, 이 학문에 애정을 갖고 임상을 고민하고 결과를 공유했던 의사 동료분들, 통합기능의학을 쉽게 설명하기 위해 같이 노력해 준 이혜나 작가, 아빠를 도와 야무진 조언과 응원을 보내 준 수현, 지희, 정석, 창록, 창용, 그리고 바깥일로 자주 부재중인 남편을 믿고 다독여 주는 부인까지, 사람들의 도움과 격려에 대한 감사와 평소 충분히 나누지 못했던 고마운 마음을 이 책의 귀퉁이를 빌어 전달해 본다.

통합기능의학에 의료의 미래가 있음은 명백하지만, 모든 질병의 완치를 장담할 수 있는 것은 아니다. 현대의학의 발전이 동반되어야 함은 물론이고 지속적인 연구와 임상 적용으로 정복해야 할 과제도 한참이지만, 이 같은 접근 방식의 혁신만으로도 그 이전보다 긍정적인 경과를 보여준다는 것은 분명한 사실이다. 우리나라에 통합기능의학의 기반을 잡은 오늘까지 중독된 듯 공부하고 연구했던 지나온 나날들은 고단하지만 보람된 시간이었다. "Stay hungry, stay foolish" 스티브 잡스의 격려사는 도전과 꾸준함으로 걸어왔던 필자의 인생을 응원하는 듯 공명해 왔다. 앞으로도 통합기능의학적 혁신이 의료계 전반에 결실을 맺을 때까지, 열정적으로 우직하게 연구와 진료를 지속해 나갈 것이다.

질병의 뿌리를 찾는 통합기능의학

만성난치질환, 아는 만큼 이긴다

초판 1쇄 2014년 8월 8일
　　2쇄 2014년 10월 1일

지은이 박중욱
펴낸이 성철환　**편집총괄** 고원상　**담당PD** 최진희　**펴낸곳** 매경출판㈜
등　록 2003년 4월 24일(No. 2 – 3759)
주　소 우)100 – 728 서울특별시 중구 퇴계로 190 (필동 1가) 매경미디어센터 9층
홈페이지 www.mkbook.co.kr
전　화 02)2000 – 2610(기획편집)　02)2000 – 2636(마케팅)
팩　스 02)2000 – 2609　**이메일** publish@mk.co.kr
인쇄 · 제본 ㈜M – print　031)8071 – 0961

ISBN 979 – 11 – 5542 – 147 – 5(03510)
값 20,000원